# 抗癌大突破

## 革命性免疫療法

拆穿癌細胞騙過免疫系統的伎倆，重新啟動人體內建的抗癌機制

Charles Graeber
查爾斯・格雷伯——著　謝宜暉——譯

THE BREAKTHROUGH

Immunotherapy and the Race to Cure Cancer

本書入圍英國醫學會（British Medical Association，BMA）2019年度最佳醫學書籍獎，並獲得英國醫學會的「高度讚揚」殊榮

「這是本很棒的書，推薦必讀。」

——美國國家癌症研究所腫瘤內科主任，
詹姆斯．L．格里（Dr. James L. Gulley M.D. Ph.D）醫學博士

# 目次

就會阻斷煞車。這個發現更大的啓示是，在免疫系統對於癌症甚或其他疾病全面且成功的反應中，T細胞檢查點可能是相當重要但先前缺少的一塊拼圖。免疫反應有許多關鍵的成員，但在談到消滅癌細胞時，T細胞是主要的動作明星。絕大多數的癌症免疫療法都試圖要讓這位明星開始動作，然而大部分都未竟全功。

## 第六章：試探命運 —— 202

每位癌症病患的故事都是場旅程；其中，有些人的故事會比其他人來得更為漫長艱難。布萊德．麥克米林的故事長達十二年。他的故事始於二〇〇一年，當時他發現腳跟上有個點，在繭下面有個黑色圓圈，漸漸愈長愈大。就在做完年度身體檢查後，他被轉介給皮膚科醫生。皮膚科醫生想要立刻把它清除掉。布萊德在候診室外，化驗報告出來，顯示即使切掉他的腳也沒用。黑色素瘤已經擴散。

## 第七章：啓動免疫抗癌的活藥物 —— 238

癌症免疫治療學家花費了幾十年的時間，試圖在血液中幾億個細胞裡尋找能夠辨識病患腫瘤上特定抗原的T細胞。然後，又花了更多的時間培養這些T細胞，並且讓它們進行攻擊。

與此同時，另一組人用了不同的方法：組裝出屬於他們自己的科學怪人版T細胞，也就是把從實驗室蒐集而來的各個部分拼湊起來，專門設計成用來尋找並摧毀病患自身的癌細胞。整個組裝過程很複雜，背後的概念卻很簡單：T細胞只會搜索並消滅它們被設定「看到」的東西。而真正執行「看到」這個動作的，就是T細胞受體。

第八章：讓癌症變成慢性病——258
免疫療法改變了罹患癌症的意義，使癌症成為一種慢性症狀，雖然嚴重，但能夠受到控制，就像是糖尿病或高血壓一樣。如果可能的話，甚至有希望治癒癌症。治癒不是腫瘤學家會輕易拋出的詞彙，但現在癌症領域的頂尖科學家已經願意光明正大地頻繁使用這個詞了。事實上，他們提醒了我們，我們已經治癒一小部分患者的癌症。現在的工作，是要擴大這個群體。

第九章：時候到了——268
年輕樂迷泰勒．羅賓森被診斷出罹患一種罕見的軟組織瘤，稱為橫紋肌肉瘤，已經到了第四期。泰勒的哥哥寫了一封信給謎幻樂團，說泰勒從樂團的音樂中獲得鼓勵，特別是《時候到了》這首歌。其中有段歌詞「通往天堂的路，必經過層層陰霾的地獄」讓他產生了共鳴，幫助他度過這段艱難的路程。

銘謝——281
附錄一：目前與未來的免疫療法類型——288
附錄二：抗癌大突破摘要——296
附錄三：人類、疾病與免疫探索的軼事簡史——302
進階閱讀——317

# 各界讚譽

「如果你自己或親人……患有癌症……本書與其所描述的進展，能夠提供給你的訊息，遠遠超過普通的一線希望。」——《紐約時報書評》（*New York Times Book Review*）

「清楚明快又充滿懸念……是二〇一八年諾貝爾醫學獎完美的背景故事。」——BBC〈本月十大好書〉（TEN BOOKS TO READ THIS MONTH）

「讓人欲罷不能……在格雷伯先生筆下，腫瘤免疫學的發展變得既迷人又令人心碎。我們沉浸在那些病患的故事中，看著他們勇敢又絕望地嘗試這些新興療法……我們無法不從這些故事裡看見自己、朋友或家人的影子。」——《華爾街日報》（*The Wall Street Journal*）

「文字精練深刻，內容鉅細靡遺……引人入勝。從曾經名譽掃地的癌症研究先驅威廉．科利（William Coley），到獲得諾貝爾獎的免疫學家詹姆斯．艾利森，（這些角色）建構了一個聰明、執著又令人欽佩的頑強群體，在格雷伯筆下活靈活現。」——《自然》（*Nature*）

「這是一本精心撰寫且振奮人心的報導，記錄了拯救生命的智慧最輝煌的時刻。你再也不會遇到另一本像這樣的書，將醫療調查的藝術刻畫得如此鞭辟入裡，將人類試圖盡可能把握住這世上一切美好的內在動力描繪得如此詩意。」——布蘭登・柯爾納（Brendan I. Koerner），《連線》（*Wired*）雜誌特約編輯，《天空任我劫》（*The Skies Belong to Us*）作者

「這本書述說了免疫療法一夜成功背後那段橫跨百年的迷人歷史。對我自己與其他成千上萬的癌症倖存者而言，《抗癌大突破》是本帶給我們無窮希望的重要著作。」——麥克・費茲傑羅（Michael Fitzgerald），數位資料管理公司 Submittable 創辦人與總裁，《閃亮的日子》（*Radiant Days*）作者

「格雷伯是美國最優秀的非小說類文學作家之一，只有他能夠將這麼密集龐雜的題材，轉化成充滿張力與娛樂性的醫療驚悚片。筆法高超，爐火純青。」——道格拉斯・羅傑斯（Douglas Rogers），知名獲獎記者，《最後的希望》（*The Last Resort*）作者

「格雷伯再次展現了他的功力，將一個複雜的主題（這次是癌症治療的進展）編織成迷人的故事，讓你不由自主被吸引到最後。由於癌症是導致重病與死亡的主要原因，這本書是癌症治療重要的及時報導，介紹了癌症治療新境界的可能性與挑戰。」——黛安娜・梅森博士（Diana J. Mason, PhD），喬治華盛頓大學（George Washington University）護理學院資深政策服務教授，紐約市立大學亨特學院（Hunter College, City University of New York）榮譽退休教授

# 讀者好評

「身為一個被診斷出多發性骨髓瘤、但目前已經完全無癌超過四十個月的人，我發現這本書在講述癌症免疫治療方法的演變上，相當吸引人。接受化療後，我的左腿罹患了神經病變，因此如果癌症復發，我將不再訴諸化療。這種新療法將會及時取代化療並給我希望。這本書寫得很好很詳細，讓我們這些非專業人士都能看得懂。」——匿名，二〇一八年十一月十八日

「我的妻子最近被檢查出卵巢癌。這本書幫助我了解免疫研究最新進展的現況，也給了我多一點希望——因為我女兒患有多發性硬化症。看起來我生命中最重要的女人都很需要下一個醫學上的大突破！事實上，我真的很需要，而且我體會到時間對我們來說很寶貴，分秒必爭。真的很感謝作者把這本書寫得這麼好。謝謝你！」——肯特．艾瑞克森（Kent Erickson），二〇一八年十二月十一日

「免疫療法是個超級複雜的主題，但作者格雷伯成功地為讀者導覽整個來龍去脈。他的寫作風格是對話式的，是個說故事的好手。……我要把這本書推薦給任何一個對醫學有興趣的人。」——

史提夫．G（Steve G），二〇一八年十二月二十四日

「非常有趣且令人著迷。現在我知道最終治癒我身上『非霍奇金氏淋巴瘤』第四期的藥物背後，究竟有多少努力、運氣和狀況了！不論對醫療人員或門外漢都很有趣！」——珍．Z（Jane Z），二〇一八年十二月二十九日

「作者功力非凡，把複雜的主題變得容易消化，讓人欲罷不能，讀起來既快速又流暢。我特別喜歡免疫療法歷史『最初五十年』的部分。這本書啓發了我們，大多數的『突破』，都是站在無數付出努力、不斷前進的前人肩膀上。身為癌症四期的患者，我發現這本書不只是在科學上深具吸引力，也充滿了希望。我很期待在我們獲得可靠治療方法後，作者有機會能再添加幾個章節；到了那時，或許就能用『當時』來取代『如果』。」——麥克．費茲傑羅（Michael Fitzgerald），二〇一八年十二月三十日

「閱讀這本書讓我感到非常享受……這本書是癌症免疫療法絕佳的總結，而其中的故事增添了人情味。非常出色的描述。」——V．費南德茲（V. Fernandes），二〇一九年一月十二日

「本書非常值得一讀，以瞭解為了重新啓動我們的免疫系統來對抗癌症，實驗室與製藥公司裡正在發生什麼事情。」——約翰．吉里斯匹（John Gillispie），二〇一八年十一月十五日

# 專業推薦

近年來免疫療法的研究發展，在癌症的預防與療效有重大的突破。本書引述眾多的見證與經驗，深入淺出地闡述如何利用人體自身的免疫系統對抗癌症的原理與應用，是一本值得醫師與病人賞閱的好書。

——中國醫藥大學附設醫院細胞治療中心執行長　鄭隆賓

這是一本由淺入深、精闢入裏，並具有醫學實證的「免疫療法介紹經典」。不論是病人或專家，皆可獲得對免疫療法更為深入的瞭解，值得肯定及推薦。

——中國醫藥大學附設醫院院長　周德陽

過往認為不能在早期完全切除的癌症（如肺癌），是少有機會根治的；但是免疫療法（免疫檢查點抑制劑）藉由重啟人體免疫系統內建的抗癌機制，開啟了晚期癌症也能根除的契機。本書用說故事的方式，生動地描繪許多生物醫學科學家如何築夢、鍥而不捨努力追求真理的過程，逐步建構出免疫療法發展契機的來龍去脈。

——台北榮總腫瘤醫學部教授級教職特約醫師　蔡俊明

本書作者文筆深入淺出，故事描述引人入勝，將艱深的免疫療法用故事手法及淺顯易懂的方式陳述，讓一般讀者也得以一窺美國免疫療法的發展過程。

本書呈現出癌症治療的另一種研究方向，描繪人類抗癌突破的艱辛奮鬥過程，也讓人對免疫療法的未來有更多期待與可能性；但我站在「台灣癌症免疫細胞協會」的立場，還是要呼籲讀者：癌症免疫療法仍舊處於發展階段，跟任一正規療法一樣，都是一種治療選擇，並非萬靈丹，更不是一針見效，千萬不要輕信任何推介、認為只要接受免疫療法即可。審慎地與不同的醫師討論最合適的治療方式、搭配並進，並適時調整療程與方針，才是抗癌之路的最佳方式。沒有政府把關監督的非法機構或診所，都是不定時炸彈，比癌症更要命；專業的醫療團隊及安全的治療環境，才是癌症病人與家屬的最大福音。期待產官學界共同嚴格把關、積極發展，盡速創造台灣癌症免疫療法發展的國際化規模與成效。

——台灣癌症免疫細胞協會理事長　紀君霖

# T 細胞及免疫檢查點（免疫煞車）圖解

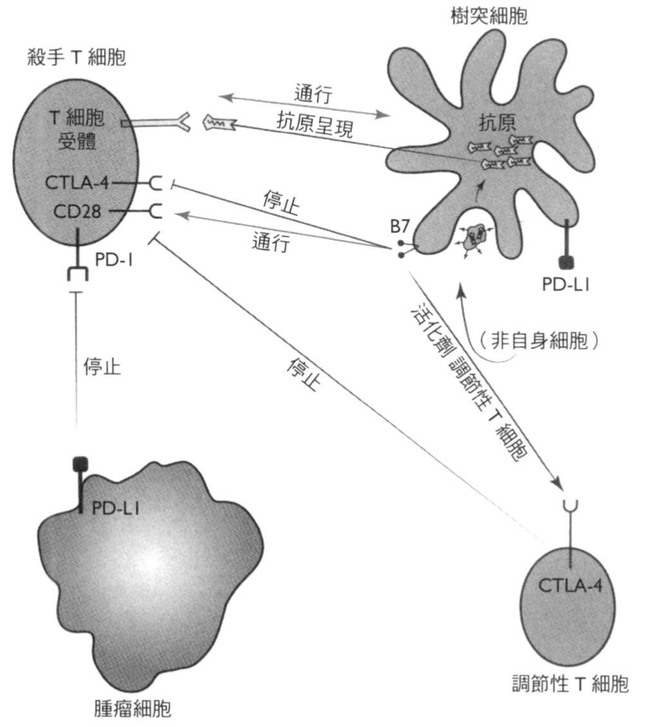


**T 細胞的活化**
**以及已知能阻止活化的檢查點**
（CTLA-4, PD-1/PD-L1）

# 前言

至今我仍認為，人體內應該有某種內建的免疫機制，
能夠作為對抗癌症的天然防禦。

——路易士．湯瑪斯（Lewis Thomas），1982

癌症是活的，是正常細胞變異形成的，並且會在體內持續變化。

遺憾的是，治療癌症的藥物不會變異或變化。

一種藥物或許能一時毒殺或餓死癌細胞，然而剩下的癌細胞會持續變異。只要有一個癌細胞存活，就能死灰復燃。藥物與癌症共舞，卻跟不上癌細胞的腳步。

因此，這類藥物不太可能真正治癒癌症。

不過，我們體內有殺手、偵查員和士兵所組成的動態細胞網絡，靈活度遠勝過任何癌細胞。

那就是與生命同壽的生命防禦系統——我們的免疫系統。

免疫系統會隨機應變並變異，會學習和記憶新的疾病，並逐步產生相應的防禦。

這就是我們治癒癌症最好的工具。

而我們終於發現解鎖這項工具的方法。
這，就是抗癌大突破。

# 導論

好醫生治療疾病；優秀的醫生治療病患。

——威廉．奧斯勒爵士（Sir William Osler, 1849-1919）

一直到最近，我們才有了三種治療癌症的主要方法。手術治療的歷史，至少可以追溯到三千年前；到了一八九六年，又多了放射線治療的方法。[1]而在一九四六年，對於化學武器的研究，發展出了使用芥子氣（mustard gas）的衍生物來殺死癌細胞的方法。這些毒藥，就是化療的基礎。

## 癌末能助：作用於免疫系統的抗癌新療法

現存的「切除、燒灼與毒殺」技術，估計大約能治癒一半的癌症患者，是真正非凡的醫學成就。然而，還有剩下一半的癌症患者仍被病痛折磨著。這代表光是去年，在美國就有將近六十萬人死於癌症。

這從來都不是場公平的戰爭。我們一直在用簡單的藥物來對抗自身細胞不斷創新的變異版本，試圖在殺死壞細胞的同時保留好細胞，並且讓自己在這個過程中備受折磨。這樣的方式，我們已經行之有年了。

現在，我們發現了一種與眾不同的新方法：**一種不直接作用於癌細胞，而是作用於免疫系統的方法。**

## 解開被癌細胞鎖住的免疫系統，讓失能的免疫細胞恢復正常

我們的免疫系統已經發展超過五億年，演化成一種有效對抗疾病的**個人化天然防禦**。這種複雜的生物特徵被用於看似簡單的任務：找到並摧毀任何體內不該存在的東西。成千上萬的免疫系統細胞會固定巡邏，在整個身體裡不斷循環，進出內臟器官，搜尋並摧毀讓我們生病的入侵者，以及被感染、變異或有缺陷的身體細胞，例如癌細胞。

這就引發了一個問題：為什麼免疫系統不會對抗癌細胞？

答案是，免疫系統的確會對抗癌細胞，或者說會試圖對抗。然而癌細胞會用詭計躲過免疫系統的偵測，讓防禦系統不起作用，避免戰鬥。我們毫無勝算。一直到最近，我們才知道這件事。

癌症免疫療法正是要戰勝癌細胞的詭計，使其無處遁形，來**重新啓動免疫系統、開始戰鬥。**這種方法跟其他治療癌症的方式有根本上的不同，因為它完全不作用於癌細胞——起碼不是直接作用於癌細胞上。相反的，它解鎖了我們自身天然免疫系統的殺手細胞，讓它們得以完成自身肩負的任務。

## 癌細胞不會引發免疫反應

癌細胞就是我們本身，是存活下來運行的錯誤。身體細胞經常會發生異常，可能是由於染色體被陽光或毒素擊中，也可能是病毒感染、基因突變、老化或純粹隨機性突變所造成。大部分的變異對細胞是致命的，但少數卻會存活下來，並進行分裂。

九九．九九九九％的時間，免疫系統能夠成功辨認出這些倖存的變異細胞，並將其消滅。問題出在免疫系統沒有辨識為入侵者並消滅的那〇．〇〇〇一％。最終，這些變異細胞將會成為我們的致命殺手。❷

癌症與眾不同，不像流感或其他疾病，甚至是刺進身體的碎片，會宣告自己的存在。它不會觸發身體的防盜警報，也不會引起免疫反應（immune response），更不會表現出免疫戰爭中的症狀：發燒、發炎或淋巴結腫大，甚至是流鼻涕。相反的，腫瘤會突然出現，像個不受歡迎的客人，通常是被意外發現，發現時已增長或擴散，有時早已存在多年。到了這個階段，多半就為時已晚。

對許多癌症研究者而言，這種對癌症明顯缺乏免疫反應的現象，意味著幫忙免疫反應來對付癌症的目標是徒勞無功的，因為實際上無處著力。癌細胞會被當成我們身體的一部分，無法被辨識成「非自我」的存在。因此，癌症免疫療法的基礎概念似乎有著根本上的缺陷。

綜觀歷史，醫生記錄過一些罕見的癌症患者自癒案例。在前科學時代（prescientific age），這些「自然緩解」（spontaneous remission）的現象看起來像是奇蹟或魔法；但事實上，這就是免疫系統被喚醒後的作用。一百多年來，研究人員嘗試透過醫療的方式，例如接種疫苗或激發免疫反應這些之前消滅過小兒麻痺、天花或流感之類疾病的方法，卻都沒辦法成功複製出戰勝癌症的奇蹟。雖然有過希望的火花，但仍然沒有可靠的治療方法。直到二〇〇〇年，癌症免疫學家已經在老鼠身上治癒過數百次癌症，卻仍然無法在人類身上獲得一致的結果。大多數的科學家甚至認為，他們永遠不可能成功了。

## 抗癌大突破，助免疫系統辨識敵我

這樣的困境，在最近發生了根本性的改變。然而大家都不知道這項改變，即使是醫生，也是直到它送上門時，才意識到它的存在。辛達塔・穆克吉醫生（Dr. Siddhartha Mukherjee）是癌症領域中最優秀的現代作家之一，然而在他獲得普立茲獎的優秀著作《萬病之王》（*The Emperor of All Maladies*）這本癌症的傳記中，竟然完全沒提到癌症免疫療法。這本書在二〇一〇年出版，僅僅比首批新一代癌症免疫治療藥物獲得美國食品藥物管理局（FDA）批准的時間早了五個月。

第一類型的癌症免疫治療藥物被稱為「免疫檢查點抑制劑」（checkpoint inhibitor），來自於對「免疫檢查點」的突破性發現。免疫檢查點是癌症所使用的一種特定類型花招，像一種祕密暗號，告訴免疫系統**不要攻擊**癌細胞。而新藥物能抑制這些檢查點，並阻斷癌細胞送出的祕密暗號。

二〇一五年十二月，美國前總統吉米・卡特（Jimmy Carter）使用了第二種免疫檢查點抑制劑❸來重啓免疫系統，對抗癌症。當時一種侵略性的癌症已經在他體內擴散，醫生預估大限已至；然而他的免疫細胞居然清除了肝臟和腦中的癌細胞。這位九十一歲老總統奇蹟康復的新聞❹，讓每個人（包括他自己）都驚訝不已。對許多人而言，「吉米・卡特藥」是他們首次、也是唯一聽過與癌症免疫療法相關的事物。

然而，抗癌大突破並非單指一次治療或一種藥物，而是一系列的科學發現；這些科學發現擴展了我們對於自己和癌症的了解，並且重新定義可能的方法。抗癌的突破改變了癌症患者的選擇與結果，也為醫學與科學的探索開啓通往豐富未知領域的大門。

這些發現驗證了一種擊敗癌症的新方法，在概念上與傳統的選擇（切除、燒灼或毒殺）完全不同，是種治療病患而非治療疾病的方法。在這場與癌症對抗的長久戰爭中，我們初次了解到我們在對抗什麼，癌症在這場戰鬥中是如何作弊，以及我們最終要如何取勝。有人稱這是我們這個世代的登月計畫。即使是像腫瘤學家這樣謹慎的群體，也用了治癒這樣的詞彙。

大肆宣傳可能是危險的，正如虛假的希望可能是殘酷的。我們很自然會傾向把太多希望投注在一門新科學上，特別是承諾會扭轉某種疾病的科學，而這種疾病在某種程度上都影響了我們每個人的生活。然而，這項抗癌突破並非誇大不實的理論，也不是傳聞中的仙丹妙藥，而是基於可靠數據的許可藥物。免疫療法已經從夢想變成了科學。

目前只有少數幾種免疫療法可用，也只有不到半數的癌症患者顯示出對這些藥物有反應。然而，許多有明顯反應的病患，所測得的緩解不只是幾週或幾個月，而是延續一輩子。這種徹底改變的持續性反應，是癌症免疫療法獨特的承諾，也是吸引病患的原因之一；然而，我們必須強調，這項承諾並非一種保證，在個別病患身上可能會出現不同結果。我們仍需努力，來擴大反應圈，找到真正治癒的方法。不過，現在機會的大門已開啓，我們才剛剛啓程。

## 癌症的盤尼西林時刻

我採訪過的幾位免疫治療專家，把首批癌症免疫療法藥物和盤尼西林（penicillin）進行了比較。❺以藥物來說，盤尼西林可以立即降低感染率，治癒某些細菌性疾病，拯救成千上萬人的生命。但就科學突破而言，盤尼西林重新定義了可能性，並且為好幾個世代的藥物研究人員開拓了一片新的疆界沃土。就在發現這種簡單藥物將近一百年後，抗生素已經成為具有全球影響力的藥物，影響力深遠到我們都習以為常。數千年來折磨與毒害人類的無形恐怖威脅，如今隨便一個路邊的藥局都能輕易征服。

而發現癌症如何用詭計躲過免疫系統攻擊，就等同是發現免疫療法的盤尼西林。第一種獲得批准的免疫檢查點抑制劑藥物，穩定並深切地改變了癌症患者的結局，也重新定義並調整了科學研究的方向。目前這已經啓動了研究、投資與藥物開發領域的熱潮。根據報導，就在第一種免疫檢查點抑製劑被批准的七年後，有九百四十種「新」癌症免疫療法藥物已在三千零四十二個臨床試驗、超過五十萬名癌症患者身上進行過測試；另外還有一千零六十四種新藥物還在實驗室裡進行臨床前測試。

以上這些數字，與測試免疫療法組合的協同效能❻的試驗數量比較起來，仍相形見絀。研究進展如此之快，以至於幾家藥品製造商已經在臨床試驗的生產線中，堆積了好幾代的藥物。這些藥物就如同在誤點率超高的紐約拉瓜地亞機場（LaGuardia Airport）排隊等待起飛許可的飛機，需要ＦＤＡ新的「快速通道」和「突破性」的指定流程，來加快通過批准流程的時間，以及時造福沒時間等待的癌症患者。

癌症治療的進展，通常是以五十年左右的時程遞增；而癌症免疫療法已經是跨世代的進展，看起來就像是一夕翻轉。許多科學家在描述接下來會發生什麼事的時候，會露出微笑，並使用「海嘯」或「浪潮」這類詞彙。在現代醫學史上，這樣的進步速度是罕見的，也是癌症史上前所未有的。癌症長久以來定義了我們，而這是個機會，讓我們能從根本上重新定義我們與癌症之間的關係。

這個故事是關於天才與庸醫、懷疑者與真正的信徒，以及許許多多協助改進與驗證這項帶來希望的新科學的人，尤其是那些以身犯險的病患，還有更多失去生命的病人。本書是由一些親身經歷過的人，以及一些使之成為可能的人所講述的心路歷程，關於我們目前身在何處、我們怎麼走到這裡，以及未來前景。

**【導論註解】**

❶ 令人驚訝的是，在一八九五年德國物理學家威廉·倫琴（Wilhem Röntgen）發現神祕的「X」射線後不到一年，高能電磁輻射機就變成了一項醫療技術。順勢療法（Homeopathic）醫師艾米爾·古比博士（Emil Grubbe）在芝加哥赫尼曼醫學院（Hahnemann Medical College of Chicago）就有一台用以治療惡性腫瘤，但那些早期機器的效果可能弊多於利；古比博士自己就經歷了九十多次多種癌症的手術。古比是早期將X光用於癌症治療的先驅，而居禮夫人在發現放射性元素後，則大幅拓寬了輻射在癌症療法上的用途。倫琴和居禮夫人都因為他們的發現獲得了諾貝爾獎。資料來源：Titus C.

Evans, Review of *X-Ray Treatment—Its Origin, Birth, and Early History* by Emil H. Grubbe," Quarterly Review of Biology, 1951, 26:223。

2 這些數字只是大體上用來呈現概念，不要把它與任何統計上的概率或確鑿的科學證據混淆了，誤認為異常的細胞不會被免疫系統識別，或者會長大成我們認為的臨床癌症。這裡的重點是，免疫系統通常會十分成功地識別非自身的異常狀態，然而無限次的隨機狀況，會使得即便最不可能的結果也變得不可避免。事實上，病毒感染或某些染色體缺陷等因素，會使這些不可能的結果變得更不重要。

3 這種藥稱為派姆單抗（pembrolizumab），是種人源化單株抗體（monoclonal antibody，簡稱單抗），作用是與T細胞的PD-1受體結合，並阻斷它的功能。這種藥物是由默克集團（Merck）所製造及發售，商品名稱為吉舒達（Keytruda），由FDA於二〇一五年十月首次批准用於轉移性小細胞肺癌（metastatic small-cell lung cancer）。

4 卡特先生患有轉移性黑色素瘤，癌細胞已經擴散到他的肝臟與腦部，因此除了免疫療法，他還接受了手術與放射線治療。

5 第一位向我提到這個類比的人是史丹佛大學腫瘤學家丹尼爾·陳博士（Dr. Daniel Chen）。

6 譯註：synergetic effect，又稱增效作用，指兩種或兩種以上的成分相加或調配在一起後的效果，勝過各種成分單獨作用時效果的總和。

# 第1章

## 病患 101006 JDS

科學理論……始於想像力的建構。如果你願意，科學理論就會像故事那般展開，而科學推論中的關鍵與情節調整，正是為了弄清楚這些故事是否符合現實狀況。

——彼得·梅達華（Peter Medawar），《冥王的理想國》（*Pluto's Republic*）

傑夫・史瓦茲（Jeff Schwartz）的故事始於二〇一一年。當時，研究人員發現了一些癌症用以矇騙體內殺手免疫細胞的祕密暗號。新發明的療法阻斷了這種祕密暗號，重新啓動了血液中的防禦機制。這些新藥可以提供試驗，但並非所有人都知情。

許多治療癌症的醫生都沒意識到這項可能拯救病患生命的新進展，而另一些醫生則拒絕接受這種抗癌突破的可能性，這種拒絕態度剝奪了病患嘗試新療法的機會；即使到現在，這樣的情況仍然比比皆是。這就是傑夫願意分享自己故事的原因。

## 傑夫的抗癌故事

傑夫・史瓦茲知道自己是幸運的。他父親在經歷了愈來愈不堪的抗癌治療方法——常規的切除、毒殺和燒灼，也就是手術、化療與放射線治療——之後，於九〇年代因肺癌病逝。就在二〇一一年的春天來臨之前，傑夫也被診斷出罹患了癌症：腎臟癌第四期。

傑夫之所以會認為自己很幸運，或者說受到神的眷顧，又或者——他其實不喜歡在這點上著墨太多，你懂嗎？傑夫跟其他在同時期死於相同疾病的成千上萬患者不同之處，並非因為他具有某種影響力，也不是他有特殊知識或其他類似的優勢，而是他剛好住在加州，剛好在對的時間，走進了對的門。這個經歷，改變了傑夫對生命與人生的想法。如今，他希望自己的故事可以分享給其他人，讓他們不需要交好運也能得救。

我第一次見到傑夫，是在曼哈頓市中心一家旅館四十三樓的客房裡。他看起來有點像跟第二任妻子克里斯蒂・布琳克莉（Christie Brinkley）離婚後，喝了酒的重機版比利・喬（Billy Joel）。

傑夫穿著牛仔褲和艾索德（Izod）這牌子的藍色襯衫，蓋住底下防止他脊椎塌陷的鈦金屬架（titanium cage）的剛硬輪廓。在腫瘤吞噬他的脊椎結構後，外科醫生幫他植入這個支架，就像金剛狼一樣。他告訴我關於金屬架的事，指出傷疤給我看。這些都是他所講述的故事真真切切的一部分。

傑夫出身於龍蛇混雜的紐約皇后區洛克威（Rockaway, Queens），一路就讀公立學校，自己半工半讀，一面開計程車，一面取得會計與經濟的雙學位。他的第一份工作是雷曼兄弟（Lehman Brothers）的貸款專員，第二份工作則任職於哈佛大學MBA管理的日本銀行。這兩份工作都不適合他。

傑夫是個音樂人。他說自己吉他彈得「相當不錯」，這是他的祕密身分；參加派對時，如果被問起他從事什麼行業，他就會說：「我是會計師，但實際上是______。」而如果氣氛好的話，傑夫或許還會額外談論他去過的一百多場死之華樂團（Grateful Dead）演唱會中的任何一場，或者他是如何收到歐曼兄弟樂團（Allman Brothers）演唱會門票作為成人禮，又或者向你展示環繞在他左腳踝上，像音樂曼陀羅的約翰·科川（John Coltrane）《崇高的愛》（*A Love Supreme*）前兩個小節的刺青。

他從交易所下班後的夜晚，會前往東村（East Village）著名的音樂酒吧CBGB和馬德俱樂部（Mudd Club），為臉部特寫（Talking Heads）、金髮美女（Blondie），以及理查·赫爾與虛空的虛空（Richard Hell and the Voidoids）等樂團做混音。讓他感到特別驕傲的，是做了理查·赫爾與虛空的虛空樂團《茫然世代》（*Blank Generation*）的混音。他說，也許自己並不酷，但卻參與了很酷的事情。

由於棒球的牽線，傑夫把熱情轉移到工作上。故事是這樣開始的：他幫了某人一個忙，對方送他兩張很貴的紐約大都會棒球隊門票作為謝禮，位置非常好，卻不是他的菜。傑夫這輩子都是洋基的死忠球迷。因此他把票送給一位朋友，這位朋友邀請了另一位朋友……長話短說，重點就是那位朋友為傑夫提供了一個工作機會，成為他公司裡的初級職員。這家公司專門為從事音樂事業的客戶提供金融服務，傑夫就是幫助這些青年才俊的年輕專員。他的第一位客戶是新崛起的女藝人瓊・捷特（Joan Jett）。

幾年下來，他做得不錯，是段令人振奮的時光。最終，他開了自己的公司，並搬到加州馬里布（Malibu）。❶傑夫的妻子是一家唱片公司的執行製作，他們當時有一個小孩，還有一輛凌志（Lexus）。他慧眼獨具，在幫客戶賺的錢中抽取五%的佣金❷，每當他的客戶之一爆紅時——像是惡女凱莎（Ke$ha）、魯米尼爾樂團（Lumineers）和謎幻樂團（Imagine Dragons）——他的收入就會相當可觀。但這份工作真正的福利，在於拿到出入許可。能順道欣賞這些知名音樂人的現場表演，是在縝密的填表與驗算工作之餘最酷的補償。

他欣賞音樂家，也挖掘音樂。但他的價值觀偏向實際層面。做音樂是個職業，雖然許多音樂家都沒意識到這點；等到他們意識到時，就為時已晚了。「絕大多數藝人都是曇花一現，這些人在宿舍房間裡抽著大麻，剛好想出一首好歌，然後就只有這樣了。」傑夫說。「我告訴我的藝人：如果你不是認真想做音樂，就是在浪費所有人的時間。是啊，去當個搖滾巨星吧，但這將會是你買房子的本錢、你的退休金，也可能是你認識另一半的方式。這不只是種生活方式，這就是你的生活。」對他而言，你會希望你寫出的歌，不是《昨日》（*Yesterday*），就是《在老橡樹繫上黃絲帶》（*Tie a Yellow Ribbon Round the Ole Oak Tree*）。這兩首都是大家印象深刻的經典名曲，而且光是授權背景音樂使用，也都賺了超過十億美金。[3]

傑夫為這些音樂人提供合約上的協助，也在版稅處理上給予建議。除了詞曲創作的授權費以外，還有些零星收入是音樂創作在串流媒體 iTunes、Pandora 和 Spotify 上被播放或錄製的版權收益；二十一世紀初的音樂世界瞬息萬變，你必須監看每個串流。音樂愈是數位化就愈自由，也就愈容易成為國際巡迴演出的廣告。將一個藝人推上舞台，就像是為花了多年建造的新船進行下水儀式，不成則敗，而傑夫希望能參與其中。

## 開始覺得不對勁

二〇一一年二月，傑夫在奧勒岡州的波特蘭，一面看著巡迴樂團管理員替惡女凱莎新的巡迴演唱會首場演出作準備，一面想著是否把自己逼太緊了。這場二〇一一年的「俗擱有力」（Get $leazy，用錢字符號代替 S 是惡女凱莎的註冊商標）巡迴演唱會行程相當緊湊，橫跨美國、歐洲、澳洲與日本。傑夫在凱莎還是個在俱樂部表演的孩子時，就已經把她納入麾下。當蕾哈娜簽下凱莎、成為她世界巡迴演唱會的開場嘉賓時，她就一夕爆紅了。如今，她二十三歲，正值揚帆啓航的階段，並充分利用她這個時代的精神；而傑夫則在甲板上，幫她的財務指引方向。

傑夫其實並不需要現身會場，但他還是在那裡，來提醒他才華洋溢的客戶：他正在照看著他們的投資，而這項投資，就是他們本身。他們也理應如此。無論如何，他都不能錯過首演之夜；但不幸的是，他感覺身體很不對勁。

這陣子，他一直覺得有點不舒服，有點虛弱，但跟平常的晨僵現象（morning stiffness）不同，這種全身性的疼痛現在持續了一整天。他知道，這大概是出自快五十歲的老化現象，就跟他頭髮變白，頂上愈來愈稀疏的原因一樣。他為了順應改變，剪了短髮，蓄了山羊鬍。

熬夜與不舒服是他在正職與搖滾靈魂之間交替的一部分，同樣付出的代價，還有吃速食當宵夜，以及缺乏運動，讓他變得愈來愈胖。不過這種不舒服至少有個好處——在疼痛和噁心之間，他變瘦了。他感覺很痛，但卻變好看了。當體重降到一百八十磅（約八一．六公斤）時，他很高興看到自己往日的身形又出現在旅館的鏡子裡。但他的體重持續下降，他感覺到一定有哪裡不對勁；那是種沒辦法具體說出來的恐懼。

惡女凱莎身穿鑲滿水鑽的緊身衣、戴著發出雷射光的太陽眼鏡，迅速走進聚光燈裡。傑夫覺得冷。他身體側面很痛，也可能是肚子痛，或者背痛——大概是中間的某處在痛。當凱莎返場走入星條旗升降台與漁網中，唱起她的熱門歌曲《原來他是DJ》（*Fuck Him He's a DJ*）時，他還是沒覺得好一點。他找了張椅子坐下來，看著候補舞者和樂隊，這些專業樂手穿著被描述為介於「瘋狂麥斯（Mad Max，編按：驚悚科幻動作片《瘋狂麥斯》同名主角，描述人類文明崩落後的世界，瘋狂麥斯的服裝為帶有墊肩的皮衣戰士服。）與始祖鳥」之間的服裝。當凱莎進行最後的表演，在一位被封箱膠帶綁在椅子上的觀眾大腿上熱舞時，已經接近午夜了。在這段精心設計的舞蹈中，還有一個穿著巨大陽具服裝的臨時演員，圍繞兩人不停地彈跳著。

傑夫看了看錶。安可聲如雷貫耳，謝謝你們，奧勒岡州波特蘭的大家，晚安。他想，或許他需要的只是躺一會兒。但他感受到的疼痛已經到了不尋常的程度，而且一直沒有消退。惡女凱莎的巴士開往巡演的下一站，而傑夫則留下來，悄悄開車去了醫院。

## 證實罹癌

醫生查看他的狀況、醫護人員也幫他抽血，分析數據後，帶他回診療室，請他坐下。他記得醫生告訴他，首先值得注意的，是他的血紅蛋白（hemoglobin）數的數值低得驚人，代表他的血液沒有能力將氧氣輸送到肌肉或大腦。這可能就是他總覺得筋疲力盡的原因。然而，血紅蛋白數值低落的原因是什麼？醫生說，很可能是癌症。

因為有這樣的懷疑，傑夫前往洛杉磯威爾沙爾大道（Wilshire Blvd）上的天使診所（Angeles Clinic）進行正子掃描（PET scan），也就是常規的癌症檢查。就在二〇一一年二月的第三個週末，他被告知自己罹患了腎臟癌第四期。他不知道癌症分期所代表的意義，但他知道，腎臟癌沒有第五期。

他也不知道（在震驚的那一刻也不會關心）自己其實是那年美國約六萬三千名被診斷出罹患腎臟癌的患者之一，其中，只有極少數患者罹患傑夫這種罕見又特殊的癌症。用癌症專家的話來說，這是種特別「有趣」的癌症，一種特別具有侵略性的變種，稱為類肉瘤腎細胞癌（sarcomatoid renal cell carcinoma）。

傑夫說：「醫生會告訴你，拿到診斷書後不要上網去查。」用網路上查到的內容來解釋自己的命運，是沒有好處的。「不過，這正是你一定會去做的事。」

他費盡力氣走到車上，然後拿出手機上網查看。第一眼看起來，統計數字其實不算太糟。五年存活率，也就是當時癌症的指標數字，將近有七四%。傑夫還記得，自己看到數字時想著，這是個及格的分數，代表大多數人都能活下來。

然而，當他讀下去之後才發現，這個漂亮的數字取決於其他因素。最重要的因素是發現患病的時間有多早。

腎臟位於下背部，是兩個約拳頭大小、具過濾功能的團塊，分別位在脊椎兩側，差不多就是你在畢業舞會上跳慢舞抱著對方時，可能會碰到的位置。腎臟是複雜的過濾器，由數以萬計微小膠囊狀的腎小球（glomerular）過濾器所組成，可以將身體需要的養分從不要的東西裡過濾出來。然而，就像拆遷工人從一座危樓中清除石棉，這些原腎球（glomera）由於嚴重暴露於整個身體排出的所有濃縮毒素之中，更容易發生ＤＮＡ變異，就像暴露在外的皮膚會接觸到更多紫外線，因此更容易產生形成黑色素瘤的變異一樣。

傑夫看到的存活率，是來自於早期發現的條件下，也就是當癌細胞只存在於腎臟裡，而且腫瘤最大直徑沒有超過七公分的情況下。

美國不喜歡用公制單位，因此傾向用堅果和水果來描述腫瘤大小，有時也會用雞蛋和蔬菜。美國癌症協會（American Cancer Society）網站用萊姆來描述直徑五公分的第一期腫瘤大小，第二期則是檸檬或小型柳丁，此時腫瘤仍然是腎臟內的一個團塊。第三期意味著腫瘤開始在腎臟中擴散。不斷增長擴散的癌細胞，看起來就像花生米、核桃或柳丁。在第三期中，癌細胞仍然局限於腎臟區域，因此使用傳統癌症療法還是相對容易，也就是手術和放射線來治療。

由於絕大多數人都有兩個腎臟，可以單靠一顆功能正常的健康腎臟存活，切除一整顆腎臟，也就是所謂的根治性手術（radical surgery）是常見的方法。然而傑夫是第四期，代表腫瘤已進入血液中，並隨之移動到身體其他部位，而且可能已擴散得到處都是。

無論這些突變的腎臟細胞移動到哪裡——它們可能會填滿肺部、進駐並占據肝臟——都還是叫做「腎臟癌」（這個命名系統，就像用水果描述腫瘤一樣不合時宜，終於在二〇一七年因為癌症免疫療法而改變，本身就是種突破）。因此當這些突變的腎臟細胞開始移居到他的脊椎上時，他的癌症仍稱為「腎臟癌」第四期。在他折疊式手機的小螢幕上，第四期的腎臟癌看起來非常不樂觀。五年存活率徘徊在低迷的五．二%，而且從一九七〇年代開始，就一直維持在五．二%左右。治療腎臟癌最近的一項新科學進展發生在三十年前。這一切，讓我們實在無法用比較正面的角度去看待這件事。你只能關上手機，坐進車裡，一直等到你平靜下來，好讓自己能開車回家。

傑夫明白，的確沒有任何時刻是獲知這樣一個診斷結果的好時機。他很忙，但每個人也都一樣忙，沒時間應付這樣的事；而在他經歷過尋常的反應後，也意識到這一點。欸，不對喔！他是**真的**很忙。他的生意興隆，旗下藝人都很需要他，而且他有兩個小孩——一個三歲，另一個才一歲。他不會停止工作，也不會把生病的事看得太重要。他只把這件事告訴真正需要知道的客戶，讓他們做出專業的決定。他告訴惡女凱莎他生病了，但沒說有多嚴重。這樣的處理看起來沒什麼問題。大致上，他決定繼續照常過日子。

接下來，傑夫被轉介到較大型且設備齊全的大學附設醫院，去看腎臟專科醫生。有可能是因為被心情所影響，他認為這位醫生是「真他媽的爛人」。

我們就稱呼這位醫生為K醫生吧！他看過這些數字。第四期的腎臟癌幾乎等於宣判了死刑，特別是這種罕見的惡性類型，但總還是有機會。K醫生讓傑夫開始服用紓癌特（Sutent）這種藥物。正如標示上描述的常見症狀，這藥讓他極度噁心、食欲不振，每天都會乾嘔。

## 癌細胞快速擴散

與此同時，傑夫的正子掃描結果出來了。他右腎中的癌細胞現在正在他的脊椎往上蔓延，腫瘤一個接一個進行跳背接力，就像小孩子玩遊戲。醫生安排手術來查看情況。當外科醫生幫他開刀後，發現腫瘤已經侵入骨頭。好幾個拳頭大小的緻密組織，撕裂了支撐他整個身體和神經系統的中央支柱，並危及他的脊髓。脊髓的結構已經很脆弱，並且與腫瘤交織在一起；很快地，不是腫瘤會吞噬並占領他的脊髓神經，就是日漸脆弱的脊椎骨會被他的體重壓垮（就像九一一事件中，世界貿易中心受盡摧殘而倒塌一樣），抑或兩者也可能同時發生。

癌細胞正在快速擴散，上述的任何一種情況都會讓傑夫至少四肢癱瘓。他們需要馬上保護脊髓結構。癌症難以捉摸，無法治癒，也非常複雜，但保護結構是外科醫生用手術刀就可以確實做到的具體工作。他的脊椎需要被一節節切開，插入鈦金屬棒，用釘子固定位置。這會讓傑夫變得像科學怪人一樣僵硬，而且必須終生忍受原始神經持續不斷的隱隱作痛。這種疼痛來自他被永久釘在鈦金屬基本結構上的塌陷脊椎骨，就像吉他弦被釘死在指板上一樣。雖然很難受，但至少他可以免於癱瘓。這是必須付出的代價。一個月後，醫生再度進行手術，最後摘除了有癌細胞的腎臟。

在大手術與極度疼痛的情況下很難做其他事，但傑夫說：「我從來沒停止工作。我試著瞞過所有人。」他仍然在早上起床、梳洗、著裝，勒緊腰帶以防止太寬鬆的褲子滑下來，坐進他的凌志，然後一如既往開上常走的高速公路去上班。

「但我從沒進過辦公室。」相反的，他會從馬里布南邊的某處下交流道，到麥當勞得來速買一個滿福堡，在回到路上前，強迫自己吃下去。然後他會在太平洋高速公路上上下下，一面用免持聽筒接聽電話。「每隔一陣子，我就要在路邊停靠，把電話關靜音，打開車窗向外嘔吐，然後繼續接電話。」他說。滿福堡很有幫助，因為它是軟的，而且比乾嘔要好太多了。

傑夫有兩位醫生：腎臟專科的K醫生，和外科的Z醫生。他去看K醫生是為了紓癌特的處方，而幾週後，他跟外科醫生會面，進行術後檢查。兩位醫生都看了同一份掃描結果，但卻給出不同訊息。傑夫說：「外科醫生告訴我，不用再浪費時間做化療。他認為我應該放棄打敗這種東西的想法，免除副作用的折磨，試著在剩餘不多的時間裡享受生命。」而K醫生則很不高興，外科醫生居然告訴他的病人忽略他的處方治療。

傑夫在意的，並非是K醫生不同意外科醫生的預後；因為他也認為傑夫快死了。他真正介意的，是K醫生能從傑夫每次的化療獲得報酬，因此他希望在傑夫還活著的時候，他都能持續收取化療費用。

最後，在九月時，K醫生給了他最後的預後。「他告訴我，我頂多能活六個月，」傑夫說。他回想起來，其實很驚訝居然還有那麼多時間。傑夫的體重已經減輕到一百四十八磅（約六十七公斤），而其中有愈來愈多的部分，是腫瘤的重量。

「那傢伙告訴我，要把財務狀況整理交代好，他真的爛透了，不僅沒醫德，也沒同情心。」傑夫說，他的解讀是：「他們不想再跟我耗下去了。他們放棄了。」

傑夫認為，這歸咎於醫院的醫生沒有其他方面可以收費的問題；他是如此看待這件事的。或許這就是他身為經理人與會計師的角度；又或許不只是如此。醫生也只是普通人。雖然頂尖的醫生在工作上表現得非常優秀，也有一些醫生有多方面的長才，但很少能找到一位醫生，既可以擔任治療患者身體的專業醫生，又能身兼哲學家和神職人員，引導患者的心靈去思索自身的死亡。這些，是一個病入膏肓的人對於蠻橫不講理的死亡憤怒又絕望的想法，投射在一連串穿白袍的人身上的結果。不論你怎麼看待，這都是段艱難的歷程。壞消息對任何人都太過沉重。

無論如何，雖然那些醫學專家比傑夫還要瞭解蹂躪他身體的癌細胞，但他們已經無計可施了。他們認為別無選擇，只能放棄。因此，按照邏輯，傑夫該做的，就是依循專家的指示，也選擇放棄。[14]

## 轉機：天使診所

然而，他被轉介到天使診所後所遇見的彼得・博斯伯格醫生（Dr. Peter Boasberg）卻有另一個主意。有一項臨床研究正在進行，或許他可以讓傑夫參與這項研究。在當時的狀況下，這個「或許」聽起來是很不錯的希望。研究所測試的藥物並不會直接對付腫瘤，而是對付腫瘤阻斷自然免疫反應的能力。這種藥物稱為免疫檢查點抑制劑。研究這種藥物的研究人員已經得出結論，認為這種藥對高度變異的腫瘤最有效，會產生強烈的免疫反應；其中可能包括腎臟癌，也就是傑夫罹患的那種。

## 病患 101006 JDS

關於研究參數的所有決定，都落在丹尼爾・陳博士（Dr. Daniel Chen）身上。丹尼爾・陳是醫學博士，是腫瘤學家和免疫學家，也是製造這種實驗藥物的基因工程科技公司（Genentech）免疫療法研發小組的負責人。有可能符合參與該研究資格的患者資料，都會以匿名申請書的方式交到他手上：每位申請人都縮減成字母與數字的代號，以及他們的病史特徵。於是，傑夫成為了申請人病患 101006 JDS。

起初，藥物研究是設計成要瞭解藥物對實質固態瘤（solid tumor）的效果，然後研究範圍擴大到包括黑色素瘤、膀胱癌和腎臟癌，以及其他幾種癌症。傑夫有資格參與這樣的研究嗎？在申請書上，答案並不明顯。

假如陳博士在尋找排除某個人的理由，那麼他絕對能找到理由排除病患 101006 JDS，然而該舉措並不會是個正確決定。研究資格是根據癌症類型來招募的。這些符合資格的描述中，沒有特別提到患者 101006 JDS 申請書上所寫的罕見腎臟癌類型。但這的確是腎臟癌，而且陳博士強烈懷疑，101006 JDS 所罹患的罕見癌症，跟他們認為會對免疫治療候選藥物產生反應的癌症有許多相似之處。

這種免疫治療的候選藥物，就是一種新的免疫檢查點抑制劑。從壞的一面來看，這種具有攻擊性的罕見癌症現在已深植骨頭，使免疫系統難以滲透，但這名患者符合資格，而且陳博士認為他很可能會受益於實驗藥物。如果這種藥物已經被核准上市，那麼陳博士就會直接把藥用在他身上，希望能有所幫助，畢竟已經沒有其他東西有效了。但在二〇一一年，這種免疫療法還不在腫瘤學家的治療選擇中。癌症患者只有透過實驗性試驗，才能取得這種藥物。

這使得病患 101006 JDS 成為特別困難的決定。陳博士瞭解第四期腎臟癌預後的常規過程。如果以醫生的角度與富有同情心的觀點而言，他想要說：這樣好了，如果病患 101006 JDS 的疾病符合資格，就錄取他吧！然而，如果以科學家與大規模階段研究團隊負責人的角度來看，這裡面有個問題。根據書面資料，病患 101006 JDS 的健康狀況可能撐不過如此嚴峻的試驗；他可能會破壞整個研究。沒有任何電腦演算法、圖表或工具可以用來幫忙做出決定。陳博士必須在這些因素中取得平衡，並用他的頭腦與直覺來權衡輕重。

## 以生命作為賭注

傑夫不知道在這件事上他該賭上多少、該投注多少希望，也不知道他應該要怎麼繼續下個階段的生活。一方面，他應該做好心理準備，因為沒人能保證他可以開始免疫療法新實驗藥物的試驗；而另一方面，如果他真的克服萬難拿到入場券，那麼他就需要準備好能立刻接受試驗；也就是說，他不能進行任何其他的癌症治療。這意味著他必須停止化療，等待結果。化療藥物讓他感覺很糟，也沒有讓腫瘤停止增長，但卻是目前唯一的治療方式。如果沒有持續積極用化療毒殺癌細胞，誰也不知道他的癌症病情會進展多快。化療有可能減緩病情惡化速度，為他爭取額外幾天或幾週與家人相處的珍貴時光。要他放棄目前的可能性，只為了或許能開始其他治療方式的渺茫機會，為了或許有效也可能無效的實驗性藥物，看起來是個風險很大的取捨。這感覺就像是你為了避免吸入毒氣，屏住了呼吸。

## 陳博士的艱難決定

多年以後，丹尼爾．陳仍然記得關於病患 101006 JDS 的一切——不論是他作為研究參與候選人的個人資料、他的回覆，甚至他的病患身分識別證號，陳博士都能馬上說出來。身為科學家，陳博士很難忘記在測試他的第一個免疫療法藥物時，首次出現反應的病患。正如他所說的，病患 101006 JDS 成為「一個很特別、很特別的案例」。讓他與眾不同的部分原因在於，即使知道了結果，但從收集數據的觀點來看，仍然有充分理由相信，病患 101006 JDS 根本不該被允許參與任何類型的醫學研究。

「當我看到他的時候，雖然只是書面資料，但我的第一反應就是：『你在開什麼玩笑？為什麼要把這樣的病人送過來我這裡？』」當時陳博士正在進行第一階段的研究，也就是將藥物首次用於人體上，而他的團隊火燒屁股，急著把這件事搞定。儘管在基因工程科技公司裡有數量可觀的癌症免疫學家潛伏其中，但他們在免疫療法的競賽中起步已經晚了；當他們說服公司改變研究方向，並允許他們在藥物研發中進入這個未經證實的領域時，他們早已落後好幾年，而且必須從零開始建立全新的藥物研發測試計畫。

陳博士加入基因工程科技公司之前，一直同時在史丹佛大學實驗室與史丹佛大學癌症中心（Stanford University Cancer Center）的病患身上研究癌症免疫療法。早期的方法對癌症都不起作用。然而，儘管研究人員嘗試許多不同的疫苗都失敗了，也在給予患者強力的免疫刺激劑（如介白素二號〔interleukin-2，或簡稱 IL-2〕與干擾素〔interferon〕）後，得到不一致、有時甚至是令人困擾的效果，但他們卻從中看見希望的微光。陳博士與其他癌症免疫學的信徒，已經從罕見但確實出現緩解反應（positive response）的患者身上，以及世界各地其他實驗室的報告中，看到了這些希望。雖然大多數的腫瘤學家（應該說大多數的科學家）都認為，癌症免疫學是個死胡同，充斥著江湖郎中和真心相信的信徒，這些人把對好科學的希望搞混了。但陳博士跟一些仍在免疫療法領域努力的人一樣，相信這些緩解反應並非只是被錯誤解讀的傳聞。[1] 而這項藥物研究，或許有助於證明這一點。

病患 101006 JDS 是否有助於這項研究？陳博士不太有把握。「他身上有很多病。他的病情看起來很不妙，包括他的骨頭也已經被侵蝕，這對於癌症免疫療法來說，會更難治療。」陳博士回憶說。更糟糕的是，他的「日常體能狀態」（performance status）非常糟糕。

**日常體能狀態**的意思是：「你整天看起來是什麼樣子？是生龍活虎？還是因為鎮日嘔吐、無法進食而臥床不起？」不論是在臨床試驗，或是在傳統癌症療法中，陳博士和其他腫瘤學家都使用日常體能狀態來預測患者的病情。這是種「你感覺怎樣？」的嚴格版測試，而病患 101006 JDS 的表現並不是很好。

「假如你沒辦法起床，沒辦法移動，結果通常都會很糟糕。」陳博士說。「有時候，有些病人就像這樣慢慢衰退——」他舉起手，做出像圖表中急遽下降的手勢：「你大概無法逆轉這些病人的狀況。因此，把那些身體每況愈下的人放進你的試驗中，絕不是瞭解藥物是否安全的好方法。」

而這正是第一階段試驗的重點：透過低劑量測試，來評估潛在新藥的安全性。萬一在這個階

1 詳情請見〈附錄二〉。

段失敗，整個試驗就失敗了。如果想要讓這個試驗具有意義，就必須盡可能真實反映出藥物的安全性。從這個角度來看，病患 101006 JDS 並非理想人選。對於過於虛弱和病情嚴重的病患而言，不論你給他們什麼，都會讓試驗失敗；而這個失敗結果將會歸因於藥物，而非病患本身。問題不只是傑夫會受苦，整個研究也會遭罪，乃至於影響到一整個世代的病人。

如果說這種「你感覺怎樣？」的測試帶有主觀性，那麼參與研究的主要基準是標準化和經驗性的。陳博士解釋：「我們有個實驗室數據，你必須要達標。」所有要執行研究計畫的主要研究者都會拿到這份數據；他們的病人需要達到這些數值以上，才能被列入考量。

病患 101006 JDS 的實驗室數據看起很糟。他的白蛋白（albumin）指數和白血球數（white blood cell count）都是不佳。對於潛在免疫治療藥物研究的候選人來說，這些數值是特別負面的指標。

陳博士說：「首先，你需要有白血球，得要有T細胞才行。當時我們對這種藥物的瞭解不多，但如果你一開始就沒有T細胞，我們為什麼要試著給你一種必須跟T細胞反應的藥物呢？」這是試驗中最重要的數字，而傑夫的數值低於標準。「那就沒辦法了。」

在停止化療兩個月後，傑夫的病情比之前更加嚴重，到了無法符合天使診所的研究資格要求的程度。❺因此又開始一輪來回討論，而傑夫的醫生身為陳博士研究中的主要研究人員，則成為了中間人。

「他們有了協議，我的血紅素（hemoglobin）必須達到一定的濃度才行。他們抽了我的血；我說：『再抽一次。』」傑夫說。或許傑夫的血紅素濃度一直在變動，他說：「『因此他們試著在一天裡的不同時段抽血。我每天都狂吃綠花椰菜，就是為了努力讓數值變高。」

「我知道他們真的盡了最大的努力，還有一個很久以前的觀察顯示，揉耳垂能增加白血球數——這是個真實的現象，是約翰．霍普金斯大學（John Hopkins University）的研究，稱之為『耳垂淋巴球增多症』（earlobe lymphocytosis）。」陳博士說。因此他們試著搓揉傑夫的耳垂。傑夫會在晚上或坐在車裡時自己揉耳垂，也會在抽血前揉一揉。然而這些努力仍不足以讓他的數值達標。

十一月時，傑夫的主治醫師——天使診所的腫瘤專家博斯伯格醫生，不得不告訴他這個壞消息：他不會符合這項研究的資格。傑夫說：「我知道，那等於宣判了死刑。」他還沒準備好要放棄，但也沒辦法單靠意志力就把自己的免疫系統變得健康。他說：「他們提出讓我接受不同的藥物試驗。」那並不是免疫療法試驗，而傑夫已經嘗試過化療路線了。化療沒有奏效，反而把他弄得感覺像坨屎一樣的狼狽，而且或許他也只剩幾個月好活了。他真的願意再讓自己經歷一樣的折磨嗎？

答案是肯定的；如果這種療法對他可能有幫助，這就是他的態度。他還沒試過這種特定藥物，因此至少他可以試著把它當成備用計畫。但他擔心，或許這根本不是個計畫，只是件可以做的事，相當於他用繁忙的工作來填補注定要死亡的虛空一樣。

你試著裝作若無其事，繼續生活、扮演好病人，不去看那些本來可能或者可以的事情。罹癌後的生活充滿悔不當初，就像肺癌診所裡充滿戒菸的癮君子一樣；而對傑夫最重要的事，就是繼續前進。然而，很難忽略這兩條路在此產生了分歧，也很難不意識到備用計畫是條錯誤的歧途。醫生想讓他嘗試的，也是他認為可能會幫助他的東西，他無法得到。而另一項研究無疑是種事後補救；然而，或許他所需要的，只是讓自己不停地忙碌。或許這會對他有幫助。毫無疑問，傑夫沒看到任何不等於放棄或接受命運安排的其他選擇。

唯一的問題是，傑夫並沒有感到平靜。他頻頻回顧，去看另一條路。現在，是他做出艱難決定的時刻了：假如接受目前所提供的研究，就意味著放棄參與免疫檢查點抑制劑研究的神奇可能性，但這個機會也很渺茫；假如他等待，很可能會滯留在命運的十字路口，最終一無所獲。而他已經被告知，一無所獲的結果，就意味著進入臨終照護。

## 在達標線附近徘徊

與此同時，在基因工程科技公司的舊金山園區裡，丹尼爾・陳面臨了一個問題。實際上是一堆問題。其中一個問題，是每個腫瘤學家都會碰到的，也就是工作上的心理負擔。按常理來說，癌症治療並不是個具有好消息的領域。要成為一名優秀的醫生和研究者，你必須接受這種疾病具有高死亡率和可怕結果的事實，即使你每天都積極對抗，但通常是徒勞無功。

他不得不接受的事實，有一部分是關於潛在病患 101006 JDS 的命運。從書面資料上看起來，他的情況很糟，但他已經在達標線附近徘徊了很長的時間，久到即使真實身分藏在編碼後面，他的案例也變成了個案。陳博士希望這位仁兄能有個好結果（這時他已經知道他是位男性），但同時也希望自己的藥物能有好結果，來造福廣大的癌症病患。

「現在我們將要迎接聖誕假期，所有地方都將關閉，」陳博士說。公司將會放假一段時間，一些醫生可能會獲得短暫的假期，而病患本身也可能選擇去探望遠方的親朋好友——對其中某些人來說，這將是最後一次。當時的情形就是如此。而這也意味著藥物研發、測試、用於患者身上及上市時間的競爭將遭到嚴重延遲。「因此，我不得不面對這樣一個事實：假如我們沒在假期前找齊受試群體，就會推遲整個試驗。」陳博士說。這會引發連鎖反應，還可能導致嚴重後果。在湊齊受試群體之前，其餘病患也無法開始試驗。而在藥物通過臨床試驗以及（如果幸運）獲得FDA快速批准之前，沒有病人能獲得藥物治療，或者有理由相信這種藥值得一試。他的試驗群體中只剩下一個空位，而這個空缺成了前進的障礙。

如果要考慮應不應該讓病患101006 JDS參與，現在是唯一的機會，錯過不再。

## 備用計畫

傑夫．史瓦茲計畫在十二月十七號開始他的備用臨床藥物研究計畫。他還記得那天早晨，那輛車，以及那條高速公路。開往威爾沙爾大道上的診所的路途，就像死囚前往絞刑台赴死前的遊街示眾。他的凌志車窗緊閉，將洛杉磯的空氣隔絕在外；車內暖氣調高到華氏八十度（約攝氏二十七度），只為了讓他不要顫抖到不能開車。

「我沒告訴任何人，但——那時情況真的很糟，」傑夫說。「我幾乎要認命了。我打算繼續戰鬥，但……」他戛然而止。那天，他也沒有想得更遠，至少沒有為自己想，因為對他來說，人生已經走到盡頭。剩下的只是關於信託責任。「我所賺的每一分錢，都確保我的孩子會有積蓄。」他說：「我預付了房租，因為我不知道下次該繳房租時，自己是否還在。我沒有從中獲得靈性的啟發，金錢改變不了什麼，但死亡，即將死亡這件事，知道自己的死期——」傑夫停頓了一下，凝視房間片刻後說道：「嗯，這的確會改變你對事物的看法。」

傑夫開車通過了大門。他停好車，把自己拽出車外，到櫃台辦理報到。櫃台上有個夾著廉價原子筆的寫字夾板。一位護士走出來，叫了他的名字。她等待著，微笑，然後轉身。他跟著她穿過門，走進一個房間，坐在舒服的椅子上。頭頂的燈很亮。他的名字被轉成一串識別號碼，搭配對應的靜脈注射治療。研究必須是雙盲（double-blind）的，以避免任何偏見或情緒。為了科學目的，病患必須隱去身分。雖然這對科學有益，但對人而言卻很困難。

程序是這樣的：拿出點滴袋，檢驗點滴袋上的號碼是否與病人手環上的號碼相符，將號碼填入表格，掛起靜脈注射，開啓導管活栓。病患 101006 JDS——也就是傑夫——已經準備好了。醫護人員把他的袖子捲起來，將導管插入手臂並用膠帶固定。之後他們將會發現，這種藥物是有用的，❻能讓一些腎臟癌病患多活幾個月，但對傑夫這類的病患幾乎可以確定沒有任何效果。

## 聖誕奇蹟：合格了

在北方五百哩（八百公里）遠的舊金山，丹尼爾．陳正在辦公室裡迎接晨曦。七點三十分時，電話響了。突如其來的聲音嚇了他一跳。那通電話是關於病患 101006 JDS 的最新檢驗數據。不知道是揉耳朵的效果，還是純粹的意志力，不管是什麼力量，總之，這位仁兄突然合格了。

或許他的數值不會維持在那裡，但他們已經測試過，而他也通過測試。這是項沒有商量餘地的標準，而他成功跨越了。這部分目前已經不是判斷性的，而是經驗性的考量。如果陳博士想繼續，下一步就是打電話問診所：他們能把這個人加進試驗嗎？

陳博士還記得那道光，從寒冷陰霾的舊金山灣口反射回來，在房間裡營造出了不一樣的氛圍。他凝視著這道光，把視線移出窗外。

「這個決定，不只是關係到這個人的命運，試驗結果會影響更多人的命運。這個人究竟會不會徹底搞砸試驗？」陳博士說。他會不會傷害到試驗本身以及其他人？假如他讓這個人加入，是對的決定，還是錯的決定？

這一切都發生在須臾之間——告知數據的電話、他的決定，以及那道光的意涵。或許他看了太多電影，但他隱約覺得，這一切與聖誕奇蹟有關，就是在歲末年終時你心頭會浮現的那種感覺，或許就是善意；然而善意也可能是種誤導。陳博士拿起電話打給診所，電話忙線中。他放下電話，檢查了號碼，然後再試一次。還是一樣。或許這是個預兆？還是只是電話忙線？他又試了一次，終於打通。他給出病患號碼，告訴對方：「把他加入試驗吧！」電話那頭停頓了一下，發出些許雜音，帶有一絲慌亂的味道。聽起來，好像是有人在奔跑。

## 代我向病人說聖誕快樂

「當時我就坐在那裡，他們把所有東西都準備好了，就像這樣。點滴袋掛好了，他們只需要把工作收尾就可以。然後一個護士跑進來說：『等等！』聽起來好像是我的血液或其他什麼東西出了問題。」傑夫說。

隨後，醫生走進來。「他們打電話來了，」他說。很顯然，傑夫的淋巴球數目足夠了，符合研究要求的標準。

「他們說數值大概是一千一百之類的吧，我仍然有一樣的癌症，病情也沒好轉，但我的檢測數值變好了。」傑夫說。根據驗血報告，他的淋巴球數終於上升。「究竟發生了什麼事——老實說，我不知道。或許真的有奇蹟。」他唯一知道的，就是他們拿走點滴，拔掉原本接到他靜脈的管線。他的醫生還傳達從陳博士那裡來的最後一個訊息。「他說的訊息是：『幫我向那位病人說聖誕快樂。』」

## 馬上就活過來了

三天後，也就是十二月二十日，傑夫成為十二人研究中的第十二位病患。他開車抵達研究中心。那天是負責這項研究的臨床醫生首次見到試驗病患本人。傑夫的病情比他們想像的還嚴重，嚴重到他們需要打電話確認這個人真的沒來錯地方。

傑夫又走了一遍之前經歷過的流程：寫字夾板和表格、標籤、手環、捲起的袖子和針頭。但這次不同，他被注射的是免疫檢查點抑制劑的實驗性免疫療法藥物。

這是傑夫的第一個實驗性藥物，他們稱之為 MPDL3280A。就狂熱的科學家看來，**實驗性藥物**令人興奮，也有點可怕。MPDL3280A 曾在老鼠試驗中成功，但是對老鼠有效的癌症藥物有九〇%都在人體試驗中失敗了。「我問他們：『嘿，你們給我的這個東西，會把我的頭轟掉嗎？』他們回我：『鬼才知道啦！』因為我是第一個嘗試的人！」

這種藥沒有把他的頭轟掉，但的確起了一些作用。「我馬上就活過來了，這種藥真奇怪。」傑夫說。藥真的有效嗎？或者這只是他的心理作用？他只注射了一劑，而且只是低劑量——這正是第一階段試驗的其中一項目標：找出新藥的「最低有效劑量」。對即時效果來說，這種情況似乎不太可能發生。

傑夫知道安慰劑效應（placebo effect），也知道信心和希望對一個人的健康甚至結局的影響。他對客戶做過很多這樣的事，用正面話語來增強他們的信心；相信的力量是非常重要且真實的，但並不會治癒癌症。他也意識到，自己已經停止化療一段夠長的時間，因此無論如何，他的噁心感都會減輕。

兩週後的第二次會面，他們再次為他進行注射。這次，他非常確定自己立刻覺得好多了。他一直都在工作，即使是在生命即將告終之際。現在，他感覺好多了，甚至好到可以做些工作以外的事。那個月，他的情況好到足以帶五歲的兒子去海洋世界玩。

「我就在那裡，感覺屁股凸了一塊——是我的髖骨。癌細胞蝕穿了它，因此它正好從屁股上的口袋凸出來。」這狀況對於他的日常體能狀態沒有任何幫助，因此是項退步。他接受了另一次手術，但單純只是手術，而不是處理新的癌症，只是針對又回籠的老毛病。你並不擔心老毛病；你希望的，是防止任何新問題出現。下一次預約時間到了，傑夫又注射這種實驗性藥物。這次，他不只是覺得，他**非常確定**自己好多了。

幾週後，在家裡，傑夫的兒子問他：「爸爸，發生了什麼事？」傑夫不懂他的意思。兒子告訴他，他以為爸爸不能再把他舉高高了。但現在，他正把孩子拋向空中，看著他高興地尖叫起來。傑夫沒認真想過這點，但他兒子注意到了。有什麼正在變好。隨後，正子掃描的結果也確認了這件事。

二〇一二年的三月十五日，陳博士從試驗診所的醫生那裡收到一封更新狀態的電子郵件。他們送過來的那個狀況不太好的病人，就是有明顯疲勞、後腹腔淋巴結（retroperitoneal node）疼痛、無法工作或舉起他幼子的那位。他們希望陳博士知道，病患 101006 JDS 已經「復活」。

## 謝謝你讓我活在這世上

傑夫明白自己有多幸運，他想跟負責這項藥物的人見面。他已經知道這項研究的總負責人是位於舊金山生物科技園區某處的陳博士。他希望可以打個電話過去，或跟整個團隊進行視訊會議，只是想跟他們說聲謝謝。

「七月時，他們告訴我，有個會議在洛杉磯舉行，而那位『陳博士』會來參加。我總是在想像他的模樣，神祕的陳博士——你知道，我想像他是個戴著金屬框眼鏡的技術宅。我跟他見了面，結果發現他是個型男。」

傑夫發現，陳博士出乎意料的風度翩翩，親切隨和。之後，陳博士帶他去了舊金山的辦公室，然後到實驗室參觀。這整件事情感覺起來，就好像是查理與巧克力工廠的故事一樣奇幻。「在這個地方，他們有個標誌，一頭寫著 E. COLI，一頭寫著 CHO，」傑夫說：「我問他：『CHO 是什麼？』他說那是『中國倉鼠卵巢』（Chinese Hamster Ovaries）！然後他們帶我去看一個大鋼桶。他問我：『知道這是什麼嗎？』我告訴他：『看起來像釀酒桶。』他說：『沒錯，嗯，它們正在釀造蛋白質。』」

最後，陳博士向傑夫介紹四位協助開發這種藥物並建構蛋白質的研究人員。[7]「我見到他們，他們都知道我是誰，所以他們都哭了。因為雖然這些傢伙是天才，但他們都像是白痴特才（編按：有智力缺陷，或一般智力低下卻具有某方面特殊能力的人。），從沒離開過實驗室。」傑夫說。在做完所有準備好免疫療法藥物的工作，以及經歷過多年免疫療法藥物拯救病人失敗的經驗之後，這是頭一次，有個憑藉著他們的努力從死亡邊緣搶救回來的人，健康地站在他們面前。

「這些人，我不知道他們是怎麼做到的。他們成天被拒絕，他們做的一切都失敗了，人們因此而死亡。你能想像自己是這些人的其中一分子嗎？陳博士是個腫瘤學家，他治療黑色素瘤，要面對他所有的病人，和帶領這些人。你能想像嗎？」

丹尼爾．陳為他做了一件事，一件大事。因此傑夫也想為他做點什麼。「陳博士並不認識我這個人，他所知道的我，只是研究中的名字縮寫。所以他不知道我涉足音樂界。」陳博士家裡有個青少女[8]，傑夫問他：「她最喜歡哪個樂團？」陳博士告訴他，是「謎幻樂團」。傑夫一面回憶一面笑著說：「所以，在樂團下次來到舊金山演出時，我幫她弄到票，她去了後台，然後到台上丟氣球——那真的很讚！她在享受人生中最快樂的時光。陳博士對我說：『謝謝。』我告訴他：『嘿，謝謝你讓我還活在這個世界上！』」

## 再撐一下的信念

傑夫現在感覺很好，生活幾乎一如往常，其中也包括參加兒子週末在學校體育館舉行的籃球比賽。「我太太坐在我旁邊，她跟我說：『你看看對面的那個人是誰？』我看了一眼，不敢相信我看到了誰——是K，他媽的K醫生！

「我立刻走過去，問他：『你記得我嗎？』他說不記得了。我告訴他：『他媽的就是你，告訴我只剩六個月可以活的爛人！』」

「六個月後，我又遇到了他。我們的孩子年齡相仿，上同一所學校，我們一定會再碰面。再見時，我又跟了上去。我對他說——我只是覺得必須要說些什麼。我必須告訴他：『聽著，醫生說的每一句話對病人都很重要。**每一句話**。你告訴我你沒有其他辦法了，告訴我只剩下六個月可活，這讓我的世界支離破碎！』」

傑夫也還記得，他的另一位醫生在他病情加重，但還沒找到臨床試驗時對他說的話。博斯伯格醫生看到了新的免疫治療藥物試驗即將開始，也看見他們從未想像過的改造效果。他知道新藥的推出速度有多快。「或許我現在無法參與研究，但他告訴我：『再撐一下，因為新藥馬上就要來了。』」傑夫說。

在二〇一一年，那是個少見且瘋狂的觀點。並非每個腫瘤學家都知道癌症免疫療法的發展現況。在當時，絕大多數人仍然認為，以免疫為基礎的癌症治療方法，是來自於過時的虛假承諾與無效的疫苗。傑夫真的很幸運，能遇到一位與天使診所這樣的地方有聯繫的醫生；在天使診所，腫瘤學家對癌症免疫療法的潛力都抱持開放態度，準備好要進行臨床試驗。當然，他之所以會到那裡的唯一理由，是因為其他治療對他的癌症都不起作用了。從這個角度來看，他並不是那麼幸運。

當傑夫二十幾歲時，癌症是種老人的疾病，因此他沒有想很多。他的生活排滿了市區的現場表演，這些音樂在他耳邊縈繞不去，就像街燈下緩緩飄落的雪花。不是要故意變得多愁善感，但那段無憂無慮的時光，真的就好像是《昨日》那首歌裡唱的一樣。[9]那落在黑色皮夾克上的雪花仍歷歷在目，像蕾絲一樣輕盈，停駐，然後消失。那時，他擁有世界上所有的時間。[10]

「只要想到所有死去的人，或者等待死亡的人，英年早逝的人，或者因為醫生告訴他們沒救了所以放棄的人，那就夠了。」傑夫說。他原本可能就是其中之一，但他不是。為什麼？

傑夫不知道。但其中一部分的原因必定跟運氣有關，一部分是純粹的意志力，還有一部分則是信心或類似的東西。而一部分的答案，要追溯到一百多年前，就在傑夫年輕時流連的同一條市區街道上，一位紐約外科醫生在移民區的貧民窟裡追尋醫學之謎，並帶回治療癌症的方法。

**【第一章註解】**

❶ 傑夫賺的錢讓他連續二十二年都能購買洋基隊的季票；不過因為他與當時身為新視鏡唱片（Interscope Records）執行製作的妻子搬到了加州，所以沒用完全部的票。

❷ 無論如何，他還是很樂於從事會計行業的；但成為搖滾藝人的財務代表無疑是會計業最酷的版本。

❸ 根據《金氏世界紀錄大全》（*Guinness Book of World Records*），《昨日》是史上被翻唱過最多次的歌曲。不難相信它的版稅收入可以跟《黃絲帶》相媲美。

❹ 傑夫在二〇一一年被檢查出癌症。雖然他可能會對這種配體交互作用（ligand interaction）的T細胞部分有反應，但PD-1在當時並不確定未來能使用在患者身上；正如我們將在後面的章節中看到的那樣，直到二〇一四年才會被FDA批准，這比傑夫開始進行PD-L1試驗的時間遲了好幾年，也比他預期的大限之日晚了很多。此外，最初的PD-1只核准用於轉移性黑色素瘤。對其他適應症的應用之後才陸續被批准，並且仍在持續擴充中。

❺ 紓癌特針對的是腫瘤吞食與增長的能力，技術上並不屬於「化學療法」。儘管傑夫並不知道在他身上測試的藥物是什麼，但其實它就是PD-L1檢查點抑制劑阿特珠單抗（atezolizumab），上市後的商品名稱為癌自禦（Tecetriq）。詳情見〈附錄一〉。

6 癌思停（Avastin，學名為貝伐單抗〔bevacizumab〕）在與干擾素α一起使用時，已被批准為幾種不同類型癌症合併療法（combination therapy）的一部分，其中就包括轉移性腎臟癌。

7 這四位研究人員是布萊恩．艾爾文（Brian Irving）、吳燕（Yan Wu）、艾拉．梅爾曼與茱莉亞．金（Julia Kim）。

8 陳家一共有三名子女：女兒伊莎貝爾（Isabelle），以及兩個兒子卡麥隆（Cameron）和諾亞（Noah）。

9 譯註：這裡作者引用了披頭四《昨日》的歌詞：「昨日，我所有的煩惱彷彿都如此遙遠。」（Yesterday, all my troubles seemed so far away）

10 譯註：這句是從路易．阿姆斯壯（Louis Armstrong）的「我們擁有世界上所有的時間」（We Have All The Time In The World）而來。

# 第2章

# 一個簡單的想法

真正的發現之旅不在於尋找新風景，
而是擁有新眼光。

——普魯斯特（Marcel Proust），1923

在現代西方醫學中，運用自體免疫系統來殺死癌細胞的想法，可以追溯到十九世紀末一個十七歲女孩的故事。這個女孩名叫伊莉莎白・達希爾（Elizabeth Dashiell），暱稱「貝西」，是美國中西部一名牧師遺孀的女兒，既漂亮又沉著自信。她也是美國巨富標準石油（Standard Oil）創始人承襲其名的獨生子小約翰・洛克菲勒（John D. Rockefeller Jr.）的密友。在他們的關係中，從未提到過任何羅曼史——洛克菲勒聲稱她相當於自己的姊妹或靈魂伴侶；然而他們之間固定的書信往來，以及一起沿著哈德遜河（Hudson River）搭乘長途馬車的習慣，都顯示出兩個年輕人之間的熱切情感。在一八九〇年夏天，貝西離開紐約，開始她橫越美國大陸的火車之旅，但兩人之間的情誼反而因為分離而更加濃烈。❶

在八月底的時候，她回到家，抱怨在旅途中受了一點小傷。她的右手被夾在臥車的座椅之間而受傷，現在不僅腫起來，而且還變色了。❷她因為疼痛難忍而夜不成眠。最終，洛克菲勒家建議貝西去紐約醫院（New York Hospital）就診，❸在那裡，一位剛從哈佛醫學院（Harvard Medical School）畢業的二十八歲骨科專家兼外科醫師威廉・科利（William Coley）為她做了檢查。❹

## 年輕的外科實習醫師

科利是外科部門的明日之星，是位技術嫻熟又關心病患的臨床醫師，對新的想法充滿熱情，例如病菌說（germ theory）以及約瑟夫・李斯特（Joseph Lister）透過消毒技術與徹底洗手來控制感染的最新進展。❺這些現代觀念讓病人在手術中更容易存活，也讓這位年輕外科醫師對於他周遭看不見的驚人微生物世界，以及預告即將來臨的科學進展，處於一種高度覺察的狀態。科利認為，他進入醫學領域的時間是「千載難逢的好時機」。

這位年輕的外科實習醫生檢查了貝西的手。[6]他注意到一個「半顆橄欖大小」的輕微腫包，看起來就像掌骨和小指連接處額外長出來的一個關節。他用拇指按壓了腫塊；它沒有移動，但很柔軟，而女孩縮了一下。科利小心翼翼觸摸了貝西的下顎與腋下，發現這些地方沒異狀。她的淋巴沒有腫。這代表問題不是感染，因為沒有免疫反應。

作為一名骨科專家與外科醫生，科利能做出最好的判斷，就是她的疼痛與腫脹是由於包覆小指骨的關節囊發炎所引起的。為了確認，他需要切開來看。科利拿起手術刀，在女孩的手指上劃出一條線，將肌肉與薄膜及骨頭分開。然而並未如他預期所料，發現感染導致的大量膿液，而且薄膜很硬，是灰色的。他診斷這是骨膜炎（periostitis），一種亞急性（subacute）的骨病。他的指導者威廉·布爾醫生（Dr. William T. Bull）是被稱為「手術室紳士」的傳奇外科醫生，同意了他的診斷，因此這位年輕女孩被送回家，等著傷口隨時間慢慢癒合。然而接下來幾週，貝西的臥車傷口持續惡化。這不合常理。如果所有症狀都是由最初的骨頭損傷所引起，就不應該惡化。

## 罕見的癌症

科利對貝西做了第二次探查手術，從骨頭上刮掉更多堅硬的灰色物質。然而腫脹和疼痛卻愈來愈嚴重，而且貝西的手指開始失去知覺，最初是一隻，然後是其他手指。現在這位年輕醫生不得不考慮一種更可怕的診斷結果，以及另一次手術。這次科利從貝西手指上切下一塊堅硬灰色物質去做化驗。幾天後，紐約癌症醫院的病理學家送來的報告證實了他的懷疑：在顯微鏡下，科利從貝西骨頭上刮下來的「顆粒狀」灰色物質被發現是癌細胞。明確地說，這是個肉瘤（sarcoma），而且正在擴散。貝西手指所剩下的一點點知覺，現在都變成了疼痛，逐漸蔓延開來。科利開了嗎啡給她。

肉瘤是一種相對罕見的癌症，是影響身體結締組織的疾病，例如肌腱、關節和韌帶。（這種疾病與通常所說的癌症不同，後者基本上影響了其他一切部分。）癌症的治療選擇，特別是骨癌的治療方法，在一八九〇年十分有限。[7]外科醫生所知道能擺脫癌症的唯一方法，就是切除手掌。

科利希望能擴大清除癌細胞的範圍，同時盡可能保留女孩可用的手臂長度。然而，癌細胞已經擴散了。原本在她小指裡的東西，現在已經在她年輕的身體裡肆虐增生。她一側的乳房開始出現像子彈的小疙瘩，然後是另一側。很快地，癌細胞擴散到她的肝臟，而且科利能感覺到，一個大型的堅硬腫塊正在這位年輕女孩的子宮內增長；精確地說，他將其描述為「孩童頭部大小」的腫塊。[8]

貝西的身體狀況以令人吃驚的速度衰退著。到了十二月，這位年輕女孩陶瓷般的肌膚已經布滿凸起的硬塊。她的肝臟腫大、心臟衰竭，而且骨瘦如柴，只能靠白蘭地和鴉片存活。科利幾乎無法辨認出眼前這個藥物成癮的虛弱生物，就是兩個月前走進他診間那個剛剛經歷跨越全美冒險之旅、充滿勇氣、美麗大方的年輕女孩。這位年輕的外科醫生已經束手無策，只能提供鴉片類的藥物讓她感覺舒服一點，然後眼睜睜看著她衰弱下去。一八九一年一月二十三日早晨，貝西在家中過世；科利就陪在她的床邊。

## 追根究柢，找尋原因

科利後來承認，他對貝西的死感到「相當震驚」。一部分的原因，是她還那麼年輕，還有他自己也是——他才新到任，只比貝西大了十來歲。另一部分的原因，則是這種病的急速發展，以及在面對這種狀況時他的無助和無能。也許，他所做的手術把癌細胞刮進貝西的血液中，反而加速了病情發展；也許，他試圖拯救她所做的一切，反而增加了她所受的痛苦。

儘管科利具有現代外科手術的頂尖訓練和學位，但他提供給貝西的治療，幾乎無一是路邊理髮店裡沒有太多醫學知識的醫療理髮師[9]，或酒吧裡麻痺性的安慰所提供不了的。他下定決心，一定要找到更好的治療方法。在新世紀，科技的進步一日千里；每天早上的報紙似乎都在昭示著令人驚歎的科學新發展。在過去十年間，卡爾·賓士（Karl Benz）發明了汽油為動力的汽車，查爾斯·帕森斯（Charles Parsons）發明了蒸氣渦輪機，喬治·伊士曼（George Eastman）發明了相機膠卷。而在距離科利診療間不到一哩（約一·六公里）的地方，特斯拉（Nikola Tesla）和愛迪生（Thomas Edison）正在進行激烈的競爭，想搶先建造出能夠照亮整個城市街區的發電站。感覺上，整個世界很快就會被科技點亮，無知的陰影將會被驅逐殆盡。

不論是走進、拐進或者被抬進這家醫院的患者，所有的病歷資料都是用銅版手寫字體寫在一本厚重的資料簿裡。科利翻著沉重的頁面，瀏覽每一位與貝西患有類似疾病的患者病歷。這是件很乏味的工作；病歷是按照時間順序排列的，一頁接著一頁，一本接著一本。科利認為，藉由沉浸在癌症病患的集體經驗與陳述中，或許他能更加瞭解貝西罹患癌症的整個致命過程。如果幸運，他可能還可以找到例外。

終於在翻閱到七年前的病人資料時，科利注意到一個不尋常的病歷。這個病歷屬於一名三十一歲的患者佛瑞德・史坦（Fred Stein），是個從德國移民過來的房屋油漆工。一八八一年冬天，他來到紐約醫院，因為他左臉頰靠近脖子處，長了一個雞蛋大小的畸形腫塊。[10]這個腫塊比貝西手上的那個大得多，不過是同一種肉瘤。

## 聖安東尼之火：丹毒

當時紐約癌症醫院的外科首席威廉・布爾醫師幫史坦進行手術，切除腫塊。[11]當腫瘤復發時，布爾又動了一次手術。然而腫瘤又出現，並且一直長大，長到像男人的拳頭大。在三年裡，布爾總共幫這位病人開了五次刀。要清除所有的腫瘤是不可能的，因此這個病例被認為是「無藥可醫」。布爾曾試圖進行皮膚移植，但並不成功，反而留下一個開放性傷口，很快地，傷口就感染了丹毒（erysipelas）。

丹毒是一種稱為釀膿鏈球菌（Streptococcus pyogenes）的細菌所引起的感染。這種細菌是十九世紀醫院的禍害，在顯微鏡下看起來是鏈條狀，就像是一條串珠項鏈被切成很多小段一樣。[12]這些感染因子會隨著風或寢具被帶進病房，感染開放性傷口，並且在血液中繁衍。受感染的患者會從臉部和頸部開始爆發鮮豔的紅疹，然後迅速擴散，伴隨有高燒、發冷、發炎的症狀，通常也會致死。[13]

丹毒是十九世紀醫院中最致命的術後殺手，自中世紀以來，一直被稱為「聖安東尼之火」（San Anthony’s Fire）。[14]這個名字顯示出其感染的傳播速度，像燒傷般的症狀，以及受感染者的絕望，只能祈禱奇蹟發生。

史坦已經因為無法手術的腫瘤、脖子上開放性的手術傷口和丹毒感染而病得非常嚴重，大家都認為他必死無疑。然而，隨著紅疹擴散和高燒肆虐，他的外科醫生注意到一個不尋常的狀況：他的腫瘤似乎漸漸消失。

## 正是因為受到感染，才能存活下來

根據史坦的病歷，他挺過了高燒，然而幾天後又再度復發。他持續燒燒退退；每次退燒身上剩下的腫塊似乎就縮小一些。四個半月後，感染和癌症都消失了，史坦走出醫院。據推測，他應該是回到位於紐約下城東部移民貧民區的家，但病歷上沒有他的地址。那是七年前的事了。從那之後，沒人花時間去關心史坦和他的癌症怎麼了。唯一能證明他的存在和「奇蹟式」痊癒的，只有病歷上的文字。

科利很好奇。現在他手上有兩名患有相同疾病的病人，在同一家醫院、同一批醫生的監督下，接受了同樣的治療方法。然而兩人卻遭遇截然不同的結果。貝西的手術很成功，但最後還是死了。史坦手術不順利，受到感染，卻存活下來。這是違反直覺的，讓人不禁想找出其中的因果關係。難道史坦能活下來，正是因為他受到了感染？

## 踏上醫療冒險之旅

如果不是對史坦的觀察有誤，就是這種與認知不符的現象，為我們尚未理解的東西提供了一些線索。而想瞭解更多訊息的唯一方法，就是自己為史坦做個檢查。但大家最後一次看到史坦，是他七年前走出紐約醫院大門的時候。現在，他可能會在任何地方，包括九泉之下。於是科利展開他的醫療冒險之旅。他將會證明，這是他的強項。

就像許多十九世紀末那時的人一樣，科利相信，科學大哉問的答案就在某處，等著我們去發掘。這樣的想法，跟當代科學家用超級電腦從一堆舊數據中挖掘出新的見解，並沒有太大的不同——只是在十九世紀末，更可能是用手術刀和顯微鏡找出答案。同年，科學家發現放射線和X光，並在元素週期表上加了幾個新元素；[15]挪威探險家弗里德約夫．南森（Fridtjof Nansen）試圖到達北極；英國探險家理查．柏頓爵士（Sir Richard Burton）從中非帶回像海一樣大的大湖故事。而現在輪到年輕有為、訓練有素並做好萬全準備的科利大顯身手了。科利不屬於安靜坐著進行學術研究的那種人；他必須踏上旅程，去完成他的任務。

科利來自於康乃狄克州一個新英格蘭後裔的傳統家庭，但是他對於一八九〇年代移民美國的新面孔並非完全陌生。當他還是學生時，就在大西洋上往來於葡萄牙亞速爾群島（Azores）和羅德島及麻州沿岸的羊毛工廠的雙桅帆船上工作過，而在紐約醫院的病房裡，他也治療過來自全球各地的移民。其中有許多人就在曼哈頓下城東部的住宅區定居，那是個貧民區，以第十四街跟上城的富人區隔離開來，但就在醫院的南邊。

在輪班後，科利（現在是洛克菲勒的私人外科醫生）坐著雙輪馬車來到市中心，穿著他量身訂做的英式西裝下了車，踏上因為攝影師雅各・里斯（Jacob Riis）於一八九〇年出版的《另一半人是如何生活的》（*How the Other Half Lives*）而在上城人士中聞名的貧民區街道。科利本人對尋找史坦的過程並未多做著墨，因此很難想像究竟是充滿喜感，還是充滿戲劇性。或許兩者都有吧！他花了好幾週仔細搜尋住宅區，不停上下樓梯、敲門、比手畫腳說明來意。最終，不可思議的事發生了，在一個二樓走道，一扇門應聲而開，科利發現，他正與自己要找的那個人面對面。

科利在醫學文獻發表的報告中所提供的照片顯示，史坦是個高䠷瘦削的男子，有著舊約隱士固有的嚴肅感。他有著一頭黑髮，齊額的高瀏海看起來就像小孩子用安全剪刀剪出來的。高聳而發光的顴骨夾著一抹被修整成方形的山羊鬍，感覺上留了很多年，柔順地從鼻子下方延伸出去，像個黑窗簾，一直覆蓋到衣領，看不到嘴巴。他後面的頭髮留得很長，但只能遮蓋住一部分因為疾病、手術和感染所留下來的傷疤。

科利或許覺得十分驚訝，但他並沒有明言。真正令人驚訝的是，史坦不僅活著，而且顯然非常健康。經過一些最初的尷尬，以及德、英語夾雜的滑稽交談後，這位年輕醫生說服史坦跟他回紐約醫院，讓原本的主治醫生布爾進行檢查。布爾確認這就是他在一八八五年寫下癌症末期預後且出院的佛瑞德・史坦。

有某種東西改變了史坦的癌症以及他的命運。而在史坦失敗的癌症手術與不可思議的癌症緩解之間，唯一可以觀察到的東西，就是細菌感染。假如感染以某種方式治癒了「確診的肉瘤」，科利後來寫道：「……**看起來我們可以合理假設，如果丹毒可以用人工方式製造出來，那麼在類似病例中，就可以採取同樣的良性舉措。**」[16]

而科利迫不及待想成為人工製造出丹毒的那個人。

## 製造丹毒的人

科利的觀察是非常敏銳且重要的，然而並非獨一無二。幾千年來，醫生一直持續記錄著包括癌症等疾病的自然緩解案例。他們觀察到，許多病人的痊癒巧合地發生在不同的新疾病進入身體系統後，甚至是在起反應之後，其中也包括了丹毒。在科利對史坦的感染進行觀察的年代，這些概念已經成為傳說中的醫學假設裡經常出現的特徵。就在兩年前，俄國醫師兼劇作家契訶夫（Anton Pavlovich Chekhov）就為了這種明顯的知名現象，寫過一封信給朋友。

契訶夫在一八九〇年從莫斯科寫給同事阿列克謝・蘇沃林（Alexei Suvorin）的一封信，是這樣開頭的：「癌細胞不是微生物，而是長錯地方的組織，像一株有害的雜草，扼殺周遭的組織……很久以前，就有人觀察到，丹毒的發展會暫時抑制惡性腫瘤的增長。」[17]

兩百多年前，德國醫生弗里德瑞克・霍夫曼（Friedrich Hoffmann）在一六七五年發表的醫學論文《所有的一切》（*Opera Omnia*）中提到，爆發的聖安東尼之火驅除了病人身上原有的其他疾病，就像一把火將疾病森林燃燒殆盡。法國醫生阿赫森－伊波利提・沃提耶（Arsène-Hippolyte Vautier）和史坦尼斯拉斯・譚修（S. L. Tanchou）聲稱，他們用感染的方法治癒了數百名乳癌患者。他們所採用的方法，是在乳癌患者的傷口上，包覆之前遭受細菌感染的患者用過的髒繃帶來引發感染。而所預期的感染徵兆，就是「值得讚賞的膿」[18]從傷口像體液一樣流出來。

在整個醫療史中，都可以找到這樣特別的故事。[19]幾百年來，這些故事就只是故事，是吸引人的奇聞軼事，但科學上無法解釋。儘管如此，這些故事仍足以引發偶爾的猜測與實驗。結果通常變成在道德上很危險的瘋狂科學家版本的免疫療法——毫無章法、沒有責任制，也缺乏後續處理的人體實驗。大部分實驗的對象都是貧窮的婦女，她們或許是感染壞疽（gangrene）的乳癌患者，或者是子宮皮下組織充滿梅毒的子宮癌患者。（後者是由一位比利時醫生在一八五一年所進行的實驗，並且未經證實的說法是，這些接受實驗的妓女其實不確定是否真的患有子宮癌。）[20]

在一八九〇年代，這些醫學上對於癌症自然緩解的反覆觀察，重新吸引了國際科學界的興趣。[21]事實上，在科利制定計畫來刻意複製史坦意外感染丹毒的那一刻，德國醫生佛德瑞克．費里森（Friedrich Fehleisen）便已經著手這樣做。找到史坦不到一個月，科利也從一份國外醫學期刊裡發現費里森的數據。費里森已確認造成丹毒的特定細菌菌株，並對五名患者注射這種細菌。他對這種可能性充滿興奮之情。科利讀到這項資料，更加確信就是這種術後的細菌感染，讓史坦擺脫了末期癌症。（他顯然尚未得知後續的消息——費里森實驗的代價，不僅犧牲了幾位病患的生命，也包括他的醫學生涯。[22]）唯一能證明這種想法的方式，就是在另一位自願嘗試的絕望病患身上，重現類似的效果。他的確找到了適合的人選，我們只知道他是被稱為「佐拉先生」（Mr. Zola）的義大利移民。

## 佐拉先生的實驗

當佐拉先生從移民船踏上紐約碼頭時，明顯的嗎啡成癮是他所面臨的最小問題；毫無疑問，這是他唯一能獲得舒緩的方式。在一八九一年三月，佐拉為了脖子上復發的肉瘤到科利的醫院就診。這顆肉瘤之前已經由他故鄉羅馬的一位外科醫生動手術切除，[23]然而癌細胞很快又長回來，並且擴散；如今，佐拉的喉嚨裡，還有另一顆「雞蛋大小」的腫瘤，讓他無法說話、進食，甚至吞嚥。他會猛烈地乾咳（意味著同樣的癌細胞很可能已經轉移到肺部），因此他別無選擇，只能來紐約醫院的慈善病房，由布爾進行手術。

布爾切除了一個頸部腫瘤，「大約是柳丁大小」[24]，然而，他無法在不致命的情況下，清除所有腫瘤。布爾認為佐拉是個藥石罔效的案例；科利估計佐拉最多只剩下幾週可活。顯然，佐拉也相信是這樣。否則在任何其他情況下，很難想像他會願意讓自己被致命的細菌感染。

丹毒不是任何人會想刻意培養的疾病。在病房緊鄰、通風不良及寢具匱乏的貧民病房中，丹毒最容易繁殖。雖然布爾和佐拉都同意這項實驗，但院方認為風險實在太大。佐拉不得不在家中接受感染。[25]

科利並非一絲不苟的實驗數據收集者，卻是個訓練有素的醫者、天才外科醫生，也是敏銳的觀察者。他很執著，也很幸運。任何藥物的現代臨床試驗都有一個標準化程序，來確保這些實驗可以重現，並且可以將因果關係聯繫起來。然而科利基本上是即興發揮。他的實驗不像臨床試驗，比較像是用直覺的生物機制來硬幹蠻幹。他想要治癒佐拉的癌症，而不是寫篇論文。論文是之後的事情。

因此，在佐拉身上做細菌試驗的過程中，科利在兩種來源與種類都相異的菌株之間切換，並且運用兩種不同的方式施行。最初，他在病人身上製造幾個小切口，然後把他在明膠上培養的細菌直接塗在切口上。然而，他很快就發現這個方法不合適，因此放棄這個做法。隨後，他用牛肉高湯培養了其他的細菌樣本，並在切口之外的地方，將半克到兩克不等的細菌樣本注射到體內。然而佐拉的反應只有輕微發燒、脈搏加快和稍微發冷，一點都不像史坦所忍受過的聖安東尼之火那些恐怖的症狀。

最終，科利認為，問題可能出在他培養出來的特定菌株的毒性上，於是他請哥倫比亞大學醫學院（Columbia University's College of Physicians and Surgeons）的兩位同事幫他混合出更強力的細菌。這次他加大劑量，直接注射在佐拉尚未癒合的頸部傷口及皮膚上的好幾個地方。幾個小時內，佐拉的身體出現局部發紅的症狀。[26]由於腫瘤阻塞了佐拉的喉嚨，他無法說話，但開始抽搐，並抱住疼痛不已的頭。接著出現的發冷和嘔吐症狀說明了一切，然而佐拉的體溫僅到達華氏一百零一度（約攝氏三八．三度），只比科利採用第一批細菌時高出了華氏〇．五度（約攝氏〇．二八度）。

儘管如此，科利仍然相信這種治療方法有效，並持續努力不懈地在病人身上施行。經過一個月的持續注射，佐拉頸部和喉嚨裡的腫瘤看起來「變小」了；有時是「略為變小」。[27]這是好現象，但並非他從史坦身上看到的自然緩解。不過科利沒有因此卻步，反而決定更加努力，使用更強的毒素。

## 柯霍實驗室的禮物

在一八九一年的夏天，科利決定放棄短暫的假期，留在城裡為他的病人注射細菌毒素。與此同時，他醫院的同事伐夸爾．佛格森（Farquhar Ferguson）將會在假期中享受一次小型壯遊，體驗歐洲大陸的各種文化。科利請佛格森幫他帶回一樣紀念品；他想要一些從柏林來的新鮮致命感染源。

正如黛博拉．揚．比貝爾（Debra Jan Bibel）在一九八八年所出版的詳盡著作《免疫學的里程碑：一段歷史探索》（*Milestones in Immunology: A Historical Exploration*）所指出的，我們對於世界的看法，常常是由我們檢視它的鏡頭所塑造出來的。在十九世紀末，生物學觀點是由嶄新且強大的顯微鏡鏡頭，以及被創新科技突然變得可見的驚人細菌世界所定義的。

突然間，導致疾病、感染及製作啤酒的因素，被發現是種生物。人們相信，不同種類的細菌會產生不同類型的毒素；身體的治癒反應，是由於某種抗毒素（後來稱為**抗體**）與毒素互相抵銷的緣故。[28][1]

在這個細菌時代，羅伯特·柯霍（Robert Koch）是個家喻戶曉的名字。柯霍是個致命毒素的收集者，最著名的，是在他柏林實驗室分離出導致炭疽病（anthrax）的致命細菌。如果要找人提供致命的丹毒給科利，柯霍絕對是最佳人選。

佛格森在十月初回到紐約，從柯霍的實驗室帶回旅行中所獲得的不尋常紀念品，仔細包裝在小玻璃瓶裡。柯霍沒有令人失望，他的丹毒樣本是在佛格森來訪前幾天才從屍體中收集而來的。這是個好東西，強大又新鮮。科利沒浪費任何時間。十月八日，他回到佐拉下城東部的房間，將五克從德國來的新細菌毒素裝滿注射器，直接注射到佐拉脖子上的腫瘤裡。

這無疑是樣好東西。佐拉的體溫開始攀升；一小時內，就到達華氏一百零五度（約攝氏四十·五度）。與此同時，細菌感染讓佐拉注射部位的皮膚顏色變深了，然後就像火燃燒紙張一樣，迅速蔓延到他的上肢。

佐拉正在挑戰人體的忍耐極限，然而就在他發燒的第二天，這個汗流浹背、顫抖不止的病人，

1 詳情請見〈附錄三〉。

終於產生科利一直希望看到的結果：佐拉的腫瘤看起來似乎正在「瓦解中」。很快的，腫瘤就像恐怖版的冰淇淋甜筒融化在他的脖子上。科利寫道：「瓦解的腫瘤組織持續排出，直到攻擊結束。」兩週後，科利報告說：「頸部的腫瘤已經消失。」

佐拉扁桃腺上的腫瘤還是在那裡，但縮小到讓他能再度進食，而病人「很快長出了肉，力氣也逐漸恢復」。很快地，佐拉感覺好多了，可以下床，也可以回去工作。柯利在他對這位病人最後的紀錄中指出，包括「他在接種之前曾根深柢固的嗎啡癮」也回來了。

兩年後，科利對佐拉進行檢查，五年後又再度做了一次，發現他的健康情況一直很良好。（不久後，他回到家鄉義大利，然後就在他接受注射治療的八年半後命喪家鄉，死因不明。）科利在佐拉身上所見證的，並非典型的反應；事實上，那種特定細菌「毒素」之所以會成功，從來都沒有得到充分解釋。[29]然而一定有什麼事情發生了，而且絕對不是魔法。

對於細菌感染後所謂癌症自然緩解的觀察，無法用專精於複雜、微小且毫無頭緒的免疫生物學來進行科學上的理解；而這兩者之間的差距，成為了百年來癌症免疫療法研究者的致命傷。在這個領域裡，實驗和觀察一次又一次遙遙領先，但對於免疫系統或癌症難以想像的複雜性，甚至沒有一絲絲的理解。因此，癌症免疫療法保留了一定的自然主義氛圍，成為兼具科學與故事的領域——只對某些人有效的療法所得到的觀察、難以複製的結果、在老鼠或培養皿中起作用但對人類無效的免疫反應，就科學上來說，這一切都算是神祕事件。正如史蒂芬·霍爾（Stephen S. Hall）在一九九七年的免疫學傑作《血液中的騷動》（*A Commotion in the Blood*）中所說的：「傳聞軼事的殺傷力，以及免疫療法介入利弊的爭議，已經正式展開。」[30]

## 分離出細菌的活性成分

佐拉的案例是一次性的，難以標準化，因此不確定是否有資格成為一項適當執行的科學研究，也不確定是否能證明什麼。於是科利試圖重現他的成功，在一個又一個病人身上，試驗了一個又一個方法。為了進行致命細菌的研究，他先後搬到了上城區一〇六街與中央公園西街，以及紐約癌症醫院空氣流通的歌德式塔樓上[31]（後來被重新命名為將軍紀念醫院〔General Memorial Hospital〕，也就是現在人們所熟知的史隆凱特琳紀念癌症中心〔Memorial Sloan Kettering Cancer Center, MSKCC〕）。

科利試過直接注射法，也試過將細菌揉進傷口，還試過割破刺傷技術、各種細菌組合和重複感染。在努力不懈的三年時光裡，柯利對十二名患有不同癌症的病人進行重複接種，但失敗的例子卻多於成功。[32]他在四名病患身上觸發預期中的發燒反應[33]，而另外四名病患（包括佐拉）的腫瘤也出現正面反應。所有出現反應的病人都是肉瘤患者。有四名病患去世，其中兩人是因為柯利引起的細菌感染而死亡的。科利無法預期誰會對細菌毒素產生反應，也不知道應該給多少劑量，甚至不知道這樣的治療會對誰有益，又會不小心把誰給弄死。這種狀況不僅使人無法忍受，更不用說箇中的危險和不道德。這不僅危及科利本身的行醫生涯，同時也將他的病人置身險境。[34]

用活菌來讓病人感染，風險實在太大了，但科利所追尋的，反正也不是整個活的微生物，他相信摧毀腫瘤的，只是其中的「有毒物質」。於是科利開始制定「分離和使用細菌的活性成分」的計畫。[35]

這個想法，是基於當代生物學家以血清為中心的觀點，以及用死亡或非活性細菌來接種的疫苗基本概念而發想出來的。那年夏天，科利在實驗室培養出一種特別致命的細菌菌株。他將活細菌加熱殺死[36]，然後透過陶瓷過濾器除去高湯中的細菌屍體。從過濾器另一頭流出的寶石紅汁液，應該純粹是細菌中的「毒性物質」。這應該就是他所要找的東西。科利為一群全新的肉瘤末期病人注射這種新溶液。這種血清蛋白具有一些預期效果——輕微發燒、紅疹和發冷，但還是不夠。

現在科利陷入了困境。他需要在過多與過少之間，找到毒素的最佳分量。他又一次交了好運。就在他提出這個問題時，一份法國醫學期刊恰好刊登了一項最新研究，提供了確切的答案。[37]

## 加入靈桿菌，發明科利毒素

該項研究顯示，科利使用的丹毒細菌，在與另一種稱為靈桿菌（Bacillus prodigiosus）的細菌菌株放在同一個培養箱裡一起培養時，會產生更強大的毒素，變得更為致命。[38]科利希望這份配方最終能讓他找到一種在致命與無效之間的妥協。而實際上，他的確在偶然間發現能產生協同作用的完美細菌組合。

靈桿菌正如其名，確實是一種非常驚人靈活的小桿菌，其所產生的毒素對人體免疫系統具有獨特的影響（在今日被重新評估為癌症治療的方法，有些正在進行臨床試驗中）[39]。現在，科利需要找到受試者，來測試這種新細菌組合的強效毒素。

終於，科利在一八九三年找到了機會。十六歲男孩約翰．費根（John Ficken）的腹部長了一顆圓茄大小的肉瘤，看起來就像懷孕。跟科利大部分的受試者一樣，費根已經沒什麼可失去了。

巨大腫瘤侵入他的腹腔內壁、骨盆與膀胱；活體切片顯示是惡性的。

科利對費根的治療是循序漸進的，一開始只用低劑量的新毒素。費根沒有起反應，於是他漸漸加大劑量，從半毫升開始，每隔幾天就增加一點。終於，男孩出現科利使用先前的毒素，也就是聖安東尼之火（丹毒）的經典反應。

治療從一月二十四日開始，持續了約十週。當科利在五月十三日停止注射時，腫瘤體積已經縮小了八〇%。一個月後，肉眼已經看不見腫瘤，但觸診仍可以感覺到。幾週後，科利把男孩送回家。費根感覺很好，看起來也很正常，雖然除去了腫瘤，但體重卻增加了。

最終，費根還是去世了——在中央車站外的地鐵車廂中，死於心臟病發，得年四十七歲。科利的細菌混合物，也就是後來獲得專利的科利毒素（Coley's Toxins），治癒了費根的癌症，至少額外給了他三十一年的壽命。

## 發表成果

科利在一般醫學期刊上發表他的成果，但或許是因為他太興奮，也可能是迫不及待，他在一八九五年把自己的肉瘤治療方法寫成一本冊子，並且帶去東十二街的特羅印刷製本公司（Trow Directory, Printing and Bookbinding Company）印製。這本冊子的內容部分是醫學學術期刊，部分是見證，大小和宗教小冊子或博物館指南的尺寸相同。（這種尺寸至今仍是一些簡易醫療指南的非正式標準大小，因為剛好可以放進住院醫師的白袍口袋。）

「我意識到，治療無法手術的腫瘤是個非常老套的主題，」科利在書的開頭寫道：「但考慮到從這種疾病初次為人所知至今，這個領域幾乎沒有任何進展，因此我很確定，如果我能證明有所進展，即便只是一小步，我也毋須感到抱歉。」[40]

事實上，科利很肯定他不只是前進一小步，而是邁出了一大步。

科利寫道：「在過去三年裡，我用毒素治療過三十五個無法手術的腫瘤案例，並在一八九四年五月三十一日於華盛頓舉行的美國外科協會最後一次會議上，報告了這些詳細結果，不過在這裡僅將簡單提及。」就這點上，他分享了自己在家釀製毒素的獨門配方。

這項配方需要用到一磅（約四百五十克）瘦肉，切碎後在一千毫升的水中放置隔夜。第二天早上，將肉取出，剩下的部分就是肉汁清湯的基礎。將這些肉汁用布過濾後煮沸，煮沸後再過濾，然後加入鹽和蛋白腖（peptone，是一種部分消化的蛋白質，用酶分解成較短的氨基酸，因此可以被簡單的細菌消化；基本上，就是微生物的食物）來調味。之後再一次用濾漿布過濾，並再次煮沸，就會得到清澈的燉肉清湯。最後，加入致命細菌，就能用在人類身上。

## 大翻轉

在科利的一生中，至少用過十五種版本的科利毒素。（派德藥廠〔Parke Davis〕製造了被廣為使用的商業版本；梅奧醫院〔Mayo Clinic〕為他們的病人製作了另一個版本，並在其他人放棄這個領域後仍繼續使用。）科利確實透過刻意的免疫療法，發明一種時靈時不靈的有效癌症治療方式，但當時他並沒有意識到這點。[41]假如科利獲得的結果，能引起對此現象更進一步的系統性調查，並推動其背後的科學基礎，他的成就本來可以成為一項醫療突破。然而，情況正好相反；

科利的結果比所有能解釋這些現象的科學領先了一個世紀，因此被很多人解釋為誇大不實的療效。

對於產生作用的起因，科利自有一套理論。然而他對於免疫系統、癌症的性質、基因、突變、抗原，或任何可以把他的觀察與實驗科學聯繫在一起的生物學知識，都沒有真正的了解。在當時，免疫細胞如何辨識疾病的機制，甚至連免疫細胞本身，都尚未被發現。儘管如此，在接下來的四十年裡，科利仍然繼續使用他的毒素治療數百名患者。

近期對這些治療效果的科學評估有所改變。其中一個是由科利的女兒進行的，她回顧超過一千份科利的病患紀錄，並報告了約五百個緩解案例；而一九六〇年代的一項對照研究，顯示九十三名病患中，有二十人出現類似佐拉的結果。42這些數字的變化很大，而且大部分採用的方法都值得懷疑，然而在閱讀所有學術分析並回顧近期的實驗後，重點始終都一樣：科利絕非庸醫。

科利成功的關鍵，似乎是他能小心謹慎地調節患者的發燒狀態，這是個勞神費力的過程，也必須針對每個人的狀況調整。這項因素，以及其他醫生可以使用的確切毒素配方和強度有著非常大的變化，使得科利的結果難以被複製。然而，這並沒有改變大家普遍的共識，那就是在科利的手中，他的毒素有時會起作用，有時還成效卓著。43而會有效的原因，現在被認為是這些毒素以某種方式觸發了免疫反應，或者重新啓動了之前被阻斷的免疫反應。

然而以藥物而言，科利毒素的壽命無法長久。44派德藥廠於一九五二年停止生產科利毒素。到了一九六三年，美國食品藥物管理局不再承認科利毒素是種被認可的癌症療法。45真正對科利免疫療法的前景造成致命打擊的，則是在兩年後，美國癌症協會把這些液體列入「未經證實的癌症治療方法」名單；他們也稱之為「庸醫名單」。

十年後，美國癌症協會改變心意，將科利毒素從這個不名譽的名單上刪除，但傷害已經造成。[46]撤銷所得到的關注，比原本受辱時要少得多。如果有人還記得科利的名字，多半會聯想到煤氣燈時代的專利藥物和放射線漱口水這些號稱醫療奇蹟的荒唐事物。他曾提供的任何關於免疫系統和癌症之間可能相互作用的微小希望，現在看起來都像是妄想或詐欺。

想法可以像病毒一樣強大，如燎原之火一樣散布開來，也可以如燭火一般被輕易扼殺。只需要一個世代的時間，就能讓一個想法被徹底遺忘。一整個世代的研究者、科學家和醫生所得到的訓練，完全沒提及科利或那些雖然成功但仍然神祕的案例，來說明誘導免疫系統與癌症相互作用及預防癌症的可能性。三十年來，科利和他的療法幾乎不為腫瘤學家所知，正如霍爾筆下所述，那些人「將它們與奇蹟抗癌的假藥克力生物素（Krebiozen）、苦杏仁、槲寄生及超自然療癒盒（orgone box）等惹人非議的療法混為一談」。[47]優秀的腫瘤學家會留意更加現代化且有前途的科學療法，像是放射線治療與化療。而這些醫生訓練下一代時，也會教他們這麼做。假如你很聰明，也很有科學頭腦，又正好是八〇或九〇年代長大成人，你所受的訓練，將不會讓你相信科利那一套。

如果沒有女兒海倫．科利．諾茨（Helen Coley Nauts）不懈的努力，科利的智慧遺產很可能已經隨他一同逝去。海倫與父親共赴許多演講邀約，看著他名利雙收，也見證他身敗名裂。海倫理解父親所做的一切，也包括他沒有做過的事，憑藉著這一點，她幫忙把父親的想法傳遞給這個世代。

就在科利的事業快到盡頭時，在許多會議上，海倫眼睜睜看著父親抵擋對於他數據的質疑以及人身攻擊。最激烈的攻擊，是來自史隆凱特琳紀念癌症中心。這間科利幫忙建立的癌症中心，是他的癌症療法最先被放射線治療取代的地方。放射線治療被認為是更現代化的做法，具有更能夠量化的科學結果。雖然放射線治療需要的「鐳」是地球上最稀少的資源之一，不過該院當時的主要贊助人正是提供院方所需資源的礦業經營者，加上深具個人魅力與極富權威的院長詹姆斯．尤英（Dr. James Ewing），都正好是醫院所需要的。根據報導，紀念中心收藏的八克鐳中，包括居禮夫人原本提供的部分，也代表了地球上已知最多的鐳。

尤英和科利攜手將紀念醫院變成世界第一的癌症研究中心。[48]如今，尤英是科利的老闆，也成為他的頭號批評者。他公開譴責科利毒素是詐欺，只是種銷售伎倆。很快的，每個因為骨科問題來到紀念醫院的病患，都會得到尤英專屬的全劑量放射線治療。結果當然是一場災難：死亡率為百分之百。

為了評估科利毒素對抗像肉瘤一類的骨癌有多少效果，科利要求對他的毒素（也就是之後被視為疫苗的藥物）進行為期五年的試驗。科利宣稱沒有統計數據能證明他的治療有效，但放射線治療和截肢手術的倡議者也沒有。不過科利擁有治療後的倖存者；而放射線治療的倡議者卻沒有。

科利從來沒機會獲得五年試驗的機會；他在提出要求後的一年內去世了。然而他的女兒從來都沒忘記過這件事。一九三八年，她來到家族位於康乃狄克州夏隆郡（Sharon）的鄉村莊園，在土地邊界的穀倉裡，發現了父親所有的文件，大約有一萬五千份。科利並非沒有數據，只是沒把資料整理出來。

海倫孜孜不倦地工作（部分資金來自尼爾森．洛克菲勒〔Nelson Rockefeller〕的小額贊助，他是科利的資助者，也是貝西的靈魂伴侶小約翰．洛克菲勒的兒子與繼承人），將他父親的觀察紀錄、信件和筆記整理成更有條理、更具學術性的東西。海倫雖然只有高中教育程度，但在終生獲得大師級醫生的指導和數千小時的仔細研究下，她開始去說服任何可能願意了解的人，她父親「對惡性疾病使用細菌製品」的方法，至少值得更嚴謹的調查。

## 天然化療

科利相信，他使用的細菌中的「毒素」，是對抗癌症的毒藥，是一種**天然化療**。在一九四〇年代尤英去世後，紀念醫院已經從「鐳醫院」轉變成使用化學毒藥（也就是化療）作為消滅癌症的主要療法。海倫希望能與醫院的新醫學主任、知名醫師柯奈勒斯．羅德（Dr. Cornelius Rhouds）一起繼續她父親的工作。在第二次世界大戰期間，羅德曾擔任美軍戰時化學部門的研究負責人，這個團隊發現芥子氣具有作為抗癌化療藥物的潛力。羅德成為化療最大的推動者，協助開創了一種癌症治療方式，之後成為常態。然而，羅德對科利毒素也不感興趣。

海倫並沒有接受過正式的醫學訓練，因此無法解釋為何她父親的藥會有效。不過她擁有父親的數據，也有個關於其背後機制的理論。

她認為，科利毒素根本就不是毒，而是興奮劑。這種藥並沒有直接對腫瘤起作用，而是以某種方式「透過對網狀內皮系統（reticulo-endothelial system）的刺激」來作用。[49]她所指的系統，就是我們現在所說的免疫系統。她所言大致正確，但羅德仍然不感興趣。[50]

最終，在一九五三年，海倫再度對她父親的前贊助人之子尼爾森．洛克菲勒提出請求。他的父親對於「義妹」貝西．達希爾的情誼，讓他在失去貝西後倍感心碎，開始了以癌症為主的慈善事業：支持科利的研究、創立洛克菲勒大學，以及贊助科利和尤英成立全美第一家癌症醫院。如今，年輕的洛克菲勒給了海倫兩千美元的捐款，她運用這筆錢，與合夥人老奧利佛・葛瑞斯（Oliver R. Grace Sr.）創辦了一個機構。海倫希望，這個機構可以讓她父親的想法長存，並資助其他進行類似研究的人。這個機構就是位於下曼哈頓的癌症研究所（Cancer Research Institute, CRI），至今仍屹立於此。

癌症研究所是第一個專門致力於推廣癌症免疫療法理念的研究機構。然而多年來，他們的電話一直都沒響過。

**【第二章註解】**

1. 在私人印製的專題著作〈創立兩個卓越的機構：貝西・達希爾的遺產〉（Creating Two Preeminent Institutions: The Legacy of Bessie Dashiell）中，詳細描述了達希爾與小約翰・洛克菲勒之間的關係，並將其聯繫到洛克菲勒之後對建立癌症研究機構、洛克菲勒大學與史隆凱特琳紀念癌症中心的支持。超薄的版本是在一九七八年由總部位於佛蒙特州的胡士托基金會（Woodstock Foundation，也是由洛克菲勒所贊助）限量發行的，癌症研究所中收藏了一本，與科利的檔案放在一起。癌症研究所出色的科學作家馬修・通托諾茲（Matthew Tontonoz，現任職於史隆凱特琳紀念癌症中心）非常慷慨地推薦了我這本書，以及本章中其他使用到的資料。

   其他資訊，來自威廉・科利個人文件中不可或缺的資訊，這些資料由他女兒海倫所收集並進行重要的增補。這些文件原本被保存在癌症研究所，不過在海倫二〇〇一年去世後，已經全數捐贈給耶魯大學圖書館（Helen Coley Nauts papers MS 1785），現今所有資料都已歸檔。這些資料包括病患檔案、書信、著作、主題文件、其他記錄了海倫與她父親職業生涯的資料，以及科利毒素的延伸資料。這些文件裝滿了一一九個盒子，共計有一一七．五呎（三五．八公尺）長。

❷ 這段臥車的細節，是從數篇期刊文章中收集而來的（例如 David B. Levine, "Gibney as Surgeon-in-Chief: The Earlier Years, 1887–1900," *HSS Journal: The Musculoskeletal Journal of Hospital for Special Surgery*, 2006, 2:95–101），還有從史蒂芬．霍爾與科利女兒海倫的個人訪談得到的可靠資料，收錄於他在一九九七年出版的免疫療法歷史著作《血液中的騷動：免疫交響曲》（*A Commotion in the Blood: Life, Death, and the Immune System*，紐約亨利．霍特〔New York: Henry Holt〕出版，繁體中文版由天下文化出版）中。這本書是非常寶貴的資源，值得特別肯定，非常推薦一讀。霍爾先生還非常慷慨地轉換角色，接受我簡短的採訪，我對此表達由衷的感謝。

❸ 紐約醫院是美國歷史第三悠久的醫院，由英國國王喬治三世（King George III）於一七七一年的皇家特許所建立，旨在「接受需要醫療、手術管理與具有精神疾病的病患」。科利在此實習時，原來位於百老匯的建築（在現今窩夫街〔Worth Street〕與杜安街〔Duane Street〕之間）已經不敷使用，搬遷到在第五大道與第六大道以及西十五與十六街之間的新建築中。

還有許多令人著迷的細節，可以於一位醫生在紐約醫院校友會議之前的演講內容中領略：〈古老的紐約醫院：由 D. B. 聖約翰．盧沙醫生回顧的有趣歷史。醫生幫派事件。國慶日慶祝的後果。四十年前後的手術今昔對比。〉（OLD NEW YORK HOSPITAL; Its Interesting History Retraced by Dr. D.B. St. John Roosa. Episode Of The Doctors Mob. The Aftermath of a Fourth of July Celebration. Forty Years Ago—Surgery Then and Now），刊登於一九〇〇年二月十一日的《紐約時報》。

❹ 科利很晚才下定決心要學醫，是在他決定不研讀法律、並花了兩年時間在奧勒岡州擔任古典學教師後才做的決定。因為擁有在康乃狄克州南部鄉村地區跟著做醫生的叔叔騎馬出診的經驗，他進入哈佛醫學院三年制學程時，直接從第二年開始讀。他很幸運，在第一年實習時就獲得了紐約醫院的暑期實習職位，取代一位缺勤的醫生。對人類疾病的直接觀察，使得這位五呎八吋（約一百七十三公分）的年輕人在求職時出類拔萃，而當他以實習醫生的身分返回紐約醫院時，獲得全國最著名且最具影響力的兩位外科醫生——羅伯特．魏爾（Robert F. Weir）與威廉．布爾的指導。之後他還待過骨科傷殘醫院（Hospital for the Ruptured and Crippled），也就是現在的特殊外科醫院（Hospital for Special Surgery）。

❺ 由於李斯特與其他人的改進，外科技術得以在減少感染可能性的狀態下施行，解決了幾千年來手術過程中的困擾。

❻ 進行檢查的日期為一八九〇年十月一日。

7 魯道夫・魏修（Rudolf Virchow）特別提出在顯微鏡下檢查的癌症病理學，使其能更有系統性地診斷。

8 達希爾案例的詳情可見 William B. Coley, "Contribution to the Knowledge of Sarcoma," *Annals of Surgery*, 1891, 14:199–220。

9 現代外科始於十九世紀末，最初經常由受過訓練的理髮師代為執行手術，稱為「醫療理髮師」（barber surgeon）。

10 W. B. Coley, "The Treatment of Malignant Tumors by Repeated Inoculations of Erysipelas: With a Report of Ten Original Cases," *American Journal of the Medical Sciences*, 1893, 105:487–511.

11 從科利的文集中，我們了解到史坦的肉瘤是在一八八〇年首先以小斑點的形式出現在他的臉頰上，隔年就長成了需要手術的腫塊。手術後，腫塊很快又長出來了，因此隔年又動了一次切除手術。當史坦在兩年後進入紐約醫院時，腫塊又長回來了，報告中說這次它看起來像一小串葡萄。這就是布爾醫生在一八八四年進行兩次手術的腫塊，因此造成化膿的傷口，這種傷口無法與皮膚移植物接合，最終導致感染。Coley, "The Treatment of Malignant Tumors by Repeated Inoculations of Erysipelas"; William B. Coley, "A Preliminary Note on the Treatment of Inoperable Sarcoma by the Toxic Products of Erysipelas," *Post-Graduate*, 1893, 8:278–286; W. B. Coley, "The Treatment of Inoperable Sarcoma by Bacterial Toxins (The Mixed Toxins of the Streptococcus of Erysipelas and the Bacillus Prodigiosus)," *Practitioner*, 1909, 83:589–613；癌症研究所的檔案，以及其他資料。

12 德國的外科醫生佛德瑞克・費里森建立了細菌與感染之間的關聯性，並首次描述了細菌在顯微鏡下的樣貌。佛德瑞克・費里森，《丹毒致病的原因》（*Die Aetiologie des Erysipels*，一八八三年由柏林提奧多爾・費雪〔Berlin: Theodor Fischer〕出版）。

13 數十年後抗體才被發現，在此之前，並沒有方法可以治療這種感染。

14 被稱為聖安東尼之火的，不僅僅是丹毒，還有其他幾種疾病，包括麥角中毒症（ergotism）和帶狀皰疹（herpes zoster, shingles）。這個名稱來自於基督教的聖者聖安東尼，因為這些飽受折磨的病人會向祂呼求治癒。大約在西元一一〇〇年左右，羅馬天主教的聖安東尼會（Order of St. Anthony）在法國成立，以照顧那些生病的人。

15 同年，有兩位來自不同地方的科學家，一位是瑞典人，一位是美國地質學家，都各自提出增加人類二氧化碳排放量可能會導致全球暖化。

16 由作者所加的特別強調。這份一九〇九年的參考資料，以及其他幾份資料，都是從耶魯大學圖書館的科利文件而來。

17 安東・帕夫洛維奇・契訶夫，《契訶夫寫給親友的書信集，附生平傳略》（*Letters of Anton Chekhov to His Family and Friends, with Biographical Sketch*），康斯坦絲・加奈特（Constance Garnett）譯，一九二〇年由紐約麥克米倫（New York: Macmillan）出版。

18 「值得讚賞的膿」（laudable pus）是十九世紀醫生所使用的術語，用來描述手術或截肢後傷口中形成的膿液，當時認為是有益於復原的徵兆。當然，實際上這是大量細菌感染的現象，通常是致命的。（資料來源：麥克・瓦荷拉〔Michael J. Varhola〕所著《美國內戰期間的日常生活》〔*Everyday Life During The Civil War*〕，一八三頁）

19 特別是跟著發燒、感染，或兩者皆有。A. Deidier, *Dissertation Médicinal et Chirurgical sur les Tumeurs* (Paris, 1725); U. Hobohm, "Fever and Cancer in Perspective," *Cancer Immunology, Immunotherapy*, 2001, 50:391–396; W. Busch, "Aus der Sitzung der Medicinischen Section vom 13 November 1867," *Berliner Klinische Wochenschrift*, 1868, 5:137; P. Bruns, "Die Heilwirkung des Erysipelas auf Geschwülste," *Beiträge zur Klinische Chirurgie*, 1888, 3:443–446.

20 亞瑟・席維斯坦（Arthur M. Silverstein），《免疫學史》（*A History of Immunology*），第二版，二〇〇九年由波士頓學術出版社／愛思唯爾（Boston: Academic Press/Elsevier）出版。

21 William Boyd, "The Meaning of Spontaneous Regression," *Journal of the Canadian Association of Radiologists*, 1957, 8:63; H. C. Nauts, "The Beneficial Effects of Bacterial Infections in Host Resistance to Cancer: End Results in 449 Cases," Monograph 8 (New York: Cancer Research Institute, 1990).

22 Ilana Löwy, "Experimental Systems and Clinical Practices: Tumor Immunology and Cancer Immunotherapy, 1895–1980," *Journal of the History of Biology*, 1994, 27:403–435.

在一八六八年進行的一項類似的實驗中，德國科學家威廉・鮑胥（Wilhelm Busch）故意用釀膿鏈球菌讓一名肉瘤患者感染了丹毒。在手術後，他把患者安排在醫院裡惡名昭彰的病床上，在這張床上的每位病人都受到感染。這個案例也不例外。不過，正如鮑胥報告所述，感染的結果讓病人的腫瘤縮小了。九天後，病患死亡了，並沒有具體說明死因是否為感染，但病患的死亡並不影響鮑胥的主要觀點：當其他方法都無效後，誘發感染似乎對治療癌症有效果。假如能夠對感染進行控制，或許就能創造出一種治癒癌症的療法。

23 Coley, "The Treatment of Malignant Tumors by Repeated Inoculations of Erysipelas"; W. B. Coley, "The Treatment of Inoperable Sarcoma by Bacterial Toxins," *Proceedings of the Royal Society of Medicine*, 1910, 3(Surg Sect):1–48.

㉔ 來自於癌症研究所檔案中科利文件集裡的佐拉案例筆記。

㉕ 佐拉住在曼哈頓下城東部，他的親姪女冒著生命危險擔任他的護士。結果勞心勞力之下，也感染了丹毒。

㉖ William B. Coley, "Further Observations upon the Treatment of Malignant Tumors with the Toxins of Erysipelas and Bacillus Prodigiosus, with a Report of 160 Cases," *Johns Hopkins Hospital Bulletin*, 1896, 7:157–162.

㉗ S. A. Hoption Cann, J. P. van Netten, and C. van Netten, "Dr. William Coley and Tumour Regression: A Place in History or in the Future," *Postgraduate Medical Journal*, 2003, 79:672–680; Coley, "The Treatment of Malignant Tumors by Repeated Inoculations of Erysipelas."

可能是科利不慍不火的語言掩蓋了多重的科學罪惡，包含無法重現佛瑞德．史坦所經歷的緩解，也就是科利在史坦的手寫醫學報告中所看到如軼事般的簡短描述。科利認為問題出在他所選擇的實驗對象——這些患者的肉瘤病情過於嚴重；否則，他寫道：「尋找永久性的治療方法，其實也不算奢望。」對於科學家而言，這是種含糊不清的主觀語言。這代表科利並不十分確定他看到預期中的結果。

儘管科利有許多洞見，但他還是犯了醫學上最根本和主要的罪：把自尊置於證據之前。然而他的確有所發現，而且他也明白這點，很快他就會證明，在方向確立後，他願意專心致力於這項研究。

或許這是自尊的抗衡天賦：不顧所謂的常識，繼續堅持下去。這是我在採訪研究人員時一次又一次所聽到的。跟所有領域一樣，在科學中對自己的想法過度自信是種傲慢；然而擁有自信卻是追求真理的關鍵，即使數據導向不被大眾所接受或引起爭議的結論，至少也要在邏輯和經驗主義上保持信念。

真正的突破，來自於那些在實驗早期能堅持下去，遇到挫折也不屈不撓的人。他們具有勇氣和信念。然而，最終他們還是必須做好科學工作，進行非主觀的觀察，並提供良好的數據。科利並沒有做到這點，不過他最初的觀察結果仍是非常精準重要的。他看到癌症的自然緩解，認為這是科學，而非奇蹟。他頑強地進行著可能利用這種科學的實驗。

㉘ 這就是細菌學的時代，即使是那些認為自己不信這套的人，也跨過了這條看不見且完全任意的界線，顯微鏡術與只能透過顯微鏡頭才看得見的微生物兩者之間，再也分不開。對於「疾病」和細菌的興趣，讓人們認識到毒素跟病人和病原體之間的關聯性。這項研究得出這些毒素的化學成分，以及血液中的因子對於這些毒素的反應。這個領域中比較有名的人包括了路易．巴斯德、埃米爾．馮．貝林（Emil von Behring）、埃黎耶．梅契尼可夫（Élie Metchnikoff）、保羅．埃爾利希，以及羅伯特．柯霍。他們用各種衝突與互補的方式，探討細菌成為疾病的原因，催生了免疫學的領域，當

時稱為血清學（serology）。血清學研究的是血液中透過陶瓷過濾器的微孔把紅血球與白血球過濾後的液體部分。免疫反應在當時仍是黑盒子中的謎團，但已知細菌是導致某些疾病的原因，而疫苗接種是可以對抗這些細菌的方法。人們認為，這一切都發生在血液裡的無色液體之中。

29 B. Wiemann and C. O. Starnes, “Coley’s Toxins, Tumor Necrosis Factor and Cancer Research: A Historical Perspective,” *Pharmacology and Therapeutics*, 1994, 64:529–564.

30 史蒂芬．霍爾，《血液中的騷動》，五七頁。（譯註：此為英文版本中的頁數。）

31 紐約癌症醫院是在嗜抽雪茄的前總統尤利西斯．格蘭特（Ulysses S. Grant）被檢查出喉癌的新聞曝光後，由紐約市的富豪所創立的，是美國第一家癌症專科醫院，也是全世界的第二家。最初的使命，主要是在舒適與相對奢華的環境下，照顧將死的病患。因此這些病房的通風都設計成最符合現代化及醫療衛生的要求，獲得了《紐約時報》評論家的讚譽，但最終卻因為有點太過時髦而不實用。圓形房間的設計，是為了防止汙垢和細菌堆積在角落，然而卻造成隔間上的困難；而靈感來自於古老歐洲皇家莊園的歌德式法國城堡塔樓建築，很快就像它所仿效的對象一樣破舊。最終，院方遺棄了這棟建築，搬遷到更實用的場地，並計畫將它拆除；不過現在被保留下來，成為具有地標性質、俯瞰中央公園絕佳美景、價值數百萬美元的公寓。Christopher Gray, “Streetscapes/Central Park West Between 105th and 106th Streets; In the 1880’s, the Nation’s First Cancer Hospital,” *New York Times*, December 28, 2003；New York City Landmarks Preservation Commission, Andrew S. Dolkart, and Matthew A. Postal, *Guide to New York City Landmarks*, 4th ed., ed. Matthew A. Postal (New York: John Wiley & Sons, 2009)

32 一八九二年四月二十一日，科利開始為一名四十歲的男性注射。這名患者的背上有無法手術的腫瘤，這個腫瘤被診斷為肉瘤，並已經擴散到他的腹股溝了。在四週穩定持續的注射後，終於製造出了高燒，而且病人開始出現類似佐拉的反應。科利在敘述這個反應時，帶著有如自然作家第一次見證大峽谷日落的熱情：「從丹毒發作開始，腫瘤所發生的變化簡直是不可思議。在二十四小時內，它就失去了光澤和顏色，並且很明顯看得出來縮小了。第二天有數個凹陷形成，並排出壞死的腫瘤組織。幾天後，原本在接種開始時如鵝蛋般大小又非常堅硬的腹股溝腫瘤分解了，並排出大量的腫瘤組織。自丹毒發作那天算起三週後，兩個腫瘤都完全消失。」然而，科利的興奮之情並沒有持續。這名男子的腫瘤又復發，雖然他持續接受注射和手術，但最終在治療開始的三年半後，仍然不敵腹部腫瘤而離世。

33 應該用獨立的章節來談論發燒這個主題。抗生素的普及，已經從感染的蹂躪中拯救了無數的生命，並且通常用於術後環境中，諸如發燒等感染症狀通常都會被抑制。值得思考的是，這方面的免疫反應可能不僅僅是一個症狀或副作用，而是一種治療，帶有被忽視的好處。研究顯示，發燒能增加生物化學反應的速率，並讓白血球增殖、成熟和活化。根據報告，發燒也會對疼痛產生緩解作用。這段文字並不能取代對該主題更實質性的檢驗，而是對於進一步檢驗的提醒：由免疫系統所引發的這種代價高昂的代謝性生理反應，除非對生存具有一定的益處，否則不會在物種進化時保留下來。

34 在烏茲堡診所（Wurzburg clinic）使用同樣丹毒注射劑的傑出德國醫生佛德瑞克．費里森，已經放棄了這種細菌，並因病人的死亡而被迫辭去聲望很高的職位。這些資訊由奧圖．韋斯特法爾（Otto Westphal）轉述給史蒂芬．霍爾，並收錄在《血液中的騷動》裡。

35 Coley, "The Treatment of Malignant Tumors by Repeated Inoculations of Erysipelas."

36 生物學上稱為「病原性減弱」（attenuated）。

37 法國巴斯德研究所（Pasteur Institute）的羅傑醫生（H. Roger）所做的實驗，以流暢的法文所寫成的報告，使細菌都變得優雅了。H. Roger, "Contribution a l'étude expérimentale du streptocoque de l'érysipèle," *Revue de Médecine,* 1892, 12:929–956.

38 釀膿鏈球菌與黏質沙雷氏菌（Serratia marcescens）。William B. Coley, "Treatment of Inoperable Malignant Tumors with the Toxines of Erysipelas and the Bacillus Prodigiosus," *Transactions of the American Surgical Association,* 1894, 12:183–212.

39 雖然科利無法了解毒素產生治療效果背後的免疫和生化機制，但最近的實驗證明，丹毒細菌跟療效沒有任何關係。一九七〇年代，在史隆凱特琳紀念癌症中心的傳奇性免疫治療學家羅伊德．歐德以及其他人的實驗，都顯示科利所使用的另一種細菌——靈桿菌，才是產生內毒素（endotoxins）的因素。內毒素會刺激免疫系統的巨噬細胞，產生強大的免疫系統信使——細胞激素（cytokines），包括了干擾素（iterferon，縮寫為 IFN）、介白素（interleukin, IL）、腫瘤壞死因子。波伊斯．倫斯伯格（Boyce Rensberger），〈重新審視百年來的癌症治療〉（Century-Old Cancer Treatment Reexamined），《華盛頓郵報》（*Washington Post*），一九八五年九月十八日。

這些細胞激素如何與腫瘤相互作用是另一個謎，在 B. Wiemann and C. O. Starnes, "Coley's Toxins, Tumor Necrosis Factor and Cancer Research: A Historical Perspective," *Pharmacology and Therapeutics,* 1994, 64:529–564 中有提到。歐德和其他人（我們將在之後的章節裡看到）會繼續探查這些分子的奧祕，並將之用於對抗包括癌症在內的諸多疾病的試驗中。試驗證明，有些細胞激素在動物模式中，是對抗腫瘤的強大工具，而且很快地（且過早）占據了《新聞週刊》和《時代雜誌》的封面，被當成可能治癒癌症的靈丹妙藥。然而在人類身上，這些細胞激素也被發現具有強大力量，但結果卻不一致——有時能治癒，有時卻造成毒害，而且不論如何，我們對這些現象的理解都少得可憐。

這些細胞激素會在後面的章節裡詳盡介紹；有些現在正依據最新的癌症突破被重新檢驗，作為合併療法的重要一環。

40 William B. Coley, "The Treatment of Inoperable Malignant Tumors with the Toxins of Erysipelas and Bacillus Prodigosus," *Medical Record*, 1895, 47:65–70.

41 科利的工作遇到相當大的阻力，許多肉瘤界與一般醫學界的領導者都不遺餘力詆毀他的工作，甚至暗示他所得到的緩解是因為他誤診所致，其實他的病患從未得過癌症。一如既往，中傷的話語比撤回的聲明更容易被清楚聽見。一九三四年，之前宣稱科利畢生致力工作無效的《美國醫學學會期刊》（*Journal of the American Medical Association*）編輯委員會改變了主意：

> 看起來毫無疑問，丹毒和靈桿菌的混合毒素有時可能在預防或抑止惡性腫瘤復發或轉移上，扮演重要角色；偶爾這些毒素也能治癒藥石罔效且無法手術的腫瘤；……基於以上原因，本委員會在「新療法與非正式療法」中保留科利丹毒菌與靈桿菌毒素，以促進此種藥物的進一步研究。

節錄自"Council on Pharmacy and Chemistry: Erysipelas and Prodigiosus Toxins (Coley)," editorial, Journal of the American Medical Association, 1934, 103:1067–1069.

42 B. J. Johnston and E. T. Novales, "Clinical Effect of Coley's Toxin. II. A Seven-Year Study," *Cancer Chemotherapy Reports*, 1962, 21:43–68.

43 一九九二年，英國《自然》期刊發表了一份由分子免疫學家查理．史塔恩斯（Charlie Starnes）所做的研究。該研究重新審視科利治療無法手術肉瘤癌症的數據，這些患者除了科利毒素，沒有接受其他任何治療。他發現，基本上，患者的反應率遠遠高於目前所知的其他方式來治療這類癌症所達到的效果。

科利的病患中，大約有一〇%看到了至少二十年的緩解期，很多還有更長的時間。將其他毫無希望的案例與百分之百緩解作為基線，使用毒素治療顯示出值得調查的前景。

根據大多數現代癌症研究的標準，**緩解**是指病人在治療後至少五年內都沒有疾病的證據（no evidence of disease, NED），結果則更為顯著：在科利一百五十四位肉瘤與淋巴肉瘤患者中，有七十三位（也就是四七%）在治療後的五年內都沒有疾病的證據。（Charlie O. Starnes, "Coley's Toxins in Perspective," *Nature*, 1992, 357:11–12）

基礎科學研究花了將近一百年的時間，才趕上免疫學先驅羅伊德．歐德所謂的「科利現象」——接受自然機制所產生的坦塔羅斯（Tantalus，譯註：希臘神話中的人物，因藐視眾神而被打入冥界煉獄之中。）般的煉獄，雖然缺乏證明或利用的工具，卻可能拯救千萬人的生命。

「必須用細胞與分子的角度來理解發炎這個現象，才能把科利所釋放的力量準確地用來摧毀腫瘤細胞。」歐德說。

㊹ 在《血液中的騷動》裡，史蒂芬．霍爾引用了羅許醫學院（Rush Medical College）的尼可拉斯．森（Nicholas Senn）在美國醫學學會一八九五年的年會上對同事們發表的評論：「由科利建議並施行的混和毒素療法，也就是用混和毒素來治療無法手術的肉瘤與惡性腫瘤的方法，經過羅許醫院外科部門公平客觀的試用後，至今全面失敗……雖然以後在遇到藥石罔效的病例時，我仍會姑且一試；但我相信這個方法不久就會被捨棄，成為歷來林林總總的過時療法之一，躋身於企圖治療連手術都治不好的惡性腫瘤的失敗隊伍中。」

霍爾也引用了科利一九〇九年在倫敦舉行的皇家醫學學會外科組的演講，作為二十年來對他醫學上的批評及人身攻擊的反駁：「沒有人能看到我所看到的結果，於是對這種方法失去了信心。然而，在看到這些無法手術的肉瘤末期病患從無藥可救、飽受煎熬的情況中獲得好轉的跡象，見證到他們的腫瘤一步步消失，最終看見他們重拾生命、恢復健康，就足以支持我的熱情。雖然具有這種良好反應的病患只有一些而非多數，也不會讓我放棄這個方法，反而激勵我更加努力，去尋求更精進的方法。」

㊺ Hoption Cann et al., "Dr William Coley and Tumour Regression."

㊻ 理論上，毒素本可以重新成為一種療法，然而如今被列名為「新」療法，就必須被強制走完美國食品藥物管理局所規定冗長而昂貴的臨床試驗過程，寄望於可能永遠不會通過的批准，以及不屬於專有的配方。

㊼ 霍爾，《血液中的騷動》一一六頁（譯註：此為英文版本中的頁數，繁體中文版為八七頁。）。

㊽ 正如專題著作〈創立兩個卓越的機構：貝西．達希爾的遺產〉中所述，這是洛克菲勒又一次的贊助。科利為紀念醫院所提的資助申請，跟約翰．洛克菲勒正在資助的同名且地緣鄰近的洛克菲勒研究所（Rockefeller Institute）實驗室之間存在了衝突。洛克菲勒研究所是在一九〇一年建立，由年輕的小約翰．洛克菲勒敦促他的父親，創立一個像巴斯德或科霍一樣令人印象深刻的歐洲實驗室。洛克菲勒的科學顧問並未發現科利的研究在「人體材料」上有明顯進展。他在洛克菲勒研究所的祕書傑洛米．葛林（Jerome D. Green）也認同他們應該停止對紀念醫院的贊助；於是小約翰．洛克菲勒不再贊助紀念醫院，而是開始直接開支票給科利本人。

㊾ 來自於癌症研究所科利檔案中、海倫所寫的信件，經由癌症研究所的高級科學作家馬修．通托諾茲調查而來的。

㊿ 原本有什麼事情可能會不一樣呢？假如史隆凱特琳紀念癌症中心在羅德的指導下，沒有駁回科利的申請與他女兒的信，將「全世界最大癌症醫院」的資源，投入科利細菌毒素免疫療法的臨床評估，結果會如何？誰也說不准。一九五〇年

的醫學對科利「奇蹟」病例的了解，並沒有比科利本人在一八九〇年的理解增加多少。免疫系統仍然是個謎。通過戰時心態所發展的武器，癌症仍然是攻擊與殲滅的主要敵人。免疫療法，也就是運用免疫系統來對抗癌症而非用毒殺死腫瘤的方法，是一種概念，然而科利的認知也不比羅德多。每個人都在尋找保羅・埃爾利希能夠殺敵保帥的「神奇藥彈」。沒人在尋找自體自然防禦系統的簡單刺激物，因為這個系統在科利的時代幾乎完全不為人所知，在一九五〇年大體上也還是沒有被發現。而且諸如CTLA-4或PD-1／PD-L1等檢查點的概念，在當時是無法想像的，因為人們看不見。

# 第3章

# 黑暗中的微光

血液是種非常特別的液體。

——歌德（Goethe）

回想起來，令人驚訝的是，我們居然對自己的身體一無所知，而且這還是不久以前的事。我們對太陽系的行星以及月球岩石成分的認識，都早於我們對於自己血液的認識：我們根本不清楚我們的血液中到底發生了什麼事。

免疫學的研究始於顯微鏡，以及用生物學家的陶瓷過濾器從血液中過濾出來的一堆細胞。紅色的那些，被認為是運送氧氣到全身的血細胞；而不是紅色的那些，則被稱為「白」細胞，就像不是紅酒的酒被稱為白酒一樣。這些白細胞也被稱為白血球（leukocytes，白色的希臘字根是leuk，細胞則是cyt）。這個名稱，如今仍然被用來指稱任何屬於免疫系統的細胞。

免疫細胞最初被假設為全都一樣。我們的血液實際上包含一整個奇異的生態系統，其中的成員各司其職，並且以一個巧妙且強大的個體防禦網聯繫起來。想要了解這整個生態系統，光靠簡單的顯微鏡是不夠的。

## 先天性免疫系統：樹突細胞、巨噬細胞

十九世紀的生物學家首先掌握的免疫反應，是具有五億年歷史、最古老也最原始的個體防禦系統，我們稱之為「先天性」免疫系統（"innate" immune system）。❶

先天性免疫系統充滿神奇魅力，看似容易理解，其實不然。這個系統中恰好有夠大的細胞，在顯微鏡下能看見它們來回移動和吞食。其中包括像阿米巴原蟲一樣的細胞，這種細胞擅長擠進身體細胞間巡邏我們的身體周圍（包括體表和體內，我們具有比一個雙人網球場還大的表面），尋找不該存在的東西，並將之消滅。

這些細胞包括沒有固定形狀的聰明小巡警，稱為樹突細胞（dendritic cell，請記住它們，之後還會看到），以及長得很類似但比較大的角色，稱為巨噬細胞（macrophages，英文字面意思就是「巨大的吞食者」）。這些細胞除了其他工作，也擔任免疫系統的清道夫。它們最主要吞食的是淘汰掉的身體細胞，也就是已經到達有效期限並守規矩自我毀滅的正常細胞。它們也會吃掉壞傢伙。

巨噬細胞具有識別簡單入侵者的天賦能力。這些外來或非自體的細胞，會因為看起來不同，而被識別為外來者。所謂的「看起來不同」，就是指這些細胞表面蛋白質的化學排列特徵跟自體細胞不一樣。巨噬細胞會尋找它們認為是外來的任何東西，逮住並一口吞掉。

巨噬細胞最終還能保存所消滅的入侵者的一小部分，為免疫系統的其他成員創造展示教學。（最近我們還發現，有些先天性免疫細胞不僅是簡單的吞食者和殺手，似乎還擔任了更大免疫系統的大腦。）

先天性免疫細胞被調整成能辨識出一般可疑分子——也就是細菌、病毒、真菌和寄生蟲，這些嫌疑犯與我們一起進化，並占了身體需要防禦物質的絕大部分。

在出現一個入侵者的地方，可能會有更多的入侵者，因此先天性免疫系統的細胞也可以呼叫地方增援。呼叫救援採用的是化學方法，也就是釋放類似荷爾蒙的蛋白質，稱為**細胞激素**。許多細胞激素就像是遇難時所發出的緊急求救訊號，具有範圍和時間的限制，以防止過度反應。細胞激素有很多不同種類，用來傳遞許多不同訊息。每種細胞激素都始於體內防禦連鎖反應的複雜編排設計。

這導致令人驚訝的複雜化學通訊，能要求更多的血液供應，並使得小血囊（微血管）的孔洞變得更大，讓液體和增援部隊能瀰漫在縫隙之間（也就是我們所謂的發炎），甚至會刺激局部神經，送出額外的「唉唷！」信號（所以你會更留意這個問題，或許也會記得，以後不要再這樣做了）。

這就是地球上幾乎所有生物具有的免疫系統樣貌。它能有效辨識並消滅一般性的可能致病因子，提供大致上完備的反應，足以在短短幾天內，有效掃蕩入侵的威脅。

## 適應性免疫系統：B細胞和T細胞

然而，在生命演化樹上較晚演化出來的生物，也就是像我們一樣有下顎的脊椎動物，還有一種額外能適應新挑戰的免疫力。這就是「適應性」免疫系統（"adaptive" immune system），能面對、對抗並記住**非一般性**的可能致病因子，也就是身體之前從未遇過的入侵者。

這種適應性免疫系統的主要成員，是兩種不同類型的細胞，跟著血液在體內移動，具有獨特的防禦工具。❷它們就是B細胞和T細胞。

疾病會進化，也會適應。自然界的疾病一直推陳出新。為了對抗這些挑戰，生物體內發展出一套系統，而B細胞和T細胞就是這套系統的一部分。專就攻擊癌細胞而言，T細胞是我們所關心的對象。然而在免疫療法的故事裡，B細胞和T細胞都扮演了十分重要的角色。

## 疫苗：免疫療法最成功的形式

疫苗是免疫療法最成功的形式，也是數百年來我們最熟悉的一種。疫苗背後的生物機制，就是仰賴適應性免疫系統。

疫苗運用不具傷害力的疾病樣本，來訓練免疫系統的細胞，為將來可能遇到這種疾病事先做好準備。這種入門訓練，能讓免疫系統建立起防禦力，來抵禦任何跟樣本類似的疾病。之後這種疾病如果真的出現，免疫軍團就能守株待兔了。[3]

B細胞與T細胞都參與了產生免疫力的過程。B細胞首先被發現，因此拔得頭籌。

## B細胞的免疫原理

這些免疫細胞移居到血液裡之前，是在骨髓中的幹細胞內成熟的。B細胞[4]在保護我們不受致病因子影響上，有獨特的一套方法。它並不會直接殺死致病的細胞，而是製造出抗體——一種Y字形的黏稠分子，能夠捕捉並牢牢抓住外來或非自身的細胞，並在上面加註死亡的標記。

抗體原本被稱為抗毒素，因為它被認為是血液裡中和毒素的東西，是能與疾病的有毒分子互相匹配的小型客製化解毒劑，就像鑰匙和鎖一樣，一對一地消除毒素。

B細胞（以及T細胞）需要準備好辨別任何非自身的細胞。它們之所以能做到這件事，是因為非自身、外來或生病的細胞，看起來跟正常身體細胞不同——至少對有鑑別力的免疫系統而言是如此。這種不同是表面的，也就是細胞外表有所差別。外來或生病細胞的表面具有異質的蛋白質，所造成的分子標記，是種壞細胞的獨有特徵。這些在非自身細胞表面上的異質蛋白質，會形成一種警示特徵排列，被稱為**抗原**（antigens）。

## 透視免疫系統的運作方式

B細胞透過巧妙隨機的基因混合與匹配過程，能夠產生出一億種不同的抗體；這些抗體有辦法辨識出抗原特徵，甚至連未知的威脅也能一網打盡。這種多樣性，足以確保至少有一種抗體，能跟外來抗原數百萬種可能的蛋白質排列方式相匹配。每個B細胞所製造的抗體，會符合隨機分配的抗原類型。這種方法，就跟用抽籤來找出隨機選取的陌生人很類似。每種潛在組合，都會由一個或多個B細胞所涵蓋。實際上，只要有一種抗體辨別出外來抗原，就能啓動免疫反應。以下是這個系統的運作方式：

據估計，血液中有三十億個B細胞，每個都包覆著黏性抗體。這些抗體被設計成與特定疾病的抗原相匹配，雖然這種疾病它可能永遠不會遇到，甚至可能並不存在。❺B細胞的生命很短暫，大部分時間都在四處漂泊，直到它交了好運，碰巧遇到具有相應特定抗原的病原體（例如不熟悉的細菌、病毒、真菌或寄生蟲）。

如果遇到的抗原，恰好與特定B細胞抗體的特定抗原受體完全匹配（這些受體散布在B細胞的表面，就像聖誕節火腿上的丁香），這個B細胞就會迅速作用，開始自我複製出一模一樣的子細胞，上面都具有同樣的「正確」抗體。

在十二小時之內，這個B細胞可以製造出兩萬個自我複製的子細胞，這個過程會持續一週。

每個被製造出來的B細胞複製軍團新成員，都會變成新的工廠，專門製造出對抗那種疾病細胞的抗體。

現在，出擊的時刻到了。B細胞表面的抗體就像具黏性的導彈，以每秒兩千個的速度飛出。每個抗體導彈都只有一個目標：外來細胞上特定的非自身抗原。除了這個，它們什麼也看不到。抗體發現目標，就會黏著上去，像狗身上沾到的毛刺一樣，積聚在目標上。這不僅絆住疾病細胞，也像閃爍的霓虹燈招牌，吸引四處遊蕩的巨噬細胞的注意力，招攬它們來吃免費的外來饗宴。抗體對巨噬細胞也有黏性，會把它們跟餐點綁在一起。抗體似乎也刺激了「自然界小清道夫」的胃口（一種稱為調理作用〔opsonizing〕的過程，來自德語，意思是「準備用餐」）。外來的入侵細胞動彈不得，然後就被吞噬掉。

這是種非常優雅且精巧的防禦，一週左右就能提升對一種新疾病的反應。當威脅結束，大部分的B細胞軍團會死亡，只留下一個小團隊四處逗留，記住發生過的事，準備好威脅再次出現時立即行動。

這就是所謂的免疫力。

## 發現T細胞

在光學顯微鏡下，B細胞和T細胞看起來幾乎一模一樣（其中一部分的原因，是在二十世紀大多數的時間裡，並沒有所謂的T細胞這種東西）。T細胞就跟B細胞一樣，會辨別外來抗原，並組成複製軍團來攻擊目標。不過T細胞辨別和殺死生病細胞所採取的方式，跟B細胞完全不同。

最終，生物學家清楚看見，這些白血球雖然在顯微鏡下看起來非常相似，事實上樣子並不完全相同，作用也略有差異。到了一九五〇年代，人們觀察到，有些小型的淋巴細胞（免疫細胞）也會在人體中用不同的方式旅行。

人們已經知道，B細胞源於骨髓，會在血液中旅行一段時間後死亡。然而其中有些長得很像B細胞的細胞，似乎會額外走一段路，進入人體胸骨後面的神祕蝶形腺體，也就是胸腺（thymus）；而人們觀察到，有更多這些細胞從胸腺倒流回血液裡。更奇怪的是，出去的比進來的更多。它們的數量足以補充所有B細胞的數量四回，然而體內的淋巴細胞總數似乎還是保持不變。究竟它們到哪兒去了？

關於消失淋巴球的謎團，終於在一九六八年被破解了。當時的一項實驗得以追踪它們，結果發現，從胸腺傾倒回血液中的奇怪類B細胞，跟後來通過胸腺循環的，是同樣的細胞。而且，有許多進入的細胞再也沒有回來，就好像它們是在這個奇怪的腺體中被製造、回收，或許還包括了改造。❻

實驗證明，經由胸腺循環的淋巴細胞，實際上跟我們所熟悉的B細胞非常不一樣。這些細胞似乎專門負責免疫反應非常特定的層面，例如手術移植後的器官排斥反應。

原本的生物模型，將所有的淋巴細胞都當成源自於骨髓的B細胞，並不符合新的觀察結果。這引發了一個問題：是否有一種不同類型的淋巴細胞來自於胸腺？是否有一種參與適應性免疫力的白血球，不是B細胞？如果是這樣，那麼應該把這種從胸腺誕生的細胞叫做什麼？

這是個出乎意料的爭議性問題。當年輕研究員雅克・米勒（J.F.A.P. Miller）在一九六八年的一次免疫學會議上向同事提議，或許他們應該考慮確實有**兩種不同**的淋巴細胞：從骨髓誕生並製造抗體的B細胞，以及從胸腺誕生並具有不同作用的T細胞時，他被公開提醒，B和T是**胡說八道**（bullshit）的第一個和最後一個字母。[7]

然而，米勒果然是對的。到了一九七〇年，大家普遍都接受T淋巴球（或者叫「T細胞」）跟製造抗體的B細胞不一樣的概念。又經過五年，概念變得更複雜（或者說更清楚，取決於你的觀點）：重要發現指出，T細胞還分成幾種不同類型。

## 殺手T細胞和輔助T細胞

免疫學家將兩種主要的T細胞根據其典型天賦分為「CD8」與「CD4」，然而它們更為人所知的名稱，是殺手與助手。[8]**殺手T細胞**（killer T cell）是免疫團隊中專心一志的大塊頭，而**輔助T細胞**（helper T cell）就像是團隊裡的四分衛，透過傳播一系列複雜的化學訊號或細胞激素，來「幫助」協調更大的免疫防禦競賽計畫。[9]

終於，免疫系統的整體概念開始變得有意義了。T細胞就是之前缺少的那塊拼圖。發現T細胞，為我們所觀察到對疾病反應的大部分現象，提供了符合實際狀況的解釋。

一切是這樣進行的。

## 遇到陌生入侵者，出動適應性免疫系統

先天性免疫系統的細胞對熟悉的入侵者或一般嫌犯快速做出反應。通常它們足以完成這項工作。有時，它們只會絆住入侵者，等待呼求的援軍到來。然而，有時遇到不熟悉的入侵者，就需要採取適應性的反應。

與此同時，適應性免疫系統的B細胞和T細胞已經開始藉由製造數十億個自我複製來增加反應，這是碰巧能識別外來抗原的幸運細胞所產生的複製軍團，過程需要五到七天。

有時防禦團隊只會進行標記。入侵的細菌和病毒原本是通過表皮的皮膚和黏膜層進入血液，B細胞抗體會把這些壞傢伙黏在一起，就像蜘蛛俠把壞人用蜘蛛絲纏起來一樣，可以在之後將它們一網打盡。B細胞把壞傢伙打包並做上記號，然後巨噬細胞就會來吞噬掉它們。

然而，B細胞並不總是能及時阻止所有的入侵者。有時病原體進入身體，壓垮了防禦團隊，就會感染身體細胞。

病毒會用病毒DNA注入身體細胞。一旦病毒DNA進到細胞裡，B細胞用抗體阻止就為時已晚。最終，這個受感染的身體細胞將成為製造更多病毒的工廠，為這種疾病提供增援。為了防止這種情況以保護身體，受感染的細胞必須要被消滅。

如果病毒真的進入正常的身體細胞並感染成功，受感染的細胞就會發生變化，它會在表面顯示出不同的蛋白質，看起來與眾不同，就像是外來的細胞。

身體必須仰仗T細胞來辨別出這些自身細胞出錯所產生的新外來抗原，然後近距離地個別殺死該細胞。辨別生病的身體細胞，鎖定可疑的外來抗原，以及殺死生病的細胞，就是T細胞的專

長。

在攻擊者都被打敗後，大多數的免疫複製軍團會死亡，只有少數存留下來，記住所發生的事。如果同樣的攻擊者再度出現，複製一支新軍團來進行防禦的時間，就不需要花上一週。身體已經準備好對抗。

**這就是免疫力。**

這還不是完整的概念（實際情況當然更為複雜有趣，並且還在發掘中。這就像是把一個完整的異質珊瑚礁生態系統，描述成金魚缸一樣）。然而在科學家試圖弄清楚免疫系統是如何做到這一點時，這種新的B細胞和T細胞模型，跟他們在所有疾病中看到的情況幾乎相符——除了一個可怕的明顯例外。

## 早在免疫系統發現癌細胞前，病人就能在鏡中看見腫瘤

癌症與眾不同。癌細胞是生病的身體細胞，不再算是自身細胞。然而它並不是受到感染，而是由變異產生的。這是種T細胞似乎無法辨識的疾病。

大多數的科學家認為，之所以會這樣，是因為對免疫系統而言，癌細胞跟正常自身細胞太過於相似，以至於無法被辨識成外來者。大多數的癌症研究人員、腫瘤學家以及免疫學家，對免疫系統和癌症都抱持著這種信念，而且這個想法跟大多數對癌症的觀察結果非常相符。免疫系統並沒有攻擊癌症。在癌症不受遏制地擠出你的重要器官之前，你並不會感到不適。在此之前，沒有任何常見的症狀可以對抗這種漏洞——沒有發燒、沒有發炎，甚至沒有流鼻涕。這就是規則，無

一例外。

而這意味著，如果你想幫助免疫系統進行其天賦的職責，來辨識並消滅癌細胞，是永遠行不通的。

在這一點上，科學共識是非常完整的，也很難反駁。癌症疫苗失敗了。早在免疫系統發現癌細胞前，病人就能在鏡子裡看見腫瘤了。

即使是那些在理智上相信，免疫系統會在變異的細胞有機會成為癌細胞之前，就辨別並殺死絕大多數變異自體細胞的人，也承認「對於癌症的樂觀態度，實際上沒有什麼根據」[10]，以及「免疫監控系統的概念所遭遇到的最大麻煩，就是無法在實驗動物身上找到它的存在」。[11]

對此，沒有其他的數據或證據。

不過，我們有自然緩解的故事。

自古以來，歷史學家與醫生都驚歎於這些「自然緩解」的癌症案例，[12]例如十三世紀基督教聖徒貝肋格靈（Peregrine）的神奇療法，[13]後來他被封為癌症病患的守護神。這些故事看起來就像奇蹟或魔法，但對於少數得以親眼見證的幸運科學家來說，這些突然發生的完全治癒是非常誘人的，並且乞求著對此現象的科學解釋。

在一八九一年，威廉・科利找到了佛瑞德・史坦。

而在一九六八年，史蒂芬・羅森伯格醫生（Dr. Steven Rosenberg）找到了詹姆斯・迪安傑羅（James D'Angelo）。[14]

## 詹姆斯・迪安傑羅的故事

治療成功的第一個希望，來自於觀察在沒有任何幫助下自然療癒的效果……這些案例儘管很少見，卻是我們希望的陽光。

——阿爾弗雷德・皮爾斯・古爾德（Alfred Pearce Gould），〈布拉德邵癌症講座〉（The Bradshaw Lecture on Cancer），一九一〇年

一九六八年的一個夏日，六十三歲的韓戰老兵詹姆斯・迪安傑羅走進麻州西羅克斯伯里榮民醫院（West Roxbury, Massachusetts, VA hospital）的急診室，抱怨自己嚴重的腹痛。當時二十八歲的羅森伯格醫生，是名外科住院醫師，負責處理從這扇門進來的所有問題。起初，他以為迪安傑羅只是另一個需要常規膽囊手術的老兵，然而在醫療檢查中，羅森伯格發現患者腹部有個巨大疤痕，以及無法解釋的病史。

十二年前，迪安傑羅因為胃癌來到同一家醫院。他的外科醫生切除了一個橘子大小的腫瘤，卻發現他的肝臟和腹部裡有一些像鉛彈的小結節。這在一九五七年等於是宣判了死刑（在一九六八年也是）。迪安傑羅不樂觀的預後，因為術後肆虐的細菌感染而變得雪上加霜。最終，迪安傑羅被送回家。他有六〇％的胃被切除，每週要服用四瓶藥，每天服用兩包；作為一個癌症第四期的患者，他被預期活不過那年。[15]但十二年後，他出現在羅森伯格的檢驗台上，看起來生龍活虎。

羅森伯格請醫院的病理學家從儲存櫃中取出迪安傑羅的舊活檢切片。診斷是對的：迪安傑羅患有胃癌，而且是種特別惡性和致命的胃癌。

癌細胞是否仍舊存在，在非維生的器官裡慢慢增長？由於迪安傑羅需要進行膽囊移除手術，這位年輕的外科醫生可以自己尋找答案。他在腹壁上沒發現任何東西，在柔軟有彈性的肝臟上也沒有。他後來寫道：「透過觸摸很容易辨識出腫瘤，因為腫瘤與正常組織的質地不同，它堅韌、緻密且沒彈性，甚至看得出來是異質的。」⑯根據詳細的手術紀錄，十二年前，病患的肝臟中長了好幾顆密集的大腫瘤。現在都不見了，也沒有藏在任何其他器官中。羅森伯格再次從頭開始檢查。癌細胞確實消失了。

## 免疫系統摧毀了癌症

「這個人患有致命且無法治癒的癌症，理論上應該會很快致命，無論是在我們這裡或其他人那裡，他的疾病都無法得到任何治療。然而，他卻痊癒了。」羅森伯格寫道。⑰迪安傑羅擊敗了自己的癌症。這其中只有一種可能：絕對是他自己免疫系統的功勞。

羅森伯格指出，這正是免疫系統本來就應該做的事。⑱免疫細胞會把屬於身體的細胞（自身細胞）與不屬於身體的細胞（外來細胞或非自身細胞）區分開來。如果免疫系統反應過度，就會變成過敏；如果它把正常的自身細胞認錯並進行攻擊，就會變成自體免疫疾病（autoimmune disease）。這些狀況都很糟糕。據推測，癌細胞與正常的自身細胞太過相似，因此免疫系統無法辨別；這些都是羅森伯格在他攻讀醫學博士和博士學位的幾年裡學到的。但迪安傑羅的情況卻完全相反。他沒有自體免疫疾病，然而他的免疫系統不知為何，竟然注意到癌細胞，並且擊敗了它。沒有其他方法可以解釋這個現象。

這就是羅森伯格的科利時刻，將會導致他對此終生痴迷。有什麼東西治好了這個人的癌症，而且絕對不是奇蹟。

「假設是他的免疫系統摧毀了癌症，有辦法讓其他人的免疫系統也做到一樣的事嗎？」羅森伯格寫道。迪安傑羅的血液似乎帶有神祕的免疫物質，「不只是白血球，還有許多其他物質結合起來，產生了免疫反應。」羅森伯格開始懷疑，是否可能把這些免疫反應元素，轉移給另一名患者？

羅森伯格接下來所做的事情，是時至今日難以想像的，但是參與的兩名病患都欣然同意，而羅森伯格非常注重結果，且講求效率。他搜尋了醫院的紀錄，發現另一名患有胃癌、而且跟迪安傑羅血型相同的患者。羅森伯格回憶，在他向迪安傑羅解釋這個計畫時，對方笑了起來。「他在沒有幫助任何人的時候，經歷了更糟糕的事。他很樂意試試看，衷心希望這會有用。」而晚期胃癌患者的希望不僅於此。這個穿著浴袍、骨瘦如柴並不斷喘息的人，曾是個賭徒。羅森伯格還記得：「他自嘲地笑著，開玩笑地說他一生都在賭大的，但從來沒贏過；而現在，他快要玩完了。」如果另一個男人的血有機會能治癒他，他願意賭一把。

嘗試沒有成功；被輸入的血液沒有起作用，胃癌病患很快就死於癌症。羅森伯格的實驗失敗了。然而，他並不懷疑自己親眼所見的事實。

「在我內心有什麼被點燃了，而且從未消失過。」他寫道。

一九七四年七月一日，也就是羅森伯格完成外科住院醫師訓練後的第二天，他成為了美國國家癌症研究所（National Cancer Institute）的外科主任。在這個位於馬里蘭州貝塞斯達（Bethesda, Maryland）的研究所裡，他擁有近百名員工和一個實驗室，得以讓他致力於重現他曾在一九六八年親眼見證過、以免疫為基礎的癌症治療。[19]

羅森伯格並不是唯一專注於確定免疫癌症治療方法的研究人員，但很少有人像他那樣努力，又成就非凡。而且，很明顯的，沒有其他人能從國會獲得近乎空白支票的資助，幫助他招攬全球各地最優秀的科學人才。在之後的幾十年裡，國家癌症研究所繁忙的實驗室，將會協助維持癌症免疫療法領域的存在與發展。讓這位外科主任保持活力並向前邁進的動力，看起來是他健康的自我、燒焦的咖啡，以及一心一意治療癌症的專注力。

## 相信T細胞能夠辨識癌抗原

羅森伯格出生於紐約市著名的貧民區布朗克斯（Bronx），是波蘭大屠殺倖存者的孩子。野心勃勃的他，在三十四歲時，就迫不及待想一舉成名，並改變世界。他打算擊敗癌症，這需要全年無休的持續努力，沒有其他捷徑。而且他確信，一切成敗都取決於能否幫助免疫細胞辨別腫瘤的抗原。

當時，科學界一致認為，這是種誤導和徒勞的追求。但仍然有一些人相信，這樣的機制已經存在於人體內，只是等待著被喚醒；羅森伯格就是其中之一。作為醫生，他看到免疫系統受損的患者，罹患癌症的機率高於免疫系統正常的患者。而作為移植外科醫生，他曾見過在捐贈的肝臟上可能只有幾個看不見的癌細胞，卻在免疫系統被抑制的受贈者身上迅速增長；直到患者的免疫系統恢復後，才又被鎮壓住。當患者的免疫系統認為移植器官是外來物而產生排斥時，羅森伯格見識到移植物抗宿主疾病（graft-versus-host disease）的恐怖。這件事雖然很可怕，但同時也顯示出免疫系統的力量。如果可以用這種力量來對抗癌症，將會是很美妙的事。

世界各地的其他實驗室也試圖引發這種美妙的反應。有幾個實驗室[20]正在採用類似科利[21]的方法進行免疫治療。其中一項包含把肺結核相關的細菌卡介苗[22]注射到腫瘤上，期望這種毒素能激發對抗外來細菌蛋白的廣泛免疫反應，以觸發免疫系統來攻擊腫瘤。這個實驗獲得了一些成果。

這種做法，對羅森伯格沒有很大的吸引力。他認為，毒素和卡介苗是「普遍」且「粗暴」的方法，是免疫上的「鋌而走險」，具有「不多的實際理性基礎」。他的想法，是透過以對T淋巴細胞的最新科學理解為基礎的機制，專門對付特定的腫瘤抗原。

當羅森伯格開始學醫時，免疫學的教科書裡，甚至連淋巴細胞這個詞都沒有。如今，人們已經知道淋巴細胞有兩種，也就是製造抗體的B細胞和T細胞。T細胞是種能辨別出移植器官細胞上不熟悉蛋白質的免疫細胞，也會導致器官排斥和移植物抗宿主疾病。如果T細胞可以分辨出不同人身上的細胞，那麼肯定也可以區分健康的自體細胞和突變的癌細胞。

一些以老鼠所做的研究顯示，T細胞或許能辨別癌細胞上的抗原；羅森伯格選擇相信這些結果。[23]另外還有研究顯示，如果用手術把完全相同的腫瘤植入另一隻老鼠身上，然後再將這些T細胞轉移過去，T細胞也能再次殺死癌細胞，就像它在原來的老鼠體內所做的一樣。

六年前，羅森伯格試圖在西羅克斯伯里榮民醫院用病人而非老鼠重複這項實驗；結果失敗得一塌糊塗。但他仍然相信這個原則。

羅森伯格認為，迪安傑羅的T細胞能夠辨別胃癌的抗原，就像接種了某些癌症疫苗的免疫系統一樣。雖然在注射到另一名患者體內時，它們並沒有起同樣的作用，但或許是因為那兩名患者沒有完全相同的腫瘤，不具完全相同的抗原特徵。如果他能製造出能對抗該患者腫瘤的T細胞，情況又會如何呢？

於是，在美國國立衛生研究院（National Institutes of Health, NIH）的國家癌症研究所，他和同事試圖在豬身上進行一模一樣的實驗。[24]羅森伯格回想起來，這是項耗時費力的工作：整個程序需要「將豬隻吊上手術台，將牠們麻醉後插管，並在殺菌狀態下，完全依照正式手術的流程進行擦洗」。然後，外科醫生會把一小塊取自人類患者的腫瘤樣本，放進這些豬的腸道內壁。

幾週後，這些豬產生對外來人類癌細胞抗原的免疫反應，建立起T細胞的複製軍團，數量多達幾十億，全都具備辨別與殺死這種腫瘤抗原的能力。然後羅森伯格的團隊就摘取豬隻的脾臟，以及最靠近植入腫瘤處的淋巴結（因為那裡T細胞軍團最為集中），將它們帶回實驗室，用過濾器提取淋巴球。第一位受試者是來自費城的二十四歲女病患[25]，她患有惡性腫瘤，已經沒有更好的治療選擇；即使腿部截肢，也無法阻止癌細胞擴散。

一九七七年十一月十五日，在美國國家癌症研究所臨床研究委員會的批准下，羅森伯格的研究小組為受試者注射五毫升的T細胞。這些T細胞，是他們事先用她的癌細胞移植到豬身上所產生的。她撐過了這次的測試劑量，因此他們繼續給她更多劑量，最終，在一小時內注射大約五十億個T細胞。這次她發高燒，還出疹子，但很快就穩定下來。這種反應意味著人們可以對癌症產生免疫反應抱持希望；然而，幾週後她回診時，電腦斷層掃描顯示，癌細胞正在失控地增長。治療沒有產生效果。他們花了兩年，卻得到這樣令人沮喪的結果。

## 養殖T細胞大軍

當國家癌症研究所的一間實驗室正忙著養豬時，所內[26]另外三位研究科學家[27]發表了一篇論文，概述一項意外的實驗結果。這些研究人員一直在研究人體血液和骨髓中的癌症，也就是白血病（leukemia）。他們試圖在實驗室培養這種疾病的細胞，但他們檢查培養缸時，發現他們意外培養出一大批健康的人類T細胞。

後續的調查顯示，這個令人開心的意外，是由於免疫細胞所製造的化學信使——細胞激素——所引發的。這種細胞激素似乎是T細胞的生長血清，因此稱為「T細胞生長激素」；最終，會以IL-2而聞名[28]。對於以T細胞為主的研究者來說，IL-2似乎正是他所需要的養料。

如果腫瘤細胞真的具有人類T細胞可辨別的抗原，那麼T細胞就應該能像對付任何其他生病或非自身細胞那樣，鎖定並殺死它。一定有某種東西阻止這一切發生。羅森伯格的實驗室不知道那是什麼東西（實際上沒有任何人知道），但是他們想知道，能不能用一大群T細胞所製造的海嘯，來沖破這個障礙。

人體大約有三千億個T細胞，在我們的體內循環；每個T細胞會隨機調整，涵蓋到每種可能的抗原識別組合。雖然這個數字聽起來很大，但請記住，只有辨別出感染或生病細胞抗原特徵的T細胞才會被啓動。而且免疫系統沒辦法事先預測抗原特徵可能會是什麼。因此，這三千億個組合需要考慮（並且匹配）所有大自然可能會丟給我們的抗原。這意味著在這三千億種可能組合的抗原摸彩中，最多只會有幾十個T細胞具有相符的中獎彩票；也就是說，如果某種特定抗原恰好出現，只有這幾十個T細胞具有能確切辨別它的正確受體。

然而，如果我們透過增加T細胞的數量來提高中獎率，結果會如何？當然，三千億個T細胞中，絕對會有恰好與腫瘤抗原相匹配的中獎受體。理想情況下，研究人員會找出匹配的那一個，用IL-2為養料製造出十億個拷貝，然後注射進患者體內。最起碼，如果他能誘導這三千億個T細胞**全部**進行複製，最終，他將會得到所有可能組合的更多版本，包括恰好跟腫瘤抗原匹配的更多拷貝。他手上擁有的，不再是十二張中獎票，而是一千二百萬張。

羅森伯格與發表IL-2研究的研究者見了面。然後，在一九七七年九月二十六日，他按照該實驗從老鼠身上製造IL-2的配方，在自己的實驗室裡進行嘗試。他的實驗室將這種強大的藥水添加到一萬個T細胞的培養物中。五天後，他們檢查發現，團塊已經膨脹到一百二十萬個細胞。

變多了是好現象，但它們仍然是殺手細胞嗎？它們其中的任何一個，是否都能辨別並殺死癌細胞？多年來，許多有希望的免疫療法，都會碰到一個障礙：很多實驗在試管裡有效，卻在活體動物身上失去作用。這次，它們是否能突破這個障礙？而最後，也是終極的障礙：這一切是否能運用在人類身上？

這些問題，讓許多待過這些政府資助實驗室的年輕有為科學家，花費好幾年去尋找答案。由於難以獲得足夠數量的IL-2，這項工作的進度大為減緩；而這樣耗時的過程，對老鼠而言，比對研究人員還要更加困難。到了一九八〇年代初期，隨著基因工程和分子生物學的新技術出現，這種動態發生了變化。有史以來，研究人員第一次可以操縱細菌的DNA設計，插入讓它們變成活體化學工廠的基因。許多生物技術公司開始競相使用DNA重組，來生產神奇的藥物。IL-2是後來才有的想法；當時的目標，是要大規模生產一種名為干擾素的細胞激素。

## 干擾素

就像大多數的科學故事，干擾素的故事始於一個神祕的觀察現象：感染了病毒A（在這個案例裡，是裂谷熱病毒〔Rift Valley fever virus〕）的猴子，後來居然能抵抗病毒B（在這個案例裡，是黃熱病毒〔yellow fever virus〕）的感染。

人們對於接種與疫苗的概念早已很熟悉，但一九三七年在這些猴子身上所觀察到的，是種全新的東西。這不是接種，因為兩種病毒之間似乎沒什麼關聯。看起來似乎是某種不同的生物機制在起作用。後續的實驗顯示，這種神祕現象具體延伸到這些猴子或病毒之外。在各種細胞和動物中，接觸一種病毒（通常是非致命且較弱的種類）似乎干擾了第二種可能致命病毒感染宿主細胞的能力。

在本質上，病毒只是在微小水晶注射器中的遺傳物質。它們無法自我複製，而是把自身的遺傳訊息注入宿主的細胞內。病毒的遺傳藍圖會重新編寫受感染細胞的遺傳機制，停止製造幫助宿主的蛋白質，並開始生產病毒的部件。然而實驗顯示，先前接觸到的病毒會干擾到這整個計畫，就像大型無線電塔把小型電台擠出頻道一樣。這種現象，稱為「干擾」（interference）。

整個一九四〇與一九五〇年代，尋找病毒干擾的本質是生物學中最有魅力的任務，吸引了一整個世代的年輕科學家參與研究。人們希望，如果「干擾素」是種像荷爾蒙一樣的液體，或許它具有消滅疾病的能力。

一九五七年，研究人員亞利克．艾薩克斯（Alick Isaacs）與尚．林登曼（Jean Lindenmann）終於描繪出這種像荷爾蒙的液體。他們巧妙運用流行性感冒病毒感染雞的細胞膜，藉此發現干擾素。[29]由此產生出來的透明強效糖漿，被證明是種以前沒見過的蛋白質類型——是動物細胞因應病毒攻擊（或某些情況下，因應腫瘤存在）而產生的三種主要細胞激素類型之一。

干擾素（iterferon, IFN）是第一個被宣告（有些人會說這是炒作）為能對抗包括癌症等疾病的細胞激素，被當成是人類與疾病戰爭中深具潛力的神奇藥彈，而且絕不會是最後一個。[30]第一批滴管大小的干擾素，是從芬蘭血液銀行整批收集而來的捐獻血液中，用離心分離出白血球後，刻苦地擠壓出來的。過程雖然混亂無章，然而所獲得的成品，卻是當時世上最珍貴的東西。

隨著重組DNA技術的發明，情況大為改觀。到了一九八〇年，科學家可以嫻熟地操縱酵母細胞的DNA藍圖，開始像釀酒廠一樣，製造出干擾素蛋白。在近四十年的炒作後，研究人員終於獲得足夠的供給，得以開始測試干擾素的實際作用。大家對此所抱持的希望，已經高到岌岌可危的程度；一九八〇年三月三十一日出版的《時代雜誌》，封面故事就以「癌症的盤尼西林」來稱呼干擾素。

干擾素恐怕永遠都無法滿足這些被壓抑已久的熱切期望。這是項好的科學研究，提供了生物化學上重要的新見解，[31]甚至還有些實際的醫學應用。但最終留在大眾印象裡的，將是干擾素並沒有成為治療癌症的神奇藥彈，辜負癌症的盤尼西林這個稱號。到最後，對於干擾素所懷抱的希望，在《時代雜誌》的新聞周期裡破滅並被捨棄，成為免疫療法多舛的歷史中，又一個言之過早的成功所帶來的失望。

然而在一九八〇年，幾乎想像不到這種失望。對發現干擾素的興奮之情，引發對能設計與生產出有價值產品的生物技術的投機熱潮；這些公司很快就會尋找其他稀有的生化產品來量產。當時，沒什麼比羅森伯格實驗室中傑出的年輕博士後研究員所狂熱支持的東西更加稀有、更重要或更有利可圖；這樣東西，就是IL-2。

## T細胞生長激素：IL-2

IL-2是種非常強大的細胞激素，即使稀釋到一比四十萬的比例（相當於將一份IL-2加入四十萬份的惰性溶液中）也依然有效。IL-2的另一個特性，是分解得很快，以防止特定免疫戰爭結束後，強大的免疫戰鬥指令繼續在整個身體裡危險地重複。它的半衰期不到三分鐘[32]，短到遠不足以達成羅森伯格與同事想要做的事。為了繼續進行提供免疫細胞生長信號的實驗，特別是在識別腫瘤抗原和活化後的關鍵時期，他們需要更多IL-2。這意味著更多的實驗時間，以及更多更多的老鼠。最終，在一九八三年六月十二日，與史丹佛大學合作的鯨魚座生物科技公司（Cetus Corporation）給了羅森伯格一個驚喜。

當時他正準備從一個會議搭機回家，該公司的首席研究員交給他一個試管，裡面裝滿基因重組製成的IL-2。羅森伯格把這一小瓶地球上最珍貴的東西，安全地放進夾克口袋裡。他回憶時說道：「當時我試圖掩飾自己的興奮。」很難想像他的表現是否有說服力，因為他正帶著使之前所有供應都相形見絀的大量IL-2，可以想見，他是如何小心翼翼登上飛機的。

這個小瓶子平安度過了旅程，促使T細胞實驗進入到以往認為不可能的生長程度；更重要的是，羅森伯格得到了保證，不久後，將會有更多數量的IL-2供給。隨著產量的增加，裝載的器具從試管變成燒瓶，然後是桶子；根據研究員保羅．史畢斯（Paul Spiess）後來的計算，殘留在試管底部剩餘的重組IL-2，數量等於以前需要犧牲九億隻老鼠所製造出來的天然IL-2。

羅森伯格後來回憶道：「我覺得這就好像有一台功能強大的機器，引擎已經準備好發動，隨時供我差遣，但我就是無法找到對的鑰匙。我想知道，IL-2 是否就是那支鑰匙。現在我將會找到答案。」

就像他所承諾的那樣，他的實驗室採用一種有條不紊的方法進行實驗；這些實驗全都基於尚未經證實的前提，也就是T細胞可以識別人類癌細胞的抗原。他們現在有兩種主要的方法，來使用 IL-2 培養可能制伏癌症的T細胞軍團。一種方法，是移出患者的T細胞，用 IL-2 培養，然後把強化後的T細胞軍隊重新注射進患者體內。另一種方法，是將 IL-2 直接注入患者血液中，以供應並支持他們免疫系統自然引發的任何反應。

在足夠的劑量下，兩種方法都適用於老鼠。然而，到了一九八四年十一月，很明顯的，在老鼠模型中有效的方法，又再次於人類身上失敗了。[33]

羅森伯格後來承認：「或許這是第一次，至少在我心裡，有那麼一部分開始質疑自己最初所遵循的道路。」這是一個頑固的外科主任罕見的自我懷疑和自我告白，也是對自己的失敗和以人命做賭注相當輕描淡寫的說法。國會在抗癌戰爭中花費了數億美元，想要看到成果；羅森伯格在政府的實驗室裡工作，在豬和老鼠身上花費公共資金，結果卻創造六十六個連續「失敗」的紀錄——這是六十六個他認識並試圖幫助的人類，然而在試過一個又一個實驗方法後，仍然未能拯救其中的任何一人。

## 成功與失敗交替出現

羅森伯格急切想獲得一些成果。最後，在一九八四年十一月二十九日，他同時嘗試了兩種方法，並將這種強效細胞激素的劑量增加了一倍。

他的團隊把一大劑量用IL-2培養出來的T細胞，注射回琳達．泰勒（Linda Taylor）身上。泰勒是退役海軍與軍隊隨員，患有惡性黑色素瘤，其他治療都已經不起作用。他們花了將近一小時，才把三十四億個細胞用點滴完全注入她的手臂裡。然後，在接下來六天，她每天都持續接受大量IL-2注射來維持免疫作用，一天的注射量超過四千萬單位。

泰勒對這樣的組合治療產生反應。幾週內，她的腫瘤開始變小變軟，在顯微鏡下，他們發現壞死的組織，也就是死亡的腫瘤。到了次年三月，泰勒的掃描結果顯示沒有任何癌細胞。羅森伯格在報告中說：「癌症消失了。」這個方法奏效了。他感到一股新的迫切性，必須把這種組合治療技術「更加努力」地繼續用在更多病患身上。

這項擴大研究的結果好壞參半。治療對大多數病人仍然沒有幫助，而所導致的副作用可能會讓病人變得衰弱，嚴重還會致命。羅森伯格描述道，訪視對治療有反應的病患會讓他和工作人員特別激動，但這種激情很快就會因下一張病床上對治療完全沒有反應的病患而退去——這些人只會因為副作用而更接近死亡。

他們不知道為什麼對某些病患有效的治療，對其他患者卻完全無效。因此，雖然治療提供了數據，也幫助到一些患者，但卻沒有確切地證明任何事情。IL-2治療似乎可以清除一些患者的癌症，但對另一些人來說，顯然是致命的。這種結果讓人身心俱疲。甚至有些從治療和癌症中倖存下來的人，在後續幾年裡，也遭受癌症復發之苦。

然而，羅森伯格堅持認為，這些數字在癌症試驗中並不少見。這些實驗中的患者明白，雖然測試實驗藥物必定存在風險，但什麼都不做的話，死亡率是百分之百。儘管如此，國家癌症研究所的一些人仍希望終止這種治療。羅森伯格發誓，他絕不會停止，「除非他們強迫我。」最終，他們真的這麼做了。

## 媒體的誤導

這是羅森伯格生涯中的黑暗期，但他相信，他們需要繼續測試這種療法的可能性，並公布研究結果，不論結果是好是壞。此外，美國國家癌症研究所的所長，也是化療先驅文生・德維塔博士（Dr. Vincent T. DeVita）[34]受到國會壓力，要求他提供任何成功的證據，來證明將數百萬美元用於抗癌戰爭的正當性。那年秋天，《新英格蘭醫學期刊》（*New England Journal of Medicine*）接受了羅森伯格等人的論文。這篇論文審慎地報告從二十三名患者身上所得到的結果。這篇論文原訂於一九八五年十二月出版，但受限於新聞限時禁發制度，期刊提前一週將內容發送給醫療健康版記者，好讓他們做準備。羅森伯格後來寫道，這是個錯誤決定。

在報攤上，羅森伯格的科學論文被《財富》雜誌的專題報導擊敗。雜誌封面是一張裝著醫療用液體的試管照片，上面標有「鯨魚座公司摧毀腫瘤的 IL-2」。

封面標題大大地寫著：**癌症大突破**。

羅森伯格說，他的反應是嚇到快中風。他明確表示，「癌症大突破」這種說法，正是嚴謹的科學家想避免的；《財富》雜誌的封面，是種不負責任的誤導。沒錯，的確有一小部分病患對治療產生了完全的反應；然而他們無法預測，哪些病患會有反應，也不知道為什麼這對某些病患與某些癌症有效，對其他人和其他癌症卻會失敗。而且，有些產生反應的病患又致命地復發了。「我們並沒有治癒癌症，」羅森伯格宣稱：「我們只是在它堅硬如石的表面上發現了裂痕。」

儘管如此，在《財富》以此封面上市和一週後發行《新英格蘭醫學期刊》「特刊」的這段期間，癌症大突破的新聞已經難以遏止地傳播開來，就像神燈精靈被釋放之後，一發不可收拾。所有主流媒體網絡都在晚間新聞播出這個突破性的故事。第二天，《紐約時報》《洛杉磯時報》《今日美國》《華盛頓郵報》《芝加哥論壇報》，以及全球數百家報紙的頭版，都報導了這則新聞。

羅森伯格同意跟美國知名記者湯姆．布羅考（Tom Brokaw）一起在病房裡做個完整的介紹，希望能糾正聳動的《財富》封面標題；然而這個故事已經被定調在「突破」上了。接著跟風的是一些新聞週刊，除了《時代雜誌》用主要版面報導，羅森伯格也在《新聞週刊》的封面上慈愛地微笑著。

現在，國家癌症研究所被來自記者的採訪要求，以及全世界癌症患者每天數百通的電話持續轟炸著。全國各地癌症中心的總機，很快就被拚命抓住一線希望的病人淹沒。羅森伯格對這些媒體的炒作感到很困惑。他雖然公布了研究成果，但從未宣稱他已經取得突破。也許媒體的狂熱，是因為他已經是夜間新聞的熟面孔：不僅因為他是國家癌症研究所的外科主任，還是曾為雷根總統開刀的外科醫生，然後在電視直播中，直接了當地向全國民眾說出總統新聞發言人都不敢說的話：「總統得了癌症。」那次的新聞發布會，以及對他誠實直率的強烈反彈，都使他大感意外。而這次，情況嚴重多了。

「隨著迫切感不斷增加，我試著降低大家的期望，」羅森伯格之後寫道。然而，羅森伯格的生活重心就是工作，他的幾個同事認為，即使在他滅火的當下，他似乎也很享受這些火焰帶來的一些光和熱；毫無疑問，這團火照亮他一生工作的重點，也引起人們的注意。在羅森伯格被《時人》雜誌選為「年度風雲人物」的專訪中，他把自己實驗室的研究結果稱為是「三十年來癌症研究的最大進展」。即使他斷然拒絕用突破的角度來看待免疫療法，然而在提到自己的研究時，他有時也會使用「突破」這個字眼。

在一個週日早晨，羅森伯格和德維塔空出幾小時，上了美國哥倫比亞廣播公司（CBS）的電視節目《面對全國》（*Face the Nation*）。在節目錄製前，德維塔跟工作人員交談時，為了強調修正這些聳動頭條的必要性，提到一名患者的死亡，以及這是種特別困難的個人經歷。羅森伯格在《新英格蘭醫學期刊》的報告中，並沒有提到這二十三名病患裡的死亡案例，也不屬於之前任何新聞報導中的一部分。總之，這是個獨家新聞。幾分鐘後，節目主持人蕾斯莉．史塔爾（Lesley Stahl）突然進來打招呼，然後以一種隨意的方式詢問，真的有發生過跟 IL-2 相關的死亡事件嗎？

羅森伯格從來沒有公開談到過這位名叫蓋瑞．弗爾克（Gary Fowlke）的病患。他對「向媒體提供病人狀況的動態計分卡」這個概念很反感，也不相信媒體真的了解癌症治療（任何癌症治療、特別是實驗性療法）有多危險。毫無疑問，晨間電視節目絕對不是個發布科學資訊的好地方。儘管如此，仍然不可否認，在所有報導中，羅森伯格並沒提過那則死亡案例，或治療產生的可怕副作用。[35]

羅森伯格說，他決定先發制人，在史塔爾有機會發問前，就在臨床試驗中提到弗爾克先生之死。但傷害已造成。羅森伯格的實驗結果所引發的轟動頭條新聞，讓世界上大多數人第一次接觸到癌症免疫療法。而在這樣的接觸下，大眾的期望不斷飆升，如今卻突然以報復性的方式，從雲端跌回地面。

羅森伯格後來反省道：「大眾有知的權利，但科學家總是擔心大眾會因為缺乏專業知識，而對新知產生誤解或不切實際的期望。科學家在公開討論科學發展時，或許有辦法在兩者之間取得一種平衡；但在當時的情況下，我沒能達成這種平衡。」

## 首次批准 IL-2

然而，轟動報導的跌宕起伏並不會改變數據，也沒有改變羅森伯格實驗室從癌症患者身上所獲得的結果。因此，儘管還不確定確切的生物學機制，FDA 仍然在一九九二年一月十六日批准了用 IL-2 來治療腎癌末期患者。這不算是種治癒的方法，也並非抗癌前線的首選方法。但羅森伯格自豪地指出，這是美國首次批准僅透過刺激患者免疫系統來治療癌症的方法。[36]許多研究人員現在認為，在結合了像是免疫檢查點抑制劑等最新的癌症免疫學進展後，IL-2 可能比羅森伯格當時意識到的更為重要。

但或許最重要的，是美國國家研究所實驗室為全世界提供的一線希望，證明了癌症免疫療法**可能**有效，實際上也的確起了作用。基礎科學對此仍然所知甚少。羅森伯格的方法和成功率很難複製，[37]其背後大量的基礎免疫學研究也尚未開展。然而，事實就存在於非黑即白的數據中，以及活生生的病患身上。羅森伯格在評估這些 IL-2 研究的影響時，引用了英國首相邱吉爾曾說過的話：這既不是結束，也不是開始，而是癌症免疫治療故事序幕的結束。

這些靈感的微光，激發了一些青年才俊的研究者進入這個領域，並且成為支持一些人繼續下去的力量。在接下來的幾十年裡，曾經待過國家癌症研究所實驗室（以及正在其中）的科學人才，將會構成帶領癌症免疫學領域進步的名人錄。

然而，對於其他人來說——包括那些認為科利是貶抑詞的腫瘤學家、那些對不可複製的結果持懷疑態度的研究人員，特別是曾認為羅森伯格是絕症救星、IL-2是希望的普羅大眾——這是場災難。癌症免疫學變成了曾經在《時代雜誌》封面上頻頻大呼「突破」的科學。免疫療法的時機來了又走，而關注的焦點也隨之而去。

## 九〇年代的治癌趨勢：基因重組

當時處於一九九〇年代，顯而易見的，基因重組是可能治癒癌症的未來趨勢。致癌基因（oncogene）已經被發現，這種基因會在人體細胞發生突變時，增加該細胞成為癌細胞的可能性。而抑癌基因（suppressor gene）似乎會對抗那些不穩定的突變，研究人員試圖要鎖定它們。很快地，標靶治療（targeted therapy）和「抑制路徑」[38]的研究加入了這些努力的行列，也就是用小分子針對癌細胞的代謝方式為目標，來阻斷癌細胞製造自身血液的供應路徑，或者阻擋癌細胞徵用生長和分裂所需的燃料。

這些癌症療法，就像放射線治療、化療和手術一樣，是直接作用在疾病而非免疫系統上。這對人們來說很合理，而且在某種程度上也有效果。新的科學技術使這些藥物的製作過程更加容易，成本更加低廉，也比以前更有成效，為癌症患者延長了幾週或幾個月的生命。這些藥物成為頭條新聞，使免疫療法研究相形失色，也在爭取研發資助時略勝一籌。在癌症大突破後，「一敗塗地」成為免疫療法的下一個主線劇情。

歌德說：「我們尋找有光的方向。」癌症免疫療法的承諾，仍然只是黑暗中偶爾閃現的微光。對於最優秀最聰明的年輕科學家而言，癌症免疫療法明顯是職業選擇的禁區。在八〇年代後期到九〇年代間畢業的世代中，絕大多數人都傾向於選擇更多資助且更有希望的科學研究領域。有些人投入開發新的化學療法或腫瘤放射學；還有更多人投入抑制路徑的科學中。而癌症醫生保留先前世代傳授下來的傳統切除、灼燒與毒殺療法，這些也是他們唯一能真正信賴的武器。

## 現有癌症公式缺少的拼圖

只剩下少數真正的信徒繼續進行基本卻關鍵的免疫療法研究，像是羅伊德・歐德（Lloyd Old）與瑞夫・史坦曼（Ralph Steinman）等人，這些研究者仍然默默地在抽絲剝繭。與此同時，羅森伯格已經從 IL-2 轉向新的目標和技術；接著，菲利普・葛林伯格博士（Philip Greenburg）帶領團隊，研究出更新更好的方法，來培養和移植可以辨別和殺死腫瘤的T細胞軍團。[39]雖然你無法透過國家癌症會議上近乎空白的癌症免疫治療報告猜測到這些進展（因為這些會議充滿熟面孔，通常都來自資金不足的實驗室），年復一年，仍然有許多可能讓癌症免疫療法成功的方法沒有被嘗試過。大多數方法的共同點，就是癌症免疫學家一直相信可以辨別腫瘤抗原並殺死癌症的免疫細胞：T細胞。[40]

然而，這引發一個如今我們都很熟悉的問題：假如T細胞可以辨別癌症抗原（它可以），如果葛林伯格和其他人可以培養並活化能辨別腫瘤抗原且攻擊癌症的T細胞軍團（它們做到了），那麼為什麼在沒有這些干預的情況下，癌症患者就無法對癌症產生免疫反應？假如免疫系統可以看見並殺死腫瘤，為什麼它不這麼做？到底為什麼我們會得癌症呢？

有兩種可能的答案：免疫治療學家是錯的，或現有的癌症公式中仍缺少了什麼。

這些問題很有意思。不過羅森伯格博士更感興趣的是，要怎麼盡快將實驗理論推向臨床，即使這意味著進度會超越可能用來解釋結果的基礎免疫學研究。然而很明顯地，他們遺漏了什麼，這個沒被發現的東西，就像一片未知的拼圖，阻止T細胞被「啓動」來對抗癌症，或者在T細胞完成這項工作前就將之關閉。這並非一般對免疫系統或疾病的觀察結果；這樣神祕的東西，似乎**只有**在免疫系統與癌細胞相互作用時才會發生。

如果你是個接受化療教育的腫瘤學家或分子生物學家，這種難以捉摸的東西聽起來會很古怪，而且不太科學。[41]這意味著癌症免疫療法不是一門合理的科學。你要麼會相信，要麼不相信；這一切都取決於你選擇相信哪些研究，以及你決定如何詮釋那些結果。

對免疫療法嗤之以鼻的人（由絕大多數從事癌症工作、免疫系統工作或兩者兼有的人士所組成）認為，讓癌症免疫療法無法奏效，難以捉摸的「東西」，就是所謂的「現實」：癌細胞與免疫系統不會相互作用，它們之間無話可說，因此也無法強迫兩者對話。干擾素、IL-2或BCG（卡介苗）所展現出的任何抗癌效果，絕對只是T細胞辨別出會感染細胞並引起癌症的病毒抗原。沒有人會懷疑T細胞辨別被病毒感染細胞的能力；它確實做到了。而且已知有些癌症在被某種病毒感染後，會更容易發生（例如人類乳頭狀瘤病毒會引起子宮頸癌）。[42]

這裡有個經由奧坎剃刀原則（Occam's razor，編按：出自十四世紀邏輯學家奧坎〔William of Oc-

**cam〕，意思是當理論中出現複雜又不必要的部分，就要予以剃除。）**修整後符合事實模式的模型；他們認為，羅森伯格只是誤解了他所看到的事實。癌細胞的抗原夠不上非自身的標準，因此無法被T細胞識別成外來細胞。假如不是這樣，理論上，應該可以成功製造出癌症疫苗。然而，當時並沒有這種疫苗存在。

癌症免疫學家大可以依照他們的想法來反駁這些論點，也可以遙指這些希望的微光。但到頭來，還是沒有生物學的理論基礎能夠支持他們的論點。事實上，最成功而最有力的反駁只有一種：找到那個能解釋癌症免疫療法問題的**東西**，也就是能讓T細胞辨別、鎖定和殺死癌細胞的東西。而在尋找這樣東西的競賽中，最大的贏家，將會是那些連試都沒試過的人。

**【第三章註解】**

❶ 在西方醫學中，操縱免疫系統來對抗癌症的想法，可以追溯到十九世紀中葉。當時一位名叫魯道夫·魏修的德國病理學家，描述他透過顯微鏡看到的事：一片腫瘤切片被人體免疫細胞滲透了。這正是免疫系統攻擊癌細胞（腫瘤）的現象。

❷ 所有這些生物學的名稱，往往會在發展過程中被發明出來，有時甚至在任何人真正理解其所命名的事物之前就出現了；這可能會造成之後不必要的複雜性。例如，血液中不是紅血球的東西，被稱為**淋巴**，也就是白血球與液體的部分。在液體中的B細胞與T細胞就稱為淋巴細胞，或者淋巴球。現在這個名詞代表了適應性免疫細胞，包含了B細胞與T細胞。

❸ 自從愛德華．金納首次展示免疫系統具學習和記憶的能力以來，疫苗就持續被使用。疫苗用安全的方式，為身體引入之前從未遇到過的疾病所具有的獨特蛋白質，從而產生免疫力。人們花費好幾個世代的努力，才了解這種現象是怎麼發生的；但即使在十八世紀，人們也很明顯知道，血液中有某種東西，會在接種後的幾週內記憶、辨識和攻擊被引介的疾病。這些離散的化學物質是用來對抗外來蛋白質的，因此稱之為抗體。

❹ 生物學家知道，這些B細胞不是在血液中產生的。它們來自於身體某處，在身體的其他地方成熟後，才移居到血液裡。科學家在人類身上發現這個地方之前，就在鳥類身上找到了其位置。在鳥類的空心骨骼中，這些白血球在一種袋狀的器官中成熟，這種袋狀器官，被巧妙地命名為「法氏囊」（bursa of Fabricius，譯註：Fabricius 是首次發現這個結構的義大利解剖學家，而 bursa 意思是滑液囊，發音類似英文中鳥和袋子的結合〔bird+sack〕，故作者說此命名很巧妙）。B細胞就是朝囊細胞（Bursa cell）。

❺ 三十億看起來似乎很多，但如果你意識到需要由一億種不同的B細胞，製造出一億種不同的抗體，才能充分準備好應付一切，就不會覺得太多了。這意味著，當一個隨機的B細胞碰巧在某些入侵的細菌或病毒群中找到與之匹配的抗原時，只有大約五十個其他具有那種特定抗體的B細胞會加入戰鬥。

❻ David Masopust, Vaiva Vezys, E. John Wherry, and Rafi Ahmed, "A Brief History of CD8 T Cells," *European Journal of Immunology*, 2007, 37:S103–110.

❼ J. F. Miller, "Discovering the Origins of Immunological Competence," *Annual Review of Immunology*, 1999, 17:1–17.

❽ 之後會發現第三種類型的T細胞。用球類比賽來打個比方，第三類T細胞就像裁判，會調節免疫反應，並吹哨來停止比賽，來確保一切都在控制之下，因為T細胞的世界裡，「失控」是件很危險的事。這種T細胞，就稱為「調節性T細胞」（regulatory T cell, Treg）。

❾ 在這個生態系統中，細胞激素會在不同的免疫細胞之間進行溝通；詳見之前關於巨噬細胞的討論。讓事有名詞更加混淆的是，有段時間細胞激素被統稱為「介白素」，分為一型與二型。現在不再用這種方式稱呼了，但我們仍然有這些名稱，因此，一些細胞激素的命名仍是用介白素後面加上數字。但它們仍然是細胞激素。

❿ Burnet Macfarlane, "Cancer— A Biological Approach," *British Medical Journal*, 1957, 1:841.

⓫ L. Thomas, "On Immunosurveillance in Human Cancer," *Yale Journal of Biology and Medicine*, 1982, 55:329–333.

⓬ 這些案例，最早可以回溯到古埃及第三王朝法老左賽爾（Pharaoh Djoser）的御醫印何闐（Imhotep）文獻中所記載的奇

特病例。西元前二五〇〇年，來自於印何闐的古埃及醫學文本《埃伯斯草紙醫典》（*Ebers Papyrus*），建議用「泥敷然後切開」來治療腫瘤，就是一種誘發感染的療程。有人猜測，這種治療可能偶爾會引發免疫反應，就像科利見證過的那樣。《埃伯斯草紙醫典：最偉大的古埃及醫學文獻》，班迪克斯・艾伯爾（Bendix Ebbell）譯，一九三七年由倫敦牛津大學出版社出版。

13 在歐洲十三世紀的紀錄中，描述了一位名叫貝肋格靈（Peregrine Laziosi）的流浪僧侶生活裡有類似的情況。他艱苦地旅行，一路上進行傳教與拯救罪人的工作。他的雙腿經常疼痛（所有流浪的僧侶都會這樣），然而某天他注意到他的小腿腫了起來，並且持續腫脹。很快地，他的脛骨開始出現腫塊。醫生診斷後，認為這是個惡性腫瘤，唯一的治療方法就是截肢。

就像許多病人一樣，貝肋格靈聽到了醫生的建議，卻沒有照著醫囑去做。他繼續流浪，而肉瘤也持續增長。最終癌細胞腫塊爆出皮膚，傷口因感染而化膿潰爛。「傷口散發出了可怕的氣味，坐在他旁邊的人沒有一個可以忍受」（Jackson R. Saint Peregrine, "OSM—the patron saint of cancer patients," *CMAJ*, 1974, 111）。然而，過了不久，他明顯不再發燒，腫瘤似乎也消失殆盡。幾世紀後，梵諦岡將貝肋格靈封為「聖貝肋格靈」，也就是癌症病患的守護神。而在教宗看見神蹟的地方，其他人則看到了潛在的治療方法。

14 這並非他的真實姓名。

15 根據迪安傑羅的檔案，這件事發生在一九五七年。五個月後，他回到了榮民醫院，告訴那些看到他像見了鬼一樣的醫生，他感覺很好。迪安傑羅不僅沒死，而且更強壯。他的體重增加了二十磅（約九公斤），也能繼續工作。他的故事令人驚訝，找不到合理解釋，有些人可能稱之為奇蹟。然而他的醫生仍然確信，他不久還是會死。

有時候，癌症就會這樣，在不破壞主要器官的情況下增長，比較像是寄生蟲而不像疾病。它可能會維持這種狀態很多年，直到癌細胞溢出變得致命為止。他的醫生認為，這件事遲早會發生，只是時間問題。

一年過去了，然後又一年。當迪安傑羅在三年後回來時，耳後多了一個新腫塊，大家認為這就是預料中遲早會發生的事，統計數據終於得到證實。這個腫塊一定是同樣的癌細胞轉移。癌細胞必定已充斥他體內，現在正在挑戰身體極限，即使用肉眼也能看到。這一次，他的醫生連開刀切除的手續都省了。迪安傑羅再次被送回家等死。然而，他還是又逃過一劫。

16 史蒂芬・羅森伯格與約翰・巴瑞（John Barry），《細胞轉型》（*The Transformed Cell*，一九九二年由紐約的普特南〔New

York: Putnam）出版，繁體中文版於一九九三年由時報出版公司出版）

17 作為一名外科醫生，他注意到一個案例：一名免疫系統受到抑制的患者，在從一位多年沒有證據顯示罹癌的捐贈者那裡獲得腎臟後，身上似乎自動出現了癌細胞。而當他的免疫系統不再受到抑制，就戰勝了癌症。然而這是不同的情況。

18 我們的身體一直「在諸如病毒和細菌等外來侵略者的持續攻擊下……為生存而不斷奮鬥著」，而通常免疫系統的細胞會將它們視為外來者，並將其消滅。羅森伯格，《細胞轉型》，一八頁。（譯註：此為英文版本中的頁數，繁體中文版為三四頁。）

19 羅森伯格從住院醫生升任外科主任的非凡調動，引起了一些同事的反感，有些人諷刺地稱他為「奇蹟男孩」，甚至是「史蒂夫·汪達」（Stevie Wonder，譯註：美國知名盲人歌手）。羅森伯格並不喜歡人家這樣叫他；因為他已經三十四歲，是個有家室的男人，還是兩個孩子的爸。

20 包括在羅森伯格到來之前，就已經在國家癌症研究所任職的唐納德·莫頓博士（Dr. Donald Morton）。

21 羅森伯格知道科利和科利毒素。雖然他對科利的方法沒有太大的興趣，但他所尊敬的其他當代免疫研究人員顯然有不同的想法，其中包括羅伊德·歐德博士，他鑑定出一種由免疫細胞所製成的物質，並認為是毒素作用機制的一部分（一種他稱之為「腫瘤壞死因子」的細胞激素）。

22 卡介苗（Bacillus Calmette-Guérin, BCG）是一種結核病疫苗，被批準作為膀胱癌的免疫療法。

23 這是羅森伯格的說法，意思其實並不像在此處看起來那樣主觀。他指出，科學家工作的一部分，就是從龐雜的科學文獻中，揀選出有用的訊息（羅森伯格，《細胞轉型》）。

24 這是基於英國科學家賽姆斯（M. O. Symes）的研究，以及他與友人大衛·薩克斯（David Sachs）的討論。

25 羅森伯格確認她的身分是琳達·卡帕里斯（Linda Karpaulis）。

26 Francis W. Ruscetti, Doris A. Morgan, and Robert C. Gallo, "Selective In Vitro Growth of T Lymphocytes from Normal Human Bone Marrows," *Science*, 1976, 193:1007–1008.

27 位於馬里蘭州貝塞斯達的美國國立衛生研究院國家癌症研究所腫瘤細胞生物學實驗室。

28 羅森伯格將會寫道：「在蓋洛（Gallo）論文發表的十個月後，肯德爾·史密斯（Kendall Smith）出現了。他在達特茅斯醫學院做研究，正在成為全球 IL-2 專家的路上邁進。他的博士後研究員史蒂夫·吉利斯（Steve Gilis）在《自然》期刊發表了一篇……關於運用IL-2培養老鼠T細胞的文章。」

㉙ 先前的其他幾位研究者也曾發現或描述了之後被認識到是干擾素的東西，然而這個團隊因為這篇論文，理所當然地成為了發現干擾素的功臣：A. Isaacs and J. Lindenmann, "Virus Interference. I. The Interferon," *Proceedings of the Royal Society of London. Series B, Biological Sciences*, 1957, 147:258–267.

㉚ 所有化學傳信者（chemical messenger）都是荷爾蒙的表親。荷爾蒙是種迅速強力的化學傳信者，會通過血腦屏障進行交流，並根據有問題的細胞激素釋放出一系列的細胞變化。在六〇到七〇年代，因為發現了更多免疫作用和發炎反應的傳信者，讓化學新名詞突然暴增，也產生一堆字母縮寫，數量多到被戲稱為「leuko-drek」，也就是免疫科學術語拼湊起來的廢話。更令人困惑的是，一些年輕免疫學家在一次會議上決定，要將所有免疫激素稱為一型或二型的「介白素」（取決於主要組織相容性複合體〔major histocompatibility complex, MHC〕，這是種染色體區域，其中包含參與抗原呈現的複雜〔或者說特定與獨特〕基因排列）來自行簡化命名。然而大家並沒有完全遵守這些規則（雖然某種程度上還是有，所以很讓人困惑）。現在，這一類型的激素都被概括地稱為細胞激素。

㉛ 包括細胞間的溝通，以及從細胞外部到內部、從受體到細胞核，信號是如何被轉譯的，是詹姆斯．達內爾（James Darnell）、伊恩．柯爾（Ian Kerr）、喬治．史塔克（George Stark）等人的研究。在干擾素「盤尼西林」時刻的十年後，人們才會發現，干擾素α和β是免疫信號與刺激的重要部分，也包含活化T細胞。干擾素的「失敗」是一種誤解，就像許多虛構的故事，讓人更加難忘，也更難把它跟真相分開。真相是，干擾素如今已獲准成為幾種人類疾病的療法，包含毛細胞白血病（hairy cell leukemia）、惡性黑色素瘤、肝炎、生殖器疣等疾病，並持續引起研究人員的興趣。

㉜ 這是天然IL-2的數據，重組的IL-2則幾乎是兩倍。

㉝ 順帶說明一下：十九世紀導出個別基因決定遺傳性狀理論的經典實驗，大部分歸功於孟德爾不允許在他的修道院中培育囓齒類動物，因此用豌豆進行了這個著名的實驗。巧合的是，豌豆的顏色、質地或形狀等表面特徵的基因編碼恰好位於不同染色體上，因此讓觀察結果能導出孟德爾的假說。

㉞ 德維塔博士除了在癌症研究上有傑出的成就，他的傳記還提到兒子泰德被診斷出患有再生不良性貧血（aplastic anemia），也是一九七六年製作的電視電影《泡泡男孩》（*The Boy in the Plastic Bubble*）中約翰．屈伏塔（John Travolta）所飾演的角色原型。

㉟ 對羅森伯格在《新英格蘭醫學期刊》那篇論文的後續研究，發表在《美國醫學協會期刊》上，提供對這些副作用更清

楚的了解。在後續研究中的十名病患中，有八人最終進入了加護病房。這些副作用包括短時間內極度體液滯留與水腫所導致的血管「滲漏」、危險的高燒、畏寒、幾乎顯示不出來的血小板數，以及其他需要用心導管、輸血、抗生素及一大堆其他的二次用藥來治療的各種問題。這些副作用，都是運用大自然賦予的信號化學物質，以及我們天然免疫防禦的「自然」療法所產生的。

36 羅森伯格，《細胞轉型》，三三三頁。（譯註：此為英文版本中的頁數，繁體中文版為四二九頁。）

37 在國家癌症研究所的資助下，全美六家醫療機構針對羅森伯格的IL-2結果進行了後續試驗，然而都未能複製他的成功結果。毫無疑問，羅森伯格的確獲得他論文中提到的結果，而且我訪問到幾位先前與他共事的人，都說他或許是他們所認識的人之中，「最有道德的」。然而，由於其他醫生無法複製羅森伯格在患者身上取得的成功結果，造成許多人考慮暫停使用IL-2療法，其中甚至有進行免疫療法的腫瘤學家。有好幾個人告訴我，病人的最佳選擇，就是試著獲得羅森柏格的親自照護。

38 史隆凱特琳紀念癌症中心的傑德·沃爾查克博士簡單說明了這種方法：「首先，你要確定哪個分子出了錯，讓癌細胞做出最明顯的『壞行為』——也就是持續製造出更多的癌細胞。然後你干擾這個分子，縮短那條路徑，阻斷通路，並阻止它繼續做壞事。」或許這個方法的第一個例子，是導致慢性骨髓性白血病（chronic myeloid leukemia）費城染色體（Philadelphia chromosomes）異常。另一個則是導致黑色素瘤的BRAF基因突變。

39 在華盛頓大學，葛林伯格博士帶領這種療法在概念上的進展，並首次證明它能殺死老鼠身上的癌細胞。在接下來的一年裡，羅森伯格的實驗室將會研究離開血液並滲入腫瘤（腫瘤浸潤的淋巴細胞）的T細胞；而他的實驗室很快也將會參與嵌合抗原受體（Chimeric Antigen Receptor, CAR）的研究。

40 羅森伯格曾使用過T細胞的生長藥物IL-2，結果顯示，藉由大量刺激T細胞大軍，以及產生大量的T細胞，有時能在一些病人身上促使免疫系統殺死癌細胞。

41 就像主導中世紀醫學的四種體液學說（four humors，譯註：這是由古希臘醫學家希波克拉底〔Hippocratic Oath〕所提出的，即人體內有四種體液：血液、黏液、黃膽汁及黑膽汁，四種液體平衡時身體就會健康，而失去平衡則會造成疾病），或者十九世紀生機論者（vitalist）所相信的，生物包含了一種虛無飄渺的生命活力。

42 與病毒相關的癌症形式，跟與遺傳相關的癌症很類似。病毒不會產生癌症，但會將細胞的DNA重新編寫成一種狀態，只需要較少的突變次數，就能恰好排列成為癌細胞。你可以把它想像成吃角子老虎的機器，病毒或某些遺傳條件就是把兩顆櫻桃固定在面板上。這樣的機器要對中三顆櫻桃的可能性，遠遠超過了「正常」的機器。

# 第4章

# 意外的發現

機會是留給準備好的人。

——法國微生物學家
路易．巴斯德（Louis Pasteur）

最終找到這樣東西的人，是一名歷經生活磨練、擅長演奏口琴的德州人。他甚至沒真正研究過癌症。

詹姆斯・艾利森（James Allison）看起來就像美國創作歌手傑瑞・賈西亞（Jerry Garcia）和富蘭克林（Benjamin Franklin）的綜合體，而他的確也帶有一點兩者的特色：他既是音樂家也是科學家，總是用啤酒和幽默來粉飾他的急躁和天生的智慧。最重要的是，他是個好奇且小心的觀察者，似乎對其他東西不太在乎——是一位就算錯了九十九次，只要有一次對了就會很開心的基礎科學研究者。而對了的那一次，就為他贏得了二〇一八年的諾貝爾獎。

艾利森的故鄉是德州的小鎮愛麗絲（Alice, Texas）[1]，然而在高中時，他被迫去選修一門勇於提到達爾文演化論的進階生物函授課程之後，這個小鎮就再也滿足不了他。這門課位於奧斯汀（Austin），是德州最好的公立大學所在地，也是德州最多音樂活動匯集的地方。這樣的組合對艾利森來說簡直再完美不過，因此十七歲高中畢業後，他就搬到這裡定居，立志一定要跟父親一樣，成為鄉村醫生。

在一九六五到一九七三年的這段時間裡，是年輕音樂人在奧斯汀的大好時光。[2]艾利森是演奏藍調口琴的好手，好到讓他變得炙手可熱。他會在鎮上的酒吧演出，也會到盧肯巴赫（Luckenbach）的孤星（Lone Stars）演出，那裡是新一代非法鄉村樂手威利・尼爾森（Willie Nelson）和威倫・傑寧斯（Waylon Jennings）流連之處。[3]這一切充滿了樂趣，相形之下，醫學預科就像是無意義的死記硬背。

## 研究酶，意外發現治療癌症的關鍵

一九六五年，他轉入生物化學領域，並以進入生化實驗室工作取代了背書的學習生涯，選擇以酶為他的博士研究題目。他所研究的酶，正好破壞了一種會助長某種老鼠白血病的化學物質。❹艾利森作為生物化學博士候選人，理論上應該要弄清楚這些酶是怎麼起作用的生物化學原理。❺然而，他也很好奇在腫瘤上發生了什麼事。

「所以我到圖書館去，閱讀所有這些免疫學的東西，」艾利森說。❻在實驗裡，酶最終奪取了腫瘤所有的養料，腫瘤壞死並「消失」，變成巨噬細胞和樹突細胞需要清除的死細胞團塊。然而，艾利森從閱讀的資料中學到，這些像阿米巴一樣、沒有固定形狀的細胞不全都是清道夫；最近的研究發現，它們也是前線記者，帶著與疾病持續抗戰的最新訊息。這些訊息包含在它們所吞噬的死亡與生病細胞裡，這些被吞噬的細胞被分解成一小段一小段的蛋白質片段，也就是疾病帶有的獨特病原。

巨噬細胞（與樹突細胞）率先抵達現場，無所不在，隨軍採訪。當它們發現有趣的東西時，就會吞食一部分非自身的蛋白質，並帶回淋巴結裡到處展示。（淋巴結就像是《北非諜影》〔*Casablanca*〕裡的瑞克咖啡廳一樣，好人、壞人、記者和士兵統統龍蛇雜處在一起；巨噬細胞、樹突細胞、T細胞和B細胞，甚至是生病的細胞，所有的細胞都在淋巴結齊聚一堂。）❼這就是T細胞和B細胞找到匹配的抗原並進行活化的方式。

## 被吞食的死亡腫瘤細胞，變成了疫苗

在老鼠體內，巨噬細胞對死亡的腫瘤組織所做的事，給了艾利森一個想法：疫苗大概就是這樣起作用的，對吧？疫苗就是把死掉（接種）的致病因子介紹給免疫系統，讓免疫系統能準備好對抗該疾病的反應，事先建立好專門對付這種疾病的T細胞複製軍團；如此一來，即使這種疾病的入侵力量出現，免疫戰力也能夠旗鼓相當。所以，這不就是他已經做過的事：殺死腫瘤、讓巨噬細胞清除？而那些被巨噬細胞吞食與展示的死亡腫瘤細胞，不就是像疫苗一樣的東西？因此，他想知道：這是否意味著他的實驗用了迂迴的方式，幫老鼠注射這種特定形式的血癌疫苗？而這些老鼠現在是否對這種癌症有「免疫力」呢？

「僅僅是出於好奇，我設計了另一個實驗，並且決定，既然我已經有了這些痊癒的老鼠——牠們現在無所事事，只是睡飽了吃而已，我會幫牠們再次注射同樣的癌細胞，但這次不用酶幫牠們治療，看看會發生什麼事。」這並不是實驗；他沒有申請許可，也沒寫下計畫表，什麼都沒有。他只是想做就做。結果發生了什麼？什麼都沒有。艾利森說：「牠們沒有長腫瘤，我回頭再幫牠們注射十倍的癌細胞，牠們仍然沒有長腫瘤。我又幫牠們額外注射了五倍的癌細胞，牠們還是沒有長腫瘤！這裡面一定有什麼事情發生，而且絕對是不可思議的事情！」

## 來到全球頂尖的安德森癌症中心

這個實驗得到的是非正式的一次性結果，無法證明任何事情（「人們談論著要在人類身上進行一樣的實驗，你知道的，就是提取自身腫瘤，用某種方式搗碎，再注射回去；但是實際上做起來沒那麼簡單。」），然而，卻提供艾利森對於免疫系統充滿神祕與潛力的第一印象。這是他所見過最有趣的事情。於是，他想要對此進行研究；一開始是在加州聖地牙哥（San Diego）的斯克里普斯研究所（Scripps Institute）[8]，然後在安德森癌症中心（MD Anderson Cancer Center）於德州史密斯維爾（Smithville）附近所開設的小實驗室裡，據艾利森說，這是「州長的經濟刺激政策」下，州政府所捐贈的土地與資金所設立的。

「這個實驗室真的很奇怪，就在一個十八英畝的州立公園的中間，[9]然後他們只是建好一些實驗室建築，聘請個教授去那裡。理論上，我們應該要研究致癌物質（癌症是如何發生的），但我對這個領域一無所知。」艾利森說。然而，他已經學會了一些有助於這些實驗工作的免疫學技術。據艾利森的描述，當時安德森癌症中心差不多忘記他們的存在。[10]「所以他們幾乎放任我們單打獨鬥。」無論如何，這就是目前屬於艾利森的地方。他的同事都是與他年齡相仿的科學家——年紀最大的也只有三十多歲，個個都聰明又充滿熱情，總是在實驗室裡準備了啤酒，工作到很晚，在實驗上互相幫助，集思廣益。

而這樣的設置，加上完全不用負擔教學或行政責任，還有帥氣的重型機車，以及來自國家衛生研究院和國家癌症研究所的充足經費，讓艾利森得以進行他真正感興趣的東西——最近才被識別出來的淋巴球，也就是T細胞。

「這真是科學上的一段美好時光，因為免疫學一直都是大家知之甚少的領域。我的意思是，因為有疫苗的關係，大家都知道我們有免疫系統，但是沒人知道其中任何細節。」艾利森說。

其中一項沒人知道的事，就是T細胞最開始是如何辨認出生病細胞的。艾利森翻閱所有能找到的相關學術論文，還讀了這些論文所引用的論文。「一開始，我認為自己真笨，看不懂這些東西。然後我想，不對，是他們笨——他們根本不知道自己在說什麼！」

## T細胞如何辨識出抗原？

對於T細胞是如何辨識出抗原，有很多不同的理論。[11]一個盛行的理論是，每個T細胞都有一種獨特的受體（從T細胞表面延伸出來的特定蛋白質排列）類型，會「看見」生病細胞表現出的特定抗原，鎖定並嵌合目標，就像把鑰匙插入鎖頭一樣。這是個合理的理論，但實際上沒人找到任何一個這樣的受體。假如這種受體存在，應該會有很多才對，而且會散布於卡在T細胞表面難以計數的蛋白質裡（有很多新發現的蛋白質，都用數字編號，就像新發現的恆星一樣）。[12]這些「受體」蛋白質將是以某種雙鏈狀結構所構建的分子。有幾個實驗室相當確信，它看起來就會像是B細胞上的受體一樣。但艾利森認為，這樣的想法很蠢。

艾利森回憶道：「哈佛、約翰霍普金斯、耶魯和史丹佛的學者宣稱，他們已經找到了一種分子，就是T細胞的受體。由於B細胞會製造抗體，因此其中多數人認為，T細胞中的受體也必定是類似抗體的東西。」[13]

無論受體看起來如何，如果你能找到它，理論上，你就能操控它。如果能控制T細胞的受體，你或許就能控制免疫系統殺戮機器的目標物。這個結果可能會對人類產生重大的意義，並且讓發現它的人留名青史。

艾利森相信，T細胞不只是B細胞的一種，也不只是殺手B細胞。假如T細胞存在（確實如此）並且與B細胞不同（確實如此），那麼這些差異就是重點。讓T細胞能夠「看見」特定抗原目標的受體分子結構，正是將它與B細胞受體區別的關鍵之一；它之所以看起來不一樣，正是因為它的任務和運作方式並不相同。

正當他坐在演講廳的後排，聽著一位來訪的長春藤聯盟學者講述關於這個主題的講座時，這個想法從他腦中一閃而過。突然間，一切看起來變得很明顯：假如他能找到比較B細胞和T細胞的方法，並設計出一個實驗，能夠把兩者放在一處，讓它們表面多餘的蛋白質互相抵銷，那麼受體應該就是沒有抵銷的那些分子。基本上，他是在大海撈針，而他的想法就是抽乾了水，再篩選殘留的東西。不管篩出什麼，就是他在尋找的針。

## 成功找到T細胞的受體，與它的雙鏈結構

他匆匆忙忙趕回實驗室，著手進行這項實驗。「結果很成功，而且在第一次就成功了，所以，現在我找到了一種只存在T細胞上的東西，沒有在B細胞上，也沒有在其他任何細胞上⓮——因此，那一定就是T細胞受體！」他說。他看到受體是種雙鏈結構，包括一個$\alpha$和一個$\beta$鏈，於是，他為此寫了一篇論文。

艾利森希望把這篇論文發表在頂尖的研究期刊上。⓯然而，從《細胞》（*Cell*）、《自然》（*Nature*）到其他頂尖研究期刊，都沒人願意幫這位來自於德州史密斯維爾、資歷尚淺的學者發表他的研究結果。「最後，我終於在一本名為《免疫學雜誌》（*Journal of Immunology*）的新期刊上，發表了這個結果。」雖然這並非《科學》雜誌（*Science*）或《新英格蘭醫學期刊》，不過也是一

本全球發行的期刊。[16]

「在論文的最後，我說：『這可能就是細胞抗原受體，以下是我認為它是T細胞抗原受體的原因』，然後我就列出所有理由。」這是個關於免疫學最重大主題的大膽宣言。「然而，除了一個實驗室，沒有其他人注意到。」艾利森說。

這個實驗室，就是知名生物學家菲莉帕・馬拉克（Philippa Marrack）在加州大學聖地牙哥分校所領導的實驗室。她的實驗室（與她的丈夫約翰・卡普勒〔Dr. John Kappler〕博士所共有）還沒辨認出T細胞的受體，但他們擁有一項科學技術，能驗證艾利森的結果是否正確。馬拉克博士重複了艾利森的實驗，並精確地得到艾利森辨認出的蛋白質——而且只有這種蛋白質。這令馬拉克十分震驚，特別是這個實驗來自她從未聽過的實驗室。艾利森說，馬拉克打電話告訴他，她正在籌備一個高登會議（Gordon Conference）——這是個菁英匯集的閉門會議，就像是科學領域的達沃斯論壇（Davos Forum）[17]。她邀請艾利森在會議中報告；艾利森有種感覺，他似乎受邀進入了大聯盟。

## T細胞的基因編碼

高登會議的助力，把這位急性子的年輕科學家放上了學術地圖，並讓他獲得了史丹佛大學客座教授的邀請。如今，既然已辨識出T細胞抗原受體（T cell antigen receptor, TCR），也描述出它的雙鏈分子結構，競賽就進入下一個階段，以爭取更大的獎項：這些蛋白質的藍圖，也就是T細胞DNA中的基因編碼。

「在那時，人們剛剛弄清楚要如何操作DNA和基因複製，因此每個人都試著複製這個（T細胞受體蛋白質）基因，這一直是二十五年來免疫學的聖杯之謎，沒人能解開。每個人都爭先恐後，噢，情況真是慘烈。我是說，每個人都意識到，這條路的終點有個諾貝爾獎等在那裡。」艾利森說。

那年八月，史丹佛大學的免疫學家馬克．戴維斯博士（Dr. Mark Davis）在日本每三年一次的免疫學世界大會上，進行了一場非預定的演講，宣布他的實驗室已在老鼠身上發現T細胞受體β鏈基因的位置。第二年，他在著名的英國《自然》期刊上發表確切的細節。而緊接在後的，是知名加拿大遺傳學家與生物學研究者麥德華博士（Dr. Tak Wah Mak）的論文，他成功在人類身上辨認出T細胞受體β鏈基因。剩下的，就是T細胞受體的另一半，也就是α鏈的基因。

而當麻省理工學院的免疫學家利根川進（Susumu Tonegawa）在一次報告中宣布他達成這項成就時，戴維斯與他的妻子兼合作者錢粵秀博士（Dr. Yueh-Hsiu Chien）就坐在觀眾席上。[18]早在幾年前，戴維斯與利根分享他實驗室的基因複製技術；如今，他覺得自己付出了代價。坐在回程的飛機上，錢粵秀對丈夫說，她認出那些利根宣稱是α鏈編碼、像條碼一樣的「指紋」。戴維斯嗅到了機會。他們匆忙趕回實驗室，對利根投影片上看似辨識出來的基因進行全天候研究，並寫下關於這個主題的論文，趕上晚間七點國際快遞的飛機送到倫敦，最後人工快遞到《自然》期刊編輯的桌上。而利根關於α鏈基因的論文，則在好幾天後才抵達同一張桌子上。

雖然這兩篇論文有幾乎相同的題目，公布了幾乎相同的發現，也同時發表在一九八四年十一月號的《自然》期刊上，[19]但技術上而言，戴維斯和錢粵秀的論文先到達編輯桌子上，因此在生物學的教科書裡，永遠都會將這份榮耀歸功於他們。[20]兩年後，利根川進將會因他早年對B細胞基因的突破性研究，獲得一九八七年的諾貝爾醫學獎。迄今為止，還沒有人因為T細胞受體基因而獲得諾貝爾獎。之後，利根離開了免疫學領域，轉而研究人類記憶與遺忘的分子基礎。

## 進入柏克萊研究

「總之，我們複製了很多東西，但沒有一樣是對的。在最後，我被邀請到（加州大學）柏克萊（分校）做專題演講。這件事有點爭議，因為我從來沒有待過大實驗室，也沒有上過哈佛。在柏克萊這種地方，大部分的教授都是師出有名，但我沒有這樣的背景。」艾利森說。因此，他簡直不敢相信，兩週後柏克萊居然提供他一份全職工作，[21]還包括霍華．休斯醫學研究所（Howard Hughes Medical Institute）提供的大筆資助。艾利森將擁有一個實驗室以及博士後研究的薪水，而且他可以做任何他想做的研究。他不需要教課，而且這筆錢可能會無條件資助下去。他唯一的義務，就是每三年要去一趟霍華．休斯醫學研究所的總部，做一場二十五分鐘的演講，在全世界五十位頂尖科學家面前報告他在T細胞研究上的進展。[22]

艾利森在柏克萊的研究，將會比他十年前最初開始迷上T細胞時提供更多的了解。現在，人們普遍接受T細胞有很多種不同類型，各有不同功能，能互相配合產生出對抗疾病的免疫反應。有些透過細胞激素送出化學指令來「輔助」免疫反應，就像足球比賽中的四分衛指揮作戰一樣。而其他T細胞，也就是殺手T細胞，會一一殺死受感染的細胞——通常是透過化學指令，指示這些細胞自殺。以上的程序，以及更多的免疫反應，只有在T細胞被活化時才會運作。活化是對疾病產生的適應性免疫反應的開端；在此之前，T細胞只會在四處飄移中等待著。那麼，是什麼活化了T細胞？是什麼讓它們開始動員、對抗疾病？

## 活化T細胞，需要多種信號

「我們認為，T細胞抗原受體就是啓動一切的開關，」艾利森說。這是自然而然會有的假設。然而，在找出T細胞受體之後，他們意識到，不對，這也不是正確答案。㉓他們可以讓T細胞受體「看到」生病細胞的外來抗原，就像鎖和鑰匙一樣鎖定在一起。但**抗原的鑰匙**還不足以啓動T細胞。㉔這不是「出動」的信號。

「在了解這一點後，我說：『噢，哇噢，這太酷了，T細胞竟然比想像中更複雜。』你知道嗎？這增加了解謎的困難度，讓事情變得更有趣。」

如果啓動T細胞需要的不只是把抗原嵌入T細胞受體，就代表還需要另一種分子進行共同刺激，也有可能是好幾種。㉕或許，T細胞需要兩種信號——就像保險箱需要兩支鑰匙才能開啓，或像是在發動車子時，你需要用鑰匙啓動引擎，然後踩下油門踏板，才能讓車子前進。那麼T細胞的油門踏板在哪？㉖僅僅三年後，他們就發現了這樣東西：T細胞表面另一種叫做CD28的分子。㉗CD是分化群（cluster of differentiation）的縮寫，這有點像稱呼它為「跟周圍其他類似的物質明顯不同的東西」。

**CD28㉘是啓動T細胞的第二個信號。**㉙這很重要，不過就像艾利森和其他研究者很快發現到的那樣，事情並沒有這麼簡單。向T細胞受體提供正確的抗原鑰匙，並偕同CD28進行共同刺激，的確能啓動T細胞；然而當他們在老鼠身上這樣做時，T細胞卻常常會發生熄火的狀況。這就好像他們已經找到啓動引擎的鑰匙和油門踏板，但還需要第三個信號讓T細胞「出動」。所以，他們現在要繼續搜尋第三樣東西。

艾利森的一名博士生馬修・克拉莫（Matthew "Max" Krummel）比較了CD28與其他分子的蛋白質結構，在一本電子化的分子圖鑑中尋找相似的東西——「那時候我們稱之為基因銀行，」艾利森說。這裡的想法是，如果你找到長得很像的分子，或許它的功能會很類似，也會與此有關。克拉莫很快就找到了另一個跟CD28分子部分有家族相似性的分子，也是從T細胞伸出來的受體部分。[30]這種分子最近才被鑑定出來，剛剛被命名與編號。[31]它是在一整批鑑定出來的分子中第四種具細胞毒性（細胞殺手）的T免疫細胞（淋巴球），因此被發現它的研究者皮耶爾・古德斯坦（Pierre Goldstein）命名為細胞毒性T淋巴球相關蛋白質四號（cytotoxic T-lymphocyte-associated protein #4），簡稱CTLA-4。[32]

與此同時，在西雅圖的必治妥貴寶製藥公司（Bristol-Myers Squibb）研究園區裡，研究人員傑佛瑞・雷德貝特（Jeffrey Ledbetter）和彼得・林斯利（Peter Linsley）也同樣在研究第三個信號的問題。「林斯利製造出阻斷CTLA-4的抗體，」艾利森回憶道。這個小組發表了一篇論文，歸結出**CTLA-4是第三個「出動」**信號，是T細胞的另一個油門踏板，必須被啓動才能進行免疫反應。[33]被其他研究人員搶先製造出抗體是件令人失望的事，尤其令克拉莫感到沮喪：他把三年的時間都花在研究抗體上，是他打算用來做博士論文的題目。然而，艾利森還是決定要繼續進行更多的CTLA-4實驗，因為無論如何，總是會有更多的發現。除此之外，他也不十分相信林斯利等人已徹底解決T細胞的活化之謎。

## 不是油門，而是煞車

「我知道有兩種方法可以讓速度加快，一種是踩油門，另一種則是放掉煞車。」艾利森說。他說，林斯利的研究小組只設計了符合CTLA-4是另一個「出動」信號假設的實驗，基本上，就是把它當成第二個CD-28。「我說：『讓我們做個符合〔CTLA-4〕是「關閉」信號的實驗吧！』果然，這就是我們所發現的。CTLA-4是個『關閉』信號。」艾利森說。[34]

## T細胞的雙重確認安全機制

如今，艾利森的實驗室對於活化T細胞對抗疾病所需要的步驟，已經有相當完整的了解。首先，**T細胞需要藉由獨特的蛋白質特徵，來辨識出生病的細胞；換句話說，需要呈現出符合T細胞受體的抗原**。這種展示，通常都是由樹突細胞或巨噬細胞進行的。與這種特定抗原結合的過程，跟轉動鑰匙，發動車子引擎是一樣的。

**另外兩個信號（CD28和CTLA-4），就像車子的油門和煞車**。CTLA-4是煞車，也是兩者中比較強大的。你可以同時踩下油門和煞車的踏板（在實驗中，克拉莫發現這是種控制活化速率的粗略方式），但如果你同時把兩者都踩到底，煞車會壓制油門，讓T細胞不論發生什麼事都不會出動。如果有足夠的CTLA-4刺激，免疫反應就會熄火。

如果這一切聽起來很複雜，那是因為它真的很複雜，而且是故意要設計得這麼複雜的。艾利森的實驗室發現一套精心設計的安全機制，一個制約與平衡的更大架構，以防止免疫系統過度運作及攻擊健康的身體細胞。每個安全機制會在T細胞變得好勇鬥狠，鎖定錯誤的抗原（例如身體正常細胞上的抗原）時，停止免疫反應，就像保險絲會在電流過載時斷電以保護電路一樣。這是在T細胞變成殺戮機器之前反覆詢問的一種方式：**你確定要這樣做嗎？**

適當的免疫反應，對抗的是病原體，能維持你的健康。然而用力過猛的免疫反應，會攻擊自身細胞，導致自體免疫疾病，包括多發性硬化症（multiple sclerosis）、克隆氏症（Crohn's disease）、某些類型的糖尿病、類風濕性關節炎（rheumatoid arthritis）、狼瘡（lupus），以及其他一百多種疾病。即使有這種精心設計的回饋系統，這些疾病也經常發生。因此這種活化T細胞的雙重確認、雙重信號機制，只是建立在免疫反應之中、眾多具有失效保全的額外反饋迴路之一。

## 母親罹癌，追索出免疫檢查點

還沒有人猜到這些T細胞驅動性的「檢查點」。[35]然而，如今同時在艾利森的實驗室與芝加哥大學傑佛瑞・布魯史東（Jeffrey Bluestone）的實驗室，都發現了這些檢查點的其中一個。[36]布魯史東著重於把這個新發現用在器官移植和糖尿病上，來遏止不必要的免疫反應。但艾利森有不一樣的想法；他想要繼續研究下去。

對艾利森而言，生物學很有趣，疾病奇怪又迷人，而免疫學很酷。但他承認，癌症「讓我很不爽」。[37]他小時候就因癌症失去了母親；[38]在她臨終時，他一直握著她的手，甚至不知道她生了什麼病，也不知道她為什麼燒傷，只知道她已經不在了。後來他又因為癌症失去了大部分的家人，雖然他從來沒有大聲說出口，甚至沒對自己說過，但在他腦海深處，癌症一直是他純粹的科學研究中，唯一可能有實際結果的。而現在，他走到了這裡，心裡想著另一個實驗，藉由知識的路徑來通往情感的目的地。

「我的實驗室一直研究的是基礎免疫學，而其中有一半，或者實際上更少的部分，是腫瘤，但我有個新來的博士後研究員（戴納・利奇〔Dana Leach〕）曾做過關於腫瘤的研究。在夏天快結束時，我把實驗寫出來。我說：『我要你讓一些老鼠長腫瘤，然後為牠們注射這種（CTLA-4阻斷）抗體。然後讓另一些老鼠也長腫瘤，但不打抗CTLA-4（anti-CTLA-4），看看會發生什麼事。』」艾利森說。在十一月，這位博士後研究員帶了結果回來：注射抗CTLA-4的老鼠身上的癌症治好了。腫瘤消失了。而沒有阻斷CTLA-4的老鼠，身上的腫瘤則持續增長。

艾利森嚇呆了——實驗數據看起來不該是這個樣子。「根據數據看來，這是個『完美』的實驗，百分之百的存活率對上百分之百的死亡率。老天，我是說，我本來預期的是——一些結果。但這是百分之百的結果。要麼我們真的治好了癌症，要麼我們真的搞砸了。」

他需要重新做一遍實驗。「我們不得不這樣。那時正好是感恩節，而這些實驗會花上好幾個月的時間。」然而艾利森說，他的博士後研究員不想為了一堆老鼠，放棄他聖誕假期的歐洲之旅。

艾利森告訴他，他只需要重新設置好實驗。「現在，幫所有老鼠注射，然後去做任何你想做的事。」為了確保他的觀察盡可能公正，他告訴博士後研究員，把籠子標上A、B、C、D，然後說：「我會負責測量老鼠。什麼都不要告訴我。」艾利森會接手那些枯燥乏味的工作，檢查每隻老鼠的結果。但在實驗結束前，他不會知道究竟哪個組是哪個。

「這真的很痛苦，」艾利森回憶道。他每天都得進實驗室，看著A籠裡的腫瘤愈長愈大。他必須用卡尺測量每個腫瘤的大小，並把結果標記在方格紙上，然後移動到B籠，看見一樣的狀況——老鼠的腫瘤正在增長。C籠與D籠的狀況也相同。有很多的老鼠，很多的數字，而它們都朝著一樣的方向前進。這是百分之百的失敗。

難道是他樂不思蜀的博士後研究員搞砸了這個實驗？艾利森覺得他正在走回頭路。最終，在聖誕夜，他在實驗室裡，盯著四個籠子，裡面所有老鼠身上都有穩定增長的腫瘤。「我說：『他媽的——我不要再量這些東西了。我需要休息一下。』」

四天後，他回到實驗室，發現籠子裡的情況發生了戲劇性的變化。其中兩個籠子裡，老鼠身上的腫瘤縮小了；另外兩個籠子裡，腫瘤還持續增長。當他揭曉實驗籠子的條件時，他很肯定知道答案了。免疫反應需要時間才能開始，就像接種疫苗的情況，但它的確發生了。日復一日，這樣的趨勢以驚人的速度持續著；而且就跟前一次一樣，結果還是百分之百，完美的實驗。

## 癌細胞踩住了免疫細胞內建的煞車

艾利森之前並不知道，這些實驗會帶領他走到哪裡。但如今，突然間，他們就到達了目的地。他們把這種生物機制完全搞清楚，解釋了數十年來令人困惑的數據。**腫瘤利用細胞內建的安全機制，為對抗它們的身體免疫反應踩了煞車**。這是演化而來的能力，還是癌細胞生存的伎倆？或者，兩者皆是。如果艾利森能在老鼠身上阻斷這種機制，或許也能在人類身上做到一樣的事。抗癌的突破，不是發生在籠子裡的事，而是這些數據所揭示的新世界觀。在科學上的突破，通常並不像電影裡演的那樣，靈光乍現，在一瞬間就發生了。但這個突破就是這樣。**找到了**！T細胞辨認出癌細胞，但癌細胞利用安全機制關閉了T細胞，而我們能夠阻斷這種伎倆。

還有什麼是可能的？這個問題，以及它所產生的希望，才是最重要的。這，就是抗癌大突破。

## 免疫檢查點：T細胞的內建防爆開關

CTLA-4 將會被稱為T細胞活化的「檢查點」，是一種大自然安裝在T細胞表面的內建防爆開關，用來防止身體的細胞殺手恣意橫行。艾利森發現，**癌細胞會劫持 CTLA-4，來關閉（或「降低」）對抗它的免疫反應**。

艾利森的實驗室已經製造出一種抗體，會找到並嵌入 CTLA-4 受體，就像鑰匙斷在鎖孔裡一樣，會阻斷檢查點，因此癌細胞就無法使用它。一些生物學家認為，這種檢查點抑制劑的作用方式，就好比在行駛中汽車的煞車踏板下面塞進一塊磚頭。

之前成功的癌症免疫療法，是嘗試著誘導、增加或「增強」對癌症的免疫反應。但免疫檢查點抑制作用不一樣；**這種方法用阻斷檢查點，來防止癌細胞關閉與之對抗的自然免疫反應**。

幾十年來，研究人員一直在尋找某種東西，以解釋為什麼他們無法製造出可靠的抗癌免疫療法。很多人認為，問題在於T細胞無法真正辨識出腫瘤的抗原——這意味著癌症免疫療法從開始就註定是徒勞無功。然而，艾利森實驗室的研究顯示了不同情況。T細胞的確能看見癌細胞，但 CTLA-4 分子起了煞車的作用，成為阻止免疫反應的檢查點。用抗體來阻斷或抑制這種檢查點，可能就是癌症免疫學家一直在尋找的那塊拼圖。[39]

現在，艾利森的實驗室[40]有了能阻斷T細胞 CTLA-4 受體的抗體。他們相信，他們能在癌症有機會關閉T細胞、阻止它活化之前，就阻斷癌細胞；理論上，這有潛力成為能幫助癌症患者的藥物。為了實現這種可能性，確知有沒有效，他們需要進行一些測試。而為了能大規模測試，首先他們需要大量生產這種藥物。然而，艾利森找不到對此有興趣的製藥公司。

## 阻礙

其中一個問題是，當時是一九九六年，而艾利森所兜售的藥物，並非絕大多數製藥廠的設備能製造出來的。最簡單也是最常見的一種，就是小分子藥物。它們相對容易大量組合，而且製造過程遠比艾利森阻斷CTLA-4的大型分子抗體要簡單得多。大多數的癌症藥物，都是小分子藥物。它們雖然無法治癒癌症，但會攻擊癌細胞一段時間。「這就是當時推動製藥業發展的主力，「而且在接下來的十五年裡也是如此。」克拉莫說。

另一個問題是，雖然抗CTLA-4是一種「抗癌藥物」，但它代表一種**治療原理**，是**針對免疫系統**而非癌症來進行作用，進而重啟免疫系統（也可以說是拆掉煞車，釋放免疫系統），好讓它能夠執行原本的任務。

換句話說，這是一種**癌症免疫療法**。而迄今為止，已經證明癌症免疫療法是種冒險的賭注。這種藥物（或任何藥物）的製造、測試、營銷與鋪貨，將會花費數百萬美元，以及很多年的時間。這超過大多數公司願意或承擔得起的風險，尤其這還是大多數腫瘤學家不信任的癌症療法。

艾利森現在還發現存在第三個問題。從CTLA-4首次被發現，到艾利森和布魯史東的實驗室弄清楚它的作用與如何作用之間的幾年裡，製藥巨頭必治妥貴寶已經提出一項臨時專利申請。他們的專利比艾利森的要領先一步，然而卻是基於對CTLA-4如何作用的誤解。

必治妥貴寶的專利把 CTLA-4 當成油門踏板，聲稱他們的抗體將會成為與 CTLA-4 結合的促效劑（agonist），加速T細胞的活化。艾利森與布魯史東的突破，正是意識到 CTLA-4 實際上是煞車踏板，降低免疫反應。艾利森的獨特專利，就是將阻斷這種煞車的抗體作為抗癌的藥物。艾利森是對的，必治妥貴寶是錯的。艾利森和他的博士後研究員最終會後來居上。但在當時，對一家數十億美元的公司提出相互衝突的主張，並不會在他們的藥物推銷上有任何幫助。

「大家原本充滿了興奮，然後是一片靜默。安靜到你可以聽見果園裡蜜蜂的嗡嗡聲。」克拉莫說。

他們花了兩年四處奔走，跟人溝通，終於找到了歸宿，那是一家達特茅斯醫學院（Dartmouth Medical School）免疫學家團隊所建立、位於紐澤西的小型製藥公司梅達瑞克斯（Medarex）。[41]這家公司並不大，他們沒有必治妥貴寶或羅氏大藥廠（Roche）那麼深的口袋，不過他們的確有一種基因工程改造的老鼠，可以製造人類抗體（而非老鼠抗體）。運用艾利森的智慧財產，他們的老鼠將會成為活生生的製藥工廠，能製造足以提供首次人體臨床試驗的抗 CTLA-4。抗 CTLA-4 甚至有機會成為癌症藥物來幫助世人，但那可能還需要十五年。比較可能的結果是，最終，抗 CTLA-4 還是只能治癒老鼠身上的癌症。

## 【第四章註解】

❶ 在離開故鄉愛麗絲這件事上，艾利森說，其實他也還算喜歡這個小地方；在那裡，他過得很開心，只是——說到這裡，他吸了一口氣，小心翼翼地說，他知道這會帶給別人怎樣的印象——他不想要像這裡的其他人一樣。愛麗絲是地圖上在德州聖體市（Corpus Chisti）西邊的一個小點，車程大約一小時；如果快的話，四十五分鐘就到了。這是個德州小鎮，有很多不錯的地方——不錯的人、不錯的農場、不錯的教養和工作，還很靠近空軍基地。艾利森的父親是個稱職的航空醫官，在那裡的保留區工作；受到父親的影響，他想要成為在地醫生。然而他的家族來自於韋科（Waco），在那裡開了一家鞋店，因此對他而言，來到愛麗絲已經是向前跨一大步了。艾利森想要再跨出下一步。繼續待在那裡，他不會開心。他在小鎮長大，他愛這個地方，也愛這個地方的人，就像每個人對於故鄉都有獨一無二的感情。而他對他們的認識，也就像所有當地男孩對故鄉獨有的認識一樣。他說，他不想要成為跟其他當地人一樣的人。

這並沒有錯。他喜歡美式足球，只是沒有在玩；他喜歡小鎮的氛圍，只是不喜歡被困在這裡。他喜歡閱讀，也喜歡研究一些小發明。他富有好奇心，也對自己有些想法，不見得是早熟的目標，倒比較像是未來的可能性。家裡的車庫變成他的實驗室，樹林變成他測試自製黑色粉末炸彈的地方，而池塘則成為解剖用的兩棲類動物來源。如果你曾經跟大多數的研究科學家聊天，幾杯啤酒下肚之後，你就會發現，他們都有點孤僻，很多人也都做過自製炸藥；這很正常，是年輕科學家大都會做的事情。

假如這會讓他在農業為主的德州變成怪咖，就隨他去吧！反正這個家裡有三個兒子，兩個哥哥務農就已經綽綽有餘了。高三時，他因為不想上學校沒有演化論的生物課，於是遊說父親讓他選修德州大學進階高中生物的函授課程，父親支持了他。隔年，在他滿十七歲並畢業後，就永遠離開了小鎮。奧斯汀是德州所有奇人異事的匯集中心，也有一間很好的大學。然而就這兩方面而言，最終他發現，柏克萊幾乎比其他所有地方都要強得多，也怪得多。

❷ 這是全盛時期，當時仍處於廣為開放狀態，這個小型的大學城剛剛開始轉型為牛仔州的奇特首都。

❸ 當然，艾利森在這方面上並不孤單。這是奧斯汀的繁榮時期。這個城鎮原本是個小型的大學城，直到嬰兒潮的世代從高中畢業時才開始轉型。奧斯汀深處於德州內陸，比舊金山一類的大城市規模要小一些，雖然不像舊金山獲得六〇年代「花朵力量」（flower power）和平運動的滋養，但也成為地方人文薈萃之處。它仍然保有德州特色，夠嬉皮，而且離大學也足夠近，能確保聰明年輕的事物穩定交流，並著眼未來。對許多人而言，未來不再需要前往沿海的大城市，或者循著陸路前往達拉斯（Dallas）或休士頓（Houston）才會有前途，在奧斯汀就能夠擁有許多機會，因為德州儀器

（Texas Instrument）、摩托羅拉（Motorola）與ＩＢＭ最近都將他們的製造廠房遷移到這裡。

當然，在投票年齡與合法飲酒的年齡降低到十八歲，以及允許打烊時間延長到凌晨兩點之後，對奧斯汀的發展有益無害。在政治賦予權力之後，這些合法飲酒的青少年得以醉醺醺地在牛仔州光怪陸離的首都嬉鬧喧嘩至深夜；很快地，一群當地音樂人就崛起，以提供應景的音樂。假如你賣啤酒，並且有足夠平坦的地方能放張高腳凳，就能成為一個音樂俱樂部。

❹「我受過生物化學的訓練，因此我正在研究天冬醯胺酸酶（asparaginase），這是一種可以消耗天冬醯胺酸（asparagine）血漿的酶，而天冬醯胺酸是很多種白血病增長的要素，但它們無法自行製造足夠的天冬醯胺酸。這種酶仍然用於誘導兒童白血病的緩解，但無法治癒任何人。在老鼠身上，它治癒了白血病。我試著想讓它的效果更好，於是我開始閱讀有關免疫學的東西。我修了一門課，讓我對免疫學產生了很大的興趣。某天，我只是出於好玩，就用這種酶治好了老鼠身上的白血病。」

❺把這種酶注射到老鼠體內後，它會分解燃料。由於白血病得不到養分供應，老鼠的癌細胞就會死亡。然後這些細胞就會像身體裡所有死亡的細胞一樣，被先天性免疫系統中專門吃垃圾的流浪細胞——巨噬細胞清理掉。艾利森也想知道，它們是如何運作的，也就是這一切實際上是怎麼起作用的。

❻他的聲音帶有鄉下地方的獨特樂感，在最後一個字上放了額外的節拍，似乎不急著移到下一句，直到那一拍結束後，他很快接著說下去，繼續他始終在談論的話題。

「我很幸運，能就讀少數幾個與醫學院無關、但卻有免疫學的其中一所大學，」艾利森說。他被訓練成為一名生化學家，但他的研究激起了他對於生物學的另一個領域——免疫系統的興趣，而他在研究所的吉姆．曼迪教授（Jim Mandy）提供了一門相關的課程。艾利森把握住這個機會，「而且我對此深深著迷。」教授在課堂上講述了最新發現的Ｔ細胞。「他教導我們這個發現，他教了這堂課。但在課後你去辦公室找他，他會告訴你，他其實並不相信這是真的。他信奉抗體那一派的說法。」艾利森說。艾利森的教授，以及其他相當多的免疫學教授感到困擾的，是Ｔ細胞看起來跟Ｂ細胞大不相同，似乎無法成為同一個系統的一部分。

Ｂ細胞不會直接殺死疾病，而是製造出抗體來標記疾病，好讓先天性免疫系統來消滅它們。多年來，這就是免疫學，而研究的方向就是要繼續釐清這樣的狀況。「但是這些Ｔ細胞出現了，人們說：『嗯，這種細胞不一樣耶，它們直接就會殺掉受感染的細胞，』」艾利森說。把Ｔ細胞加進Ｂ細胞家族似乎太過複雜。演化往往是種保守的力量，會一再重複使用相同的生物過程，並重新利用和建立於已經存在的生物機制上，而不是從頭開始打造全新的一套。如果免疫系統這麼複雜，這些複雜性很可能是從相同的根源發展而來，並使用類似的機制。幾乎讓人難以想像的是，自然界會演化出兩種完全不同的系統，在同一個生物體內進行重疊的工作。

「無論如何，曼迪教授還是在課堂上教了這個，但後來我去他的辦公室找他談，我說：『曼迪博士，為什麼你不相信T細胞會殺死受感染的細胞呢？』他說：『這個嘛，我也不知道，看起來就很怪，你不覺得嗎？』」這就好像我們的兩個腎臟用完全不同的方法從血液中去除毒素，兩者之間毫無關聯性。艾利森也認為這很奇怪，但是種好的奇怪。他想要「查看一下」，對此多了解一點。「這真是科學上的一段美好時光，一直以來，免疫學是個大家知之甚少的領域——我的意思是，因為有疫苗的關係，大家都知道我們有免疫系統。但沒人知道其中的任何細節。」艾利森說。在奧斯汀唯一的免疫學課程中，他已經碰到了瓶頸。

❼巨噬細胞與樹突細胞（生物學家稱之為「抗原呈現細胞」）就像是顯示最新彩券中獎號碼的活動告示牌，展示著特定的疾病抗原樣本。幾十億個適應性免疫細胞中，每一個都帶著不同的彩券誕生。彩券上的數字遲早會中獎：當B細胞或T細胞恰好隨機跟回報的抗原完全匹配時，它們就開始倍增成一支複製軍團，整個軍團的成員都有相同的中獎彩票，能夠對抗所顯示的疾病。然後賓果！適應性免疫反應就被啟動了。

❽「這有點令人失望，」艾利森說。他原本想要去某個「一流」的地方學習免疫學。「結果我又繼續做生化研究，像是純化蛋白質然後定序這些事情。學長只會讓你做這些粗活，而他們把其他的事情叫做建立模型，也就是他們說的：『不要建立模型，不要思考，只要去做就對了！』所以我說，如果這叫科學，那你自己留著吧，我要回奧斯汀去了！不過，那時我在聖地牙哥已經結了婚，而且每週有好幾晚都跟一個鄉村西部樂隊一起表演。我過得很不錯。

「還記得唱《想要認識你》（*Like to Get to Know You*）的史潘奇合唱團（Spanky & Our Gang）嗎？我曾經跟一個樂隊幫他們演奏了一晚，而且還坐在史潘奇．麥克法蘭（Spanky McFarlane）旁邊。」身為一頭長髮、具有博士學位的口琴演奏家是件很酷的事，很容易就讓他融入音樂界之中。

「我在一個叫做『魔鬼魚』（Stingray）的地方演奏。我們有一個樂團，名叫『克雷．布雷克』（Clay Blake），是個德州鄉村酒吧樂團。我白天還上班，但他們沒有。樂團的其他人都會……我只是跟他們待在一起，時不時參加幾場或半場的演出，或者隨便玩玩。我跟他們很熟。透過他們，我認識了其他人。身為口琴手，我在想要於開放自由表演時間一類場合演出的新人歌手間很受歡迎。我們的樂團在所謂的北郡（North County）還滿有名的，最北到加州的恩西尼塔斯（Encinitas）。因為這樣，我得以看到生活的另一面，那是我在愛麗絲長大時曾經看過一點點的部分。但你知道的，我是說，這樣的生活還滿混亂的。」

那時，艾利森已經結婚，每週還要工作七天，但仍然一如既往地努力演奏。「我們在每週二晚上和大部分的週五晚上都有表演，有時在中間幾晚也有。」有時候現場會變得失控，在鄉村西部音樂俱樂部中吹口琴，就像置身在西部蠻荒地帶。「人們沒有意識到，加州的這一塊非常草根，」艾利森說。

「經常會有人打架，通常起因是有個跳兩步舞的牛仔動作太大，撞到旁邊的人，對方說：『不要再這樣了。』可是這就是那個人跳舞的方式啊，你懂嗎？所以同樣的事情又再度發生了。加上喝了啤酒，周圍又很擁擠，很快的，就……

「事實上，這個跳舞的人叫做路德（Luther），是我們的忠實觀眾之一。我們真的很喜歡他。他就是這樣的人。他就是個跳起舞來動作很大的大塊頭。其他俱樂部的人聽了我們在其他地方的表演，就決定來這個俱樂部看我們演出。這就很類似幫派聚集的感覺。

「同樣的事情一個晚上發生了三、四次以後，那個人用力撞了路德。你知道，路德是大家的朋友。那時我在舞台上，有個人就在旁邊，情況很混亂，那個人剛剛才……他是個流氓，剛剛才因為偷馬在監獄裡待了一段時間。總之呢，他就在那裡，一隻手不知怎麼弄傷了，所以打著石膏。他跑向那個打了路德的傢伙，然後用石膏打他，被打的人應聲倒地。我那時正在表演，你知道嗎？那個人就這樣倒了下來。我趕快跳開，你知道嗎？因為打人的那個傢伙立刻跳上舞台，然後，整個場面就像西部電影演的那樣混亂。

「我心想：『哇噢。』我跟下面那個傢伙很熟，但他只是一直說著：『噢，幹！噢，幹！』就會有像這樣的事情發生，很有趣吧！」

一天晚上，他跟著去了一個音樂人的派對——真的超棒的，因為最後這變成了威利・尼爾森的新專輯《紅髮陌生人》（*Red Headed Stranger*）的發表會。這讓威利・尼爾森和他一部分的樂手參加了鄉村酒吧音樂的開放自由表演夜，然後再開著他褪色的紅色福斯小巴回到他們的飯店。

多年後，艾利森終將會成為尼爾森的口琴手。艾利森自己創立一個名為「檢查點」的樂團，成員全是免疫學家。他們真的很不錯。

❾「我看到了一些很有趣的東西，你知道嗎，我追查了一些他們所引用的材料，影印下來然後帶回家看。

「那時我住在奧斯汀。我太太在奧斯汀工作，所以我住在那裡，每天開四十五哩（約七十二・四公里）到史密斯維爾上班。最終，我們在開發失敗區買了一間有十八英畝地的房子。實驗室就在州立公園裡，在森林裡的一片空地上。我買的房子就在森林裡，距離實驗室大約一哩半（約二．四公里）的路程，因為我有一台摩托車所以不算很遠，有時候我也會用走的穿過森林去上班。然後在週末，我會回到奧斯汀，就為了參加派對。」

當時他其實沒有時間玩，他太忙了，但他仍然可以在奧斯汀的阿瑪迪歐世界音樂夜總會（Armadillo Worldwide）或皂溪酒吧（Soap Creek Saloon）遇到威利．尼爾森或傑瑞．傑夫．沃克（Jerry Jeff Walker）。

10 在艾利森加入團隊後不久，安德森癌症中心的院長就離職了。「新院長到任後，並不十分清楚我們是誰。」

11 到此時，已經證明有主要組織相容複合體（major histocompatibility complex, MHC）的限制。T細胞所辨認的不僅僅是抗原；它會在這些MHC分子的背景下辨認抗原。MHC分子是種獨特的蛋白質排列，可以把它想成像血型一樣的東西，我們生來就會帶有幾種類型的其中一種，由基因決定。並非每個人都擁有同樣的MHC，但一個人體內所有的細胞都屬於同一組MHC。MHC複合體有點像每個細胞表面的圖騰或標記，作為一種基本但有效的因子，讓免疫系統能夠追蹤哪些是自身細胞，哪些是外來的入侵者。（這也是在組織或骨髓移植時必須「匹配」以避免排斥的部分。）艾利森在他位於史密斯維爾的實驗室中，一直在進行與MHC分子相關的實驗和研究，而且他著了迷地追蹤免疫期刊上的最新發展。他知道在神祕的T細胞受體如何作用上，MHC是個重要的因子——這似乎是其他研究者忽略的一個因素。

艾利森心中認定T細胞受體的分子跟其他人不一樣，因此他想了一種不同的實驗來尋找它。

12 要找到它，就像是要摸黑從香菜園裡挑出洋香菜一樣。

13 人們正在尋找由T細胞所組成的免疫球蛋白鏈。

14 包括了未成熟的胸腺細胞（thymocytes）。

15 實驗證實了一個可靠的主張，然而艾利森並沒有發現聖杯的鐵證。他的實驗只是提供了突破性結果的一個實驗，而艾利森並沒有那種能夠讓他能因此受益的背景。「沒有人相信我，因為我是從德州史密斯維爾來的傢伙，你懂嗎？」艾利森明確表示，不論他的實驗做出什麼結果，都無法「證明什麼」。科學（如果有的話）很少能證明什麼，但好的科學能夠提供好的數據，而好的數據能提供強而有力的建議。」

16 學術論文遵循著一種標準而枯燥的格式，讓數據自己說明一切。只有在最後的「討論」部分，作者才可能對數據所可能提出的進一步影響進行比較個人（可能是不精確）的論述。艾利森的論文〈T細胞的克隆型抗原〉（Clonotypic Antigen of T-Cells）依循了這樣的格式。正文部分是枯燥的實據，也沒有提出主張，只是小心翼翼地解釋他所做的一切，完全沒有提到「T細胞受體」。他在討論的部分中彌補了這一點。

17 世界經濟論壇（World Economic Forum, WEF），是一年一度全球政商界菁英領袖齊聚一堂的會議，因為每年都在瑞士滑雪勝地達沃斯舉行，因此俗稱達沃斯論壇。

18 利根跟戴維斯一樣，自一九七〇年代中期開始，就一直致力於揭開免疫學中的遺傳研究。利根率先確認了B細胞中的基因，這種基因能讓B細胞製造數百萬種不同的抗體，以面對各式各樣的病原體——這也是戴維斯持續努力的研究目標。

19 Chien et al., “A Third Type of Murine T-cell Receptor Gene,” *Nature*, 1984, 312:31–35; Saito et al., ”A Third Rearranged and Expressed Gene in a Clone of Cytotoxic T Lymphocytes,” *Nature*, 1984, 312:36–40.

20 戴維斯後來對《史丹佛醫學》雜誌（*Stanford Medicine*）的記者描述，《自然》的編輯曾經打電話給他，描述了利根對這種「神聖的正義」有多不開心，然而，他說他這位麻省理工學院的競爭對手被打敗後，一直都很寬宏大量。

21 這正是艾利森小時候夢寐以求的事。這是為了母親嗎？艾利森否認了，但或許有這個可能。或許我們所做的一切，無論如何都是為了母親。假如有人知道答案，那個人一定不會是當事人。然而，他的確有那段難以擺脫的過往，就在他八歲或十歲的時候，又或者不是——天啊，一切都搞混了，而你忍不住開始談論起自己的父母。

他所知道的，就是母親去世了。他就在那裡，不知道母親得了什麼病，也不知道該怎麼對抗；後來他弄懂了是什麼病，而且沒人能提出對抗它的有效方法，於是他想：他媽的。我一定要做點什麼。

22 要在五十位世界頂尖的科學家面前證明自己，並不是件輕鬆愉快的事。即使只是回想起那些用碼表計時精確到秒的報告時刻，艾利森還是會緊張到胃都快打結。「感覺很糟糕，有時候，在前一天晚上，我會緊張到蹲在浴室裡面吐。」他說。然而，作為交換，艾利森終於獲得研究需要的所有資源。

23 「這不是我的主意，」艾利森澄清：「這個想法來自國家衛生研究院的榮恩．史瓦茲（Ron Schwartz），還有實驗室裡的博士後研究員馬克．詹金斯（Mark Jenkins）。他們展示了只有抗原受體本身的參與，是不足以啟動T細胞，還會增加不被選擇的機會。」詳見：Mark K. Jenkins and Ronald H. Schwartz, “Antigen Presentation by Chemically Modified Splenocytes Induces Antigen-Specific T Cell Unresponsiveness In Vitro and In Vivo,” *Journal of Experimental Medicine*, 1987, 165:302–319。

24 這是艾利森自己親眼所見，而國家衛生研究院的實驗證明了這一點。艾利森花了好幾年，研究生物學中最大最複雜的一片拼圖，而這個新的啟示，要求他與其他生物學領域的人重新解讀這些線索。艾利森認為，這讓整件事情變得「更有趣了」。

25 「只有某些特定細胞能夠做到這一點。後來發現，這些細胞是樹突細胞，就是幾年前瑞夫．史坦曼（第一章出現的艾拉．梅爾曼年輕時就在他的實驗室）獲得諾貝爾獎的研究。因此我們做了很多的研究，找出了樹突細胞從哪裡來，但從來沒能找出它們做了些什麼。」

26 「總之，我開始對組合刺激的想法感興趣，然後第二個信號就出現了。所以我們實驗室對此進行深入研究，得出 CD28 的整個概念，我是說，有很多其他人同時在研究同一個分子。沒錯，就是有一群人，包括傑佛瑞．雷德貝特、彼得．林斯利、克雷格．湯普森（Craig Thompson），還有其他一些人，都一直在研究這個。他們從這種稱為 CD28 的東西找出一個原子，能夠部分活化T細胞。有很多文獻顯示，它會在人類身上起作用，但這些研究並沒有真正解答第二強制信號的問題。部分原因是實際上你也做不到，因為很難用人類細胞做實驗；其中一個原因，是由於在人的身上並沒有很多原始單純的T細胞。因為整體上我們受到太多感染，所以血液裡絕大多數的細胞都在找事情做。之前我們在老鼠身上看過這種原始的T細胞，因為我們能讓牠們保持不受感染的狀態。」

27 「傑佛瑞．雷德貝特已經研究了很久，還有克雷格．湯普森、卡爾．朱恩、彼得．藍辛（Peter Lansing）和其他一些人，」艾利森解釋。艾利森有幾個理由認為這可能是共同刺激的信號。

28 艾利森做了實驗，結果成功了。「所以，我們可以正式認定，需要給這個第二信號來啟動，」他說。似乎就是這樣。他發表了論文。「我很高興，我已經差不多研究了三年，想起來一切都進展得很慢。」他說。但艾利森是個研究者。思考 CD28 會讓他想到針對癌症的問題。T細胞不會攻擊癌症。大多數科學家假設，這是因為癌細胞是自身細胞，跟正常健康細胞太相似，以致無法被免疫系統辨認出來。然而，艾利森現在有了不同的想法。當他有這樣的想法時，碰巧是他正在一個資金充裕的癌症實驗室進行基礎研究的時候。「我突然想到，腫瘤細胞沒有這些分子（CD28），那麼或許免疫系統就看不見它們，即使它們有成千上萬的抗原。免疫系統看不見他們，因為它們沒辦法發出第二個信號。」

29 「所以那是篇科學論文，但研究一直都在進行；在複製老鼠的 CD28 時，我們並沒有先辨認出這種分子。其他人辨認出來了，甚至複製了它，不過是用人類的T細胞。我們複製了老鼠的T細胞並進行研究，結果顯示，CD28 就是這種共同刺激的分子。」

30 信號蛋白有細胞內與細胞外的分別；它們穿過細胞膜伸出細胞表面，就像胡蘿蔔竄出地表一樣。在外面的部分，負責與外界互動並接收信號。信號經由蛋白質進入細胞膜內，接觸到細胞內的信號分子，也就是行動發生的地方；然後信號分子會啟動基因表達，相當於是對信號的「反應」。艾利森與克拉莫發現，在基因銀行裡的一種分子（相當於胡蘿蔔的綠葉），有一個外在構件與 CD28 的外在信號部分有「八五%相同」。這種家族相似性可能是巧合，但艾利森覺得更好的猜測是，這意味著兩種信號蛋白實際在演化上密切相關，而且功能也類似。「對我而言，一切遲早都會回歸到演化上，」艾利森說。

31 「這個叫奇普・侯爾斯坦（Chip Holstein）的人複製了它，」艾利森說，這讓研究人員得以進行更進一步的研究。「我們不知道它的作用，只知道它不在那些被啟動的原始T細胞裡。」

32 「CTLA-4 的命名來自於這個名叫皮耶爾・古德斯坦的法國人，他也是以消減雜交的方式，發現只有T細胞才能表現出來的東西。他將T細胞減去B細胞裡也具有的 RNA，然後看看剩下的是什麼。他所得到的第四樣東西就是 CTLA-4，完整名稱是細胞毒性T淋巴球相關蛋白質四號。這就是 CTLA-4 名稱的由來，而且這完全是個誤稱，因為事實證明，它不只是在 CTL（殺手T細胞）裡，也存在於所有的T細胞裡。輔助T細胞裡也有。它會出現在每個被活化的T細胞裡。但我喜歡 CTLA-4 的音韻。」它也被稱為 CD152。

33 Linsley et al., "Coexpression and Functional Cooperation of CTLA-4 and CD28 on Activated T Lymphocytes," *Journal of Experimental Medicine,* 1992, 176:1595–1604.

34 克拉莫設計了一個模型，來同時踩下兩個踏板，並在動物身上進行試驗，然後調整油門與煞車（CD28 與 CTLA-4）的比例，就像新手駕車。事實證明，你可以在動物模型中增減T細胞的反應速率，就像克拉莫在早期版本的 Excel 表格中所預測的，有助於他們把所懷疑的部分進行徹底研究。「那時，艾利森真的是個親力親為的專案負責人，」克拉莫回憶道：「我想他教會了我怎麼注射我生平的第一隻老鼠。」克拉莫說，艾利森對他所選擇的博士後研究員的態度，基本上就是**相信你的直覺，試試看**。而他自己重新詮釋的意思是：「**管他的，你就試試看嘛！**」在成為加州大學舊金山分校的病理學教授並擁有一個實驗室後，克拉莫也試著向他的學生灌輸這種精神。「那時我什麼都不知道，就被允許為老鼠投注抗體，」克拉莫說道，語氣中帶著對當時的柏克萊文化，特別是對艾利森實驗室的感謝；在科學中，確定性常常是驅逐純粹探索的洪水猛獸。

35 當時的觀念是，T細胞主導了這種免疫反應。而現在大家相信，來自於先天性免疫系統的巨噬細胞，也就是那些又巨大又飢餓，吞食身體廢棄物的「清道夫」，會透過細胞激素來幫助調節免疫反應。現在我們也了解到，在當時還沒有被發現的調節性T細胞，就是 CTLA-4 的主要表達細胞，因此在減少T細胞的活化中，扮演了很重要的角色。

㊱「芝加哥大學的傑佛瑞·布魯史東幾乎在同一時間，獨立做出了一樣的事情，」艾利森說。布魯史東是位免疫學家（現在是帕克癌症免疫療法研究所的執行長），他的實驗室試圖用這個新發現的免疫煞車，來預防器官移植的排斥反應，以及自身免疫相關的疾病——這些問題的癥結被廣泛認為是位於免疫系統的駕駛室裡。

整個癌症免疫療法的進展史就是不斷歷史重演。當時，絕大多數的癌症專家與免疫學家都相信，癌症與免疫系統毫無關聯。而艾利森這位痴迷於免疫學的生化學家對於癌症免疫療法信徒與非信徒之間戰爭的了解，尚不足以讓他意識到，自己已經不經意地越過了戰線。他的下一步實驗將會更具有爭議性。

㊲因此，即使他的眼光固定在前方，專心致力於T細胞的純科學，那樣的想法卻一直待在副駕的位置上，全程陪伴著他。他有時會用傑瑞·傑夫·沃克的一首歌來描述這個狀況。這首歌敘述了一個牛仔在公路上緩慢行駛，一隻眼睛盯著路，一隻眼睛盯著他身旁的女伴。即使他在開車，也總是會尋找能停下來的時機。

㊳艾利森認識癌症，而且從小就認識了，雖然當時他們並不這樣稱呼它。癌症不只是嘴上說說的一個詞，它是種髒東西，也是種詛咒。你沒有說出口，但艾利森卻可以看到它。它就在他母親的眼睛裡，在她擺放碗筷時裙襬下垂的樣子裡，在沉默中隱藏的疲憊與強顏歡笑中。那裡是德州，有著長筒靴、高大的仙人掌，以及奇澤姆古道（Chisholm Trail，**譯註：此為美國內戰後將牛群從德州運送到堪薩斯的道路。**）的家族故事。而她是牛仔，是真正的德州人，與牛馬為伍，從不輕易抱怨，即使是在疾病不受控制的進展時，在她蒼白的皮膚受到放射線燒傷的洗禮後，依然是如此。

放射線治療是當時科學唯一能控制癌細胞的方法。當時情況就是這樣。三個夏天過去了，母親的狀況愈來愈糟，但沒有人跟他提起。艾利森還記得，在夏季的某一天，有個大人來找他，告訴他必須馬上回家。在五十年後，他仍然清楚記得，母親的手失去生氣而滑落，眼前突然一片漆黑的感覺；即使那個極端可怕的時刻已經過去很久，回想起來依然會讓他眼中泛淚。因此，這些研究，這種在他腦海中揮之不去，如芒刺在背的想法，是否是為了他的母親？或許，我們所做的一切，無論如何都是為了母親。

「那時，我不知道為什麼她會這樣，只知道她生病了。沒有人提起癌症，沒有人說那是癌症，家裡沒有人說，我不知道她到底怎麼了。我不知道什麼是癌症。我只知道，媽媽生病了。有一天，我跟朋友正要去游泳池，有個人從家裡跑出來，對我說：『不行，你不能去。你必須要回家去陪媽媽。』

「我還是不知道那是什麼。我是說，當她去世的時候，我一直握著她的手，而我還是不知道是什麼帶走了她，只知道她已經死了。因為我那時太小了，沒辦法理解，等到後來我才能整理出頭緒。但是這讓我很不爽。」

愛麗絲不是個大城鎮，而艾利森家在小鎮的邊緣地帶；他們住的地方已經在邊緣外面了。艾利森母親的死促使他跨越邊界。他花了很多時間漫步，不知道自己要去哪裡，一面踢著腳下的塵土，一面讓他的腳保持移動，這樣他的腦袋才不會一直不停去想發生過的事情。這就是他安頓自己的方式。

他偶然在樹林裡發現了一個頹圮的廢棄小鎮。那時他正小心謹慎地穿過樹林，試著不要去想，但又無法不去想那件傷心事；突然間，他意識到，這裡曾經是個小鎮。在某種形式上，它現在依然還是。就在這裡，在鋪滿落葉的潮濕地板和爬滿青苔的老牆間，在被樹根崩解的地窖上的潮濕眼孔和失敗的自耕農世世代代鬼魂的窺視下，艾利森有了更大的夢想。

基因、環境——從科學的角度來看，癌症的起因很重要；一切都很重要。從個人觀點來看，這些都無關緊要。癌症就是真實存在的，不論你瞭不瞭解它。你存在這裡，然後逝去，就像這些家庭，像這個小鎮，最後歸於塵土。但癌症帶走的是他的母親。後來它也帶走了他哥哥，這次是攝護腺癌；不久之後，艾利森也被診斷出同樣的癌症，他只說了：「他媽的，把它切掉。」

❸❾ 事實上，它將會在二〇一一年度過這一關。在通過ＦＤＡ核准後，它會以益伏（Yervoy）這個商品名稱進行銷售；整個療程需要花費十二萬美元。

❹⓿ 艾利森和克拉莫都列名在臨時專利申請書中。艾利森的博士後研究員戴納．利奇也將會被加入其中。

❹❶ 現在被稱為蓋瑟醫學院（Geisel School of Medicine）。

❹❷ 這些老鼠經過了基因工程改造，牠們的免疫球蛋白（immunoglobulin，抗體蛋白質類型）基因已經用人類的免疫球蛋白基因所取代。因此，牠們對外來蛋白質（在此情況下，是人類的 CTLA-4 受體）的免疫反應所製造出的抗體，就不會被人體當成外來物質，而能夠進入人體內，不會觸發排斥的免疫反應。

# 第5章

## 清除平衡與逃脫

如果你改變看待事物的方式，你所看待的事物就會改變。

——馬克斯．普朗克（Max Planck）

這個新發現，顯示了CTLA-4是T細胞的檢查點，是阻止免疫系統啓動的煞車；阻斷檢查點，就會阻斷煞車。艾利森已經發現，這麼做似乎會改變T細胞對癌症的反應——至少在老鼠身上看到的現象是如此。

## 解鎖免疫抗癌的關鍵拼圖

這個發現更大的啓示是，在免疫系統對於癌症甚或其他疾病全面且成功的反應中，T細胞檢查點可能是相當重要但先前缺少的一塊拼圖。免疫反應有許多關鍵的成員，但在談到消滅癌細胞時，T細胞是主要的動作明星。絕大多數的癌症免疫療法，都試圖要讓這位明星開始動作，然而大部分都未竟全功。羅森伯格、葛林伯格與其他一些人，都希望能藉由細胞激素IL-2增強T細胞的能量與起始數量，來達成這個目的。而癌症疫苗則是透過把T細胞應該要鎖定並消滅的癌細胞獨特蛋白質介紹給它，來激發這位明星採取行動。

這些方法都有個單一的共同科學前提：T細胞**能夠**辨認出腫瘤是非自身細胞，而且當它辨認出來時，就會立刻行動、繁殖和攻擊癌細胞。然而，這種情況在抗癌上似乎並不常見，即使用IL-2、癌症疫苗或其他的方法也一樣。多年來一直存在的疑問是，為什麼會這樣呢？

「我找到了，」艾利森稍後將會這樣告訴我。概括地說，他找到看似解答了上述問題的答案；具體而言，則是指他找到阻礙T細胞活化並攻擊癌細胞的其中一個檢查點。[1]「但我沒有找到證據。」

這項證據正在其他科學家的實驗室裡，在免疫系統與癌症交火的戰壕中細火慢燉著。他們的實驗跟艾利森個人並沒有太大的關係，也跟 CTLA-4 完全無關，然而，卻與艾莉森剛剛在柏克萊完成的檢查點分子連繫在一起，建構了一個用超過幾億年時間所寫下的生物學巨著。他們把一項發現、一個未知，變成了理由與原因。艾利森發現一塊特有的拼圖；而其他科學家同時也揭露恰好缺少那塊拼圖的整張演化圖。

## 腫瘤壞死因子

跟任何一個在過去半世紀以來從事癌症免疫療法領域研究的人交談時，你會一直重複聽到一些名字，但很少有人能像羅伊德・歐德博士那樣受人尊敬。[2]基本上，在癌症免疫學最黑暗的時刻，歐德就是這個領域的代言人。他是訓練有素的免疫學家，也是紐約史隆凱特琳紀念癌症中心著名的學者與研究者，同時跨足知名的科學界與不受重視的癌症免疫學界。[3]

歐德並沒有完全繼承科利的衣缽，但他的部分研究是由科利的女兒海倫所成立的癌症研究贊助，因此他對於科利無法闡明的假設抱持著尊敬的態度，並試著改進；直到他於二〇一一年去世之前，一直都是癌症免疫學家的第一把交椅，肩負著傳承的任務。[4]五十年來，他漸漸將新血帶入這個領域，幫助採用標準化與改善合理的科學方法，來測試免疫系統對抗癌症的各種武裝策略。[5]

這些科學方法中，許多都跟他所創造的腫瘤菌株有關，稱之為「Meth-A」。這是一種可以用來做實驗的腫瘤模型，會跟可能與免疫反應有關的各種蛋白質相互較量。

這些蛋白質的其中一種就是化學信使，被他認為是消滅腫瘤的潛在重要因子，因此被命名為腫瘤壞死因子（tumor necrosis factor），簡稱 TNF。我們現在已經知道，TNF 是一種細胞激素，屬於數十種強大的化學警報之一，可以啟動免疫反應針對疾病的特定步驟。T 細胞會對它鎖定要消滅的細胞下指令，而 TNF 就是指令的一部分。這個指令，為的是要讓鎖定的細胞乾淨俐落地自殺。

我們的身體會固定淘汰衰老或受損的細胞，好讓新細胞取代它們的位置。這種細胞自我毀滅的自然過程（稱為細胞凋亡〔apoptosis，來自於古希臘文，意思是「脫落」〕），是細胞的本能，也是細胞的大掃除。在一年之間，我們每個人都會淘汰掉跟自己體重差不多重量的自我毀滅細胞。身體會利用這個自然過程，來淘汰掉受損、感染或變異的細胞。即使在我們出生之前，細胞凋亡在胎兒早期發展的階段中，就已經扮演非常重要的角色。

有些細胞變異，是由於癌細胞關閉細胞凋亡的自我毀滅能力所造成的，因此變異細胞不會按照正常程序、自我毀滅後被健康細胞替代，反而會持續失控地分裂與繁殖。癌症的關鍵特徵之一，就是**對於細胞凋亡的抗性**。歐德實驗的目的，在於更加了解這個特性，並試著讓這樣的故障自我毀滅。

TNF 似乎參與了細胞凋亡的過程。歐德發現，在他的老鼠模型裡加入額外的 TNF，會引發免疫系統摧毀 Meth-A 腫瘤細胞。這就好像是癌症研究版本的摧毀瓶中船一樣。

然而，若要真正了解 TNF 在免疫反應中的角色，他還需要把細胞激素從系統中移除——要移除或阻斷這個連結點，然後看看會發生什麼事，或者不會發生什麼事。

在美國的另一頭，羅伯特・薛瑞伯博士（Dr. Robert Schreiber）[6]正在進行這樣的試驗。薛瑞伯來自於紐約州的羅徹斯特（Rochester, New York），是聖路易斯華盛頓大學醫學院（Washington

University School of Medicine in St. Louis）的免疫學研究龍頭。他並沒有試圖讓免疫系統去做任何特定的事，而且絕對沒有想讓它對癌症做什麼。就像他之前的同事艾利森一樣（這兩個人在斯克里普斯研究所一起做過博士後研究），他只是想要盡可能多了解免疫系統，藉由一個接著一個的問題，一步步推動科學的進展。這是個複雜且相對未經開發的領域。就算花上一輩子的時間，可能都不足以解答這些問題。

## 發現關閉免疫反應的方法

當時，薛瑞伯的實驗室裡，有十五名研究人員正在研究免疫系統的信使化學物質，也就是細胞激素。其中幾種已經確定了，而且每種似乎都參與了複雜的信號、行動和反應之舞。薛瑞伯的實驗室從亞美尼亞倉鼠（Armenia hamster）身上，培育出很多獨門的抗體，每種抗體都跟一種特定的細胞激素相匹配。❼事實證明，每種抗體都特別擅長阻斷一種信號，而不會影響其他的信號。每種抗體會移除免疫反應中較大連鎖反應的其中一個連結點。❽他們的研究做得很好，在這個特定方面帶領了整個免疫領域，薛瑞伯非常樂意繼續研究下去。他說，這一切「很好玩」。

之後，在一九八八年春天一個平常的週二，❾薛瑞伯接到了一通來自歐德的電話，改變了他人生與工作的方向。

一開始沒什麼重要的。歐德需要能夠有效阻斷 TNF 的抗體。他想知道薛瑞伯介不介意借他一些。「我說沒問題，」薛瑞伯回憶道。如果歐德有興趣，薛瑞伯將會寄給他一整組的抗體；他們有很多。沒錯，這些都是他實驗室專有的，但這是科學。這就像是借給鄰居一點糖一樣自然。

薛瑞伯的實驗室把抗體裝進試管中，用液態氮包覆好試管架，連夜送到歐德的實驗室。不久之後，歐德又打電話來了。他聽起來很興奮。「歐德說，我們送去的抗TNF抗體效果非常好，」薛瑞伯回憶道。這些抗體鎖定了TNF，並且將細胞激素對免疫系統發出的戰鬥吶喊消音了。雖然這沒有停止老鼠身上所有的免疫反應，但明顯將它弱化了許多。

歐德也測試了薛瑞伯送來的其他抗體，也就是阻斷其他免疫細胞激素信號的分子。令人意外的是，阻斷γ干擾素（IFNγ）的抗體效果最好，甚至比直接阻斷TNF的抗體關閉TNF免疫反應的效果還要好。阻斷IFNγ幾乎完全關閉了對歐德的腫瘤細胞所產生的免疫反應。

「因此，歐德說：『你認為這是怎麼做到的呢？』」薛瑞伯回憶說。結果證明，這是個敲門磚。

要回答這個問題，將會需要進行更多的實驗，從試管中的腫瘤細胞，到薛瑞伯實驗室移植到老鼠身上的腫瘤細胞。而薛瑞伯所知道的下一件事，就是一頭鑽進計畫裡面埋頭苦幹。❿在吸引聰明的年輕生物學家進入免疫療法挑戰任務上，歐德是箇中老手。

薛瑞伯的實驗室培養出歐德的Meth-A腫瘤細胞，然後移植到兩組不同的老鼠身上。這是歐德實驗的變化型，以不同的方式對γ干擾素提出相同的問題。這次，他們不用抗體阻斷γ干擾素，而是用基因變異後γ干擾素受體有缺陷的老鼠來替代。⓫不論γ干擾素對另一組正常（或者「野生型」）老鼠的免疫系統做了什麼，都無法在這些變異老鼠身上發生。稍後，在這些變異老鼠身上，歐德的移植腫瘤細胞增殖了；變異老鼠得了癌症。而具有正常免疫系統的正常老鼠，則沒有得到癌症。⓬

薛瑞伯是個純粹的研究者，而他的實驗室實際上對癌症免疫療法，甚至是任何療法都不感興趣。[13]「我告訴歐德，我並不十分了解腫瘤免疫學領域發生的事，」薛瑞伯說。歐德告訴他沒問題。「所以透過電話，他幾乎把一切都教給我了。」

薛瑞伯運用歐德特殊的腫瘤細胞，透過阻斷特殊培育老鼠身上的細胞激素警報器，**發現關閉免疫反應的方法**。現在，歐德在實驗室電話的另一頭，想知道薛瑞伯的看法是什麼：這些突變老鼠是否會更容易發展出**真正**的癌症——不是從腫瘤模型移植過來的癌症，而是真正由自身細胞突變引起的？

不論是出於偶然或是經過算計，歐德所提出的問題，一步步穩定地將他們帶進知識競技場的邊緣。歐德已經花了整個職業生涯，在這個知識競技場中奮戰。然而薛瑞伯並不知情，完全沒有注意到圍繞著癌症免疫療法所進行的戰爭，也不知道他即將把自己的知名實驗室引導到學術界的地雷區。

事實上，他已經這麼做了。雖然這並非薛瑞伯的本意，但他的研究正好發表了對癌症免疫學基本問題的看法：癌症和免疫系統是否存在著某種相互關係？[14]

## 癌症免疫監控存在嗎？

他們所做的實驗背後的概念，是在一九〇九年由德國醫生及科學家保羅．埃爾利希所提出來的。[15]埃爾利希預測免疫系統會檢查並保護我們免受變異體細胞的傷害，就像它對付其他外來的一切物質一樣；假如沒有這種「免疫監控」（immune surveillance），癌症將會更頻繁地發生。五十年之後，科學界對於腫瘤生物學與器官移植排斥現象有更詳細的了解，不僅讓埃爾利希的概念獲得新生，也讓澳洲的病毒學家法蘭克．麥克法蘭．伯內特（Frank Macfarlane Burnet）、美國作家與醫生路易士．湯瑪斯以及歐德等人獲得諾貝爾獎。然而，這個理論卻因為在癌症患者身上沒有任何成果的嚴酷事實，而遭受嚴重質疑。

因此，雖然有像歐德一樣的癌症免疫學家，繼續堅持癌症與免疫系統之間有話要說，但絕大多數人仍堅信絕無此事。他們只需要指出世界上幾乎所有癌症專家和免疫學家的臨床經驗，以及史隆凱特琳紀念癌症中心所做的裸鼠實驗，16就是最好的證據。

## 裸鼠實驗

裸鼠是一種用基因變異培養出來的實驗動物，因為基因變異的緣故，牠們完全沒有毛。（正常老鼠出生時就是這樣，粉紅又光滑，就像小指一樣；而裸鼠則會在一生中都維持這個狀態。）這對於科學家而言很方便，因為這使牠們很容易跟正常老鼠區分開來；除了沒有毛，這些變種老鼠生來也沒有胸腺17——這個微小的蝴蝶形器官，就是T細胞成熟的地方。18總之，裸鼠沒有胸腺、沒有T細胞，因此也被假設成不具有適應性免疫反應。

一九七四年，史隆凱特琳紀念癌症中心的研究人員歐西亞斯．史多特曼博士（Dr. Osias Stutman），為兩個老鼠群體——一組裸鼠，一組野生型（正常老鼠，具有正常的免疫系統）——注射了大量的高致癌物質甲基膽蒽（3-methylcholanthrene）。假如T細胞狄的確進行了有用的「監控」，並巡查變異的細胞（用它們特有的抗原來辨識），沒有免疫系統的老鼠應該會比野生型的老鼠更快得到更多且更嚴重的癌症。然而，史多特曼發現，兩種老鼠都很快就長出腫瘤，19而且在速度與數量上也相當。兩個實驗籠子裡發生的情況並沒有差別。因此，這個實驗表明，沒有癌症的「免疫監控」這回事；如此一來，試圖重啓（釋放）免疫系統來防禦癌細胞是沒有意義的。

史多特曼的論文就像炸彈一樣，墜落在頂尖的科學期刊《自然》上，炸開了花。[20]這意味著癌症免疫療法這個頑強存在的小領域，其實是個死胡同。對歐德等真正的信徒而言，這個發現一定是錯的，因為實驗結果是基於錯誤的實驗前提，也就是研究者所說的「垃圾進，垃圾出」（garbage in, garbage out）現象。然而在當時，沒人能指出那個錯誤的前提。就科學界普遍對於癌症免疫療法的看法，以及獲取研究經費而言，史多特曼的論文正如《英國癌症期刊》（*British Journal of Cancer*）所說的，「具有毀滅性」。

薛瑞伯並沒有批評史多特曼實驗對裸鼠的誤解，或者該實驗中其他隱藏的瑕疵。[21]他對此根本一無所知。他只是單純在試驗歐德用迷人的態度所問出的有趣問題。[22]薛瑞伯的試驗始於兩群正常的野生型老鼠。研究人員在一半的老鼠身上，注射了薛瑞伯的抗體，這種抗體會阻斷向適應性免疫反應所發出的「尋找並摧毀」的細胞激素訊號。另一半的老鼠則不進行注射，以保留牠們的免疫系統完好無損。然後，兩群老鼠都被注射了促進牠們細胞變異並長出腫瘤的藥物。[23]

「免疫反應被抑制的動物比正常動物更快長出更多腫瘤，」薛瑞伯說：「這真的很有意思。」這是個不錯的實驗。現在，是時候把這個發現分享出去了。當時，他真心相信，這件事就這麼簡單。

## 人們不相信免疫系統能看見癌細胞

每週，大學實驗室的負責人都會聚集在一間會議室裡，分享他們的實驗和調查進度。薛瑞伯感到很興奮。他有一些有趣的新發現要分享，也預料到會有很多人提問。但他沒想到竟然會遭到駁斥。一位負責人說：「腫瘤並沒有危險的信號。」另一位負責人則說：「癌細胞跟正常細胞太相近，無法被辨別為非自身細胞，因此不會被免疫系統注意到。」

薛瑞伯無法相信這些反駁——他有數據。數據就是數據，是科學的基礎。然而，他的同事卻忽視這些數據，即使他們因為這些數據的意涵感到意外與憤怒。簡單來說，薛瑞伯覺得他們的反應，就好像他正在談論宗教，而不是經驗科學。而讓他最感到意外的，是這些都是他認識的人。這些人都是非常傑出的科學家，是他的同儕與同事。其中有很多人也是他的朋友。薛瑞伯想知道，假如他親近的學術圈就已經是這種反應，那麼外面的世界又會怎麼反應？「那是我的第一印象，」薛瑞伯說：「於是我明白，牽涉到癌症時，我們正在進入一個，嗯，一個不同的世界。」

科學家也是人，他們有自己的信念，並且將個人的精力和時間都投注其上。有時候，這可能會導致非故意、而且常常是無意識的偏見，以及某種智識上的盲點；換句話說，這甚至可能導致科學家變得不科學。薛瑞伯把一篇論文寄給了一些頂尖學術研究期刊，詳述了他的發現。他擁有完整明確的數據，表明在老鼠身上阻斷這種細胞激素會讓牠們更容易罹癌。「而我對於他們的回應感到非常驚訝，他們會說：『噢，你試圖要說的是，有癌症免疫監控這回事。難道你不知道癌症免疫監控不存在嗎？』」薛瑞伯說。

事實上，薛瑞伯並沒有試圖要「說」什麼——他只是呈現了數據，做了科學研究。「這種情況一再發生，我一直告訴他們，『但是你看看數據，這些數據一目了然！』」薛瑞伯說。[24]

薛瑞伯是個非常溫文儒雅的人，個性也很溫和。但他委婉地承認，這件事「變得非常令人沮喪」。

「我們建立了漂亮的數據，但人們否定了這些數據所代表的科學，只是說：『我不相信免疫系統能看見腫瘤。』」薛瑞伯所學到的，是癌症生物學界抵死認定免疫學是浪費時間，因此沒人這麼仔細研究過腫瘤的生物學。薛瑞伯與歐德對此進行研究，也發現了新東西，但沒有人願意接受他們的發現，因為這些結果跟他們的偏見相左。

最終，他們意識到，想要前進的唯一方法，就是用更多的知識海嘯來衝垮無知：更多的實驗、更多的老鼠，以及更多更多的數據；數據是如此大量、如此漂亮、如此清楚，「即使最挑剔的審議委員也必須接受這些論文。」

他們又花了三年，數據龐大又漂亮。即使如此，還是沒有用。那些鼎鼎大名的科學期刊（薛瑞伯真的太客氣了，沒有講出它們的名字），對他們的發現仍然碰都不願意碰。

這一次，他對於這種知識分子的憤怒並不感到驚訝，雖然他在想起科學會議上一些火藥味十足的辯論時，仍然會覺得有點難堪。「這已經到了人們其實會開始期待衝突的程度，」他笑著說。他的出色研究已經成為餘興節目，但至少沒有被忽視。「事實上，我認為這讓研究成果更加受到矚目。」

不過，薛瑞伯與歐德並沒有繼續重複可能徹底打敗對手並「贏得」目前爭論的實驗；他們開始新計畫。在他們為期三年的實驗海嘯中，出現其他關於癌症與免疫系統的有趣觀察。

## 免疫編輯

免疫系統受到阻斷的老鼠很快就長出很多腫瘤，但長出的腫瘤細胞既虛弱又簡單。當這些腫瘤被移植到免疫系統正常的老鼠身上，牠們的免疫系統很快就會辨識出這些腫瘤，並加以消滅。

而當研究人員將正常老鼠身上的「正常」腫瘤，移植到沒有免疫系統的老鼠身上時，情況正好相反。這時，腫瘤就像野草一樣生長，很快就殺死了老鼠。

「而這，就是靈光乍現的時刻。」薛瑞伯說。

這種免疫監控，藉由T細胞及早鎖定與消滅絕大多數的變異細胞，來避免任何風險，不讓它們有機會變成我們認為的癌症。在這種嚴格的監測下，只剩下具備有利變異的癌細胞，利用這些變異幫助它們存活和生長。薛瑞伯比較了兩種族群老鼠身上的腫瘤，發現缺乏免疫系統的老鼠身上的腫瘤很簡單明顯，也沒有防禦性，就像在沒有掠食者的世界裡，羸弱的牛羚可以自由繁殖並集結成群。

然而，在具有完整免疫系統的老鼠身上，薛瑞伯和歐德看到的，是從根本上更強悍的群體：強壯又健康的癌細胞。看起來演化的壓力似乎扮演了類似編輯的角色，建立起一條基準線，阻擋明顯又不具防禦性的癌細胞，確保只有最強大練達並詭計多端的殺手基因序列能存活下來。

在此之前，對於免疫監控的辯論是個是非題——到底是有，還是沒有？然而這些實驗顯示，免疫系統和這種疾病之間有著更複雜的關係：就像是舞伴之間的互動與變化關係。科學家將這些數據記錄下來，稱這種現象為「免疫編輯」（immunoediting），㉕並且又將論文寄給期刊。最終，數據海嘯到達讓人無法忽略的地步。這篇論文終於找到更願意接受其論點的觀眾，其中也包括著名科學期刊《自然》的編輯。

## 癌症運作的新模型

現在，他們擁有癌症如何運作的潛在新模型。「我們定義了這個過程中最初與最終的部分，」薛瑞伯說。**最初的部分，是免疫系統在癌症發展時就將其消滅**，他們稱之為「清除」（elimination）。

**第二部分則包括免疫系統沒殺死的變異細胞；它們仍然存在，也仍然在進行變異。**這些逃脫免疫系統狙殺的細胞，可能會像我們所知的那樣成為癌症，也就是這些細胞強到足以「逃脫」（escape）之後，棘手且致命的產物。[26]

與此同時，因為多年來收集數據海嘯，讓薛瑞伯留下了很多實驗老鼠。「牠們就待在那裡，吃掉我的研究補助，」他說。他認為應該用牠們做些什麼。

這些是免疫系統正常的老鼠，雖然都遭受過嚴重的致癌物質，但身上都沒有長腫瘤。薛瑞伯想知道，腫瘤是不是被牠們的免疫系統控制在某種檢查或休眠的狀態。要找到答案，只需要阻斷牠們的免疫系統，就像他在另一組老鼠身上做過的那樣，然後看看會發生什麼事。

「不出所料，很多我們認為沒有得癌症的老鼠，腫瘤發展得特別迅速。」[27]而當他們測試這些腫瘤時，發現它們都是「明顯」的腫瘤，也就是沒有具備能躲過免疫系統的伎倆。其中絕大多數都有強烈的變異，會表現出正常免疫系統能輕易辨識成外來細胞、並將之消滅的蛋白質（抗原）。[28]**這些腫瘤其實一直都存在，只是被免疫系統控制住，在休眠狀態所以無法看見，但卻沒**

**有完全被消滅。不知是什麼原因，它們也「控制住」免疫系統，在老鼠身上活了下來。**這些腫瘤細胞究竟是怎麼做到的？它們是怎麼活下來的？

薛瑞伯意識到艾利森的實驗室已經找到一個答案——免疫檢查點。當免疫系統被啓動來對抗腫瘤時，會清除群體中最弱的部分，也就是具有最明顯外來抗原、T細胞能夠辨識的細胞。然而，就在免疫系統忙著消滅較弱的變異細胞時，一些倖存的變異細胞會**趁機改變它們的基因**，在細胞表面呈現出一些能阻止T細胞攻擊的東西。這些腫瘤呈現出來的「停止」信號，會活化T細胞上的檢查點，例如CTLA-4就是其中一種；癌細胞已經進化到學會拉動殺戮機器上的手煞車，好讓自己存活下來。艾利森的抗體阻斷了這些免疫檢查點，而歐德與薛瑞伯的實驗則有助於解釋這些檢查點背後的故事，以及檢查點如何將他們對於癌症的觀察結果合理化，解釋了為什麼這種疾病總是神出鬼沒，又會莫名其妙地復發。

## 清除、平衡與逃脫

這意味著有些癌症可能會跟免疫系統保持某種「平衡」（equilibrium）很多年，甚至是一輩子。一些致癌的突變會被免疫系統辨認出來並予以攻擊，但只是削減其中最弱的成員，為其他癌細胞提供逃避攻擊的機會，趁機實行進一步的變異與重新組合。最終，在適當的時機，這些存活下來的癌細胞可能會找到方法，擺脫這種平衡。**癌症與T細胞會互相作用，在精心設計的免疫之舞中，隨時做出反應與改變。**

這反映了腫瘤學家在臨床上看到的一些現象，像是癌症病患在持續沒有疾病證據十六年後突然復發，或者患者因為年齡、慢性發炎或免疫抑制疾病導致免疫系統衰弱或受損而出現癌症。這或許也有助於解釋為什麼復發的癌症對於原本成功的療法不再有反應的情形。

七年後，三個E——elimination（清除）、equilibrium（平衡）與escape（逃脫）——的更細膩版本，有助於重新定義我們對一些癌症與免疫系統之間關係的理解。[29]免疫編輯描述了免疫系統如何保護與捍衛宿主免受癌症侵襲，即使因此也「塑造」出某些腫瘤的基因。這些腫瘤得以逃脫，是因為它們成功進化出能躲避或關閉免疫系統的花招，包括利用T細胞中內建的安全檢查點。艾利森發現了一種；很快地，其他關鍵的檢查點也會陸續被發現。研究顯示，阻斷這些檢查點可能會阻礙癌細胞發展出來的重要生存機制，讓免疫系統得以發揮功能[30]。這正是艾利森在臨床試驗中的測試基礎。

當薛瑞伯和歐德在二〇〇四年發表他們的三個E論文時，[31]這個理論很明顯跟艾利森在一九九六年的發現相吻合。基本上，這些人從兩個不同的方向來到了相同的地方；而在二〇一七年，艾利森和薛瑞伯將會因為他們卓越的研究，共同獲得著名的巴爾贊獎（Balzan Prize）。

艾利森用他的德州南方口音把這一切說得很淺顯易懂。他說：「是啊，我找到了這個，但薛瑞伯證明了它。」

## 癌症免疫循環

薛瑞伯和歐德發表論文的同時，研究人員在癌症用來關閉免疫系統的花招上，也有了更多突破性的發現。免疫編輯以一種重要概念繼續存在，然而它的意涵卻已經改變，用以強調免疫檢查點扮演的角色所帶來的啓示。或許二〇一四年的「癌症免疫循環」（cancer immunity cycle）[32]是目前對癌症與免疫系統關係理解的最佳詮釋：雖然絕大多數的癌細胞會呈現出T細胞能辨別與攻擊的抗原，但癌症會進化出操控T細胞檢查點的能力等花招，以關閉免疫系統來獲得生存；若非如此，癌症就不會存在。

這些花招可以想成是第四個E：T細胞上的緊急（Emergency）殺戮開關（包括檢查點，例如CTLA-4），癌細胞在進化（Evolved）後能夠納為己用（Exploit）。這個模型有助於解釋為什麼免疫系統（以及癌症免疫療法）之前無法殺死癌細胞。只要癌症能夠利用檢查點來關閉T細胞，免疫防禦就會功虧一簣。然而，現在我們已經知道其中一些癌症所用的伎倆了，也知道如何阻斷。這開啓了充滿希望的第五個，也是最後一個E的可能性：癌症的終結（End of cancer）。

## 測試：發展成新藥的路上

到了二〇〇一年，艾利森的藥物，也就是他獲得專利10D1的抗CTLA-4抗體，終於由梅達瑞克斯製藥公司[33]當成實驗藥物MDX-010進行生產[34]。最終，這種藥會開始走向FDA可能批准的漫長過程。第一步是要確保這種藥物的安全性足以進行測試。研究人員在獼猴能耐受小劑量的藥物、並且沒有明顯的毒性反應後[35]，就會給予受試的人類病患同樣的劑量；人體試驗在加州大學洛杉磯分校（UCLA）附近一家私人癌症診所內執行，為受試者一次性注射三毫克的MDX-010抗CTLA-4抗體。

只有九名志願者參與這項試驗，他們都是勇敢而絕望的第四期轉移性黑色素瘤患者，已經沒有其他的治療選擇，每個人都願意為科學做出貢獻，也都希望能因此存活下來。即使在這樣低劑量的注射下，其中七名患者出現疹子和其他不適反應，符合免疫反應重啓後的症狀；而且沒有一個人的症狀糟糕到會阻止 MDX-010 移至國家衛生研究院進行首次真正的臨床試驗。[36]

二○○三年初，艾利森打包好冬衣，前往馬里蘭州的貝塞斯達，與羅森伯格博士團隊一起，在國家衛生研究院實驗室進行第一階段的臨床試驗，來測試他的實驗性藥物對於人體的安全性。跟之前一樣，一小群絕望的黑色素瘤患者爭相擠進二十一個名額之中[37]；這些人之中，幾乎所有人都試過一種早期的免疫療法，包括 IL-2 及干擾素，而將近半數也試過化療。這種藥物每三週一次，每次持續注射九十分鐘。而再一次，MDX-010 通過了安全門檻；三名患者對藥物起了反應，其中兩人完全康復，一名病患甚至在研究期間看到自己的腫瘤戲劇性地消失。[38]

其他人的結果顯示，在十二週的療程中，有些腫瘤縮小了，有些長大了，而有些則完全沒反應。[39]有幾名患者出現毒性反應，是基本的自身免疫狀況，嚴重到需要住進加護病房。臨床醫生成功控制了這些細胞毒素的狀況，[40]得到的結果，足以讓藥物進入第二階段的試驗。他們希望，藉由更多患者、更高的劑量，以及額外的時間，能呈現出在統計學上具有意義的正面結果，同時所產生的毒性也夠低。假如第二階段的結果夠好，甚至可以跳過最後的第三階段試驗，直接獲得批准成為癌症藥物。

## 黑色素瘤的最後防線

在發展成新藥的路途上，接下來的這些試驗的成功條件相對較低。抗 CTLA-4 抗體被當成特定黑色素瘤的「最後防線」療法來試驗。所謂的**最後防線**，是指在所有其他方法都失敗後所嘗試的藥物。艾利森懷疑，因為高度變異而具有高度抗原作用的腫瘤，是最可能靠著像 CTLA-4 這類東西在免疫系統下生存的。[41]黑色素瘤具有高度變異的特徵與低晚期治癒率，對這種有希望的新藥而言，似乎是個很不錯的潛在目標。

黑色素瘤並不是最常見的皮膚癌，但卻是最致命的，占了所有皮膚癌死亡率的四分之三。在二〇〇〇年，得到第四期皮膚癌診斷患者中，有七五%活不過一年，九〇%活不過五年。因此，黑色素瘤會成為這種新免疫療法第一個測試目標的其中一項原因，單純只是患者沒有其他更好的選擇。

黑色素瘤是種特別棘手且具侵略性的癌症，是由高度變異的皮膚細胞所引起的。這些癌細胞移動得很快，[42]而且會持續變異。[43]因此，轉移性黑色素瘤的患者經常會從一種藥物換過一種，試圖趕上癌細胞快速變異的腳步。許多黑色素瘤專家，就像史隆凱特琳紀念癌症中心的傑德・沃爾查克醫生（Dr. Jedd Wolchok）一樣，在癌症臨床上一次又一次看到這種令人沮喪而且通常是徒勞無功的做法。[44]「沒有什麼對轉移性黑色素瘤有太大的作用，」沃爾查克說。癌症是個很少有好消息的領域，但黑色素瘤是箇中噩耗。如今，沃爾查克成為艾利森藥物第二階段試驗中的主要研究人員，負責在一群患者身上測試這種藥物。他希望能由此看到轉機。

沃爾查克有張娃娃臉，舉止溫和，讓人很難想像他在免疫腫瘤學界的資歷，比他同世代的任何一個人都還要長。[45]就跟陳博士和其他具有醫學博士的免疫治療學家一樣，沃爾查克也同時具有實驗室和癌症臨床診療；多年來，他的信念遭到化療專業同行很大的排斥。但他仍然堅信，用免疫的方法擊敗癌症是行得通的。當時，沃爾查克才三十歲，太過年輕的他並沒有被視為免疫學真正的信徒；然而，他高中時期在史隆凱特琳紀念癌症中心的暑期實習經驗，讓他萌生了同樣深刻的信念。

在那裡，他目睹了一名癌症病患接受一種實驗性的癌症免疫療法疫苗後，獲得完全緩解。那次的經驗，加上他隨後很快認識了免疫學的傳奇人物歐德本人，大致上敲定了沃爾查克的職業規畫。他的職業生涯，[46]以及來自於國家癌症研究所實驗室穩定發表的論文，[47]都一再深化他的信念；他相信，在某些條件下，T細胞能夠被活化來對抗人類腫瘤抗原，攻擊並殺死癌細胞。[48]

沃爾查克也一直持續追蹤艾利森實驗室發表的論文；他想知道，這個德州人是否不只是重新定義這些「某些條件」。CTLA-4 似乎就是缺少的那條連結——是他們從來不知道，但一直都存在的煞車。沃爾查克正在實驗室和臨床上研究疫苗，而這個發現，將能解釋他看到的許多現象。[49]

沃爾查克很早就表態想要參與抗 CTLA-4 藥物的試驗。如今他既興奮又緊張。他聽說過一些令人鼓舞的反應，也從第一階段的研究人員那裡聽到一些恐怖的故事。「他們非常強調副作用，」沃爾查克回憶道。他們不停重複警告，就像創傷壓力症候群的倖存者：**真的——要非常認真看待這些副作用**。這對每個人來說，都是新的領域；然而已知的訊息是，沒有煞車的免疫系統可能會讓人飽受折磨，甚至致命。

## 失敗

在這些試驗開始之前，梅達瑞克斯就被製藥界的巨頭必治妥貴寶收購了。必治妥貴寶有足夠深的口袋，來資助本質上是冒險的賭注；而且同樣重要的是，萬一不幸失敗，他們也有足夠的資源，經得起失敗的打擊。

在臨床試驗上，時間就是金錢；如果沒有失敗，就要爭取盡快上市。藥物通常都要經過三個階段的臨床試驗，而每個階段都會耗費大量時間和金錢。不出意料，必治妥貴寶來的新老闆希望他們的新藥能透過昂貴的ＦＤＡ快速批准程序，加快上市的速度。

傳統上，新的癌症藥物要獲得批准，是以效果比先前患者使用的標準藥物更好為基準，這是由事先同意的一套規則所定義出來的。這些規則是研究的目標；本質上也就是目的。必治妥貴寶提出了一項改變目標的協議，以縮短時程；這項協議提供明確的成功標準，讓第三階段的試驗變得可有可無。畢竟，他們並不是要試圖取代任何傳統的化學療法，只是想在一種大多數患者都無法治療的癌症中，成為最後的防線。

因此，必治妥貴寶向ＦＤＡ提出了一項協議。「良好反應率」的目標，是在三個月的試驗期間內，讓患者的腫瘤縮小三〇％至五〇％。如果他們成功了，這種藥物就會被批准，得以跳過第三階段試驗直接上市。而假如他們失敗，失敗也會來得更快。當時，必治妥貴寶非常確定他們會達成這些目標，卻沒意識到自己正讓自己陷入困境。[50]他們不了解免疫藥物是如何作用的——基本上沒人懂，因為當時還不存在任何有效的免疫藥物。他們沒留下允許這種不確定性的空間，而是用傳統化療的方式來評定他們突破性的藥物。ＦＤＡ同意了，必治妥貴寶額手稱慶。然而研究失敗了。阿克塞爾．胡斯（Axel Hoos）早就料到這將會失敗。

## 胡斯的發現

阿克塞爾・胡斯是醫學博士，在他的故鄉德國接受了醫學訓練。胡斯的作風一絲不苟，戴著眼鏡，身材瘦削，有著明顯的日耳曼口音和一頭俐落的短金髮，還有一整櫃井井有條的西裝。他原本是外科醫生，在紐約的史隆凱特琳紀念癌症中心完成外科、分子病理學與腫瘤免疫學的專業訓練後，成為免疫學博士。接著，胡斯又讀了哈佛商學院，是免疫治療學界另一位有先見之明的奇才，將自己安排在能抓住機會的完美位置上。[51]就整個群體來說，癌症免疫學家接受了嚴苛的訓練，以等待幸運降臨。

胡斯正在四處搜尋一種能改變一切的藥物候選人，而艾利森與他的抗 CTLA-4 抗體出現在他的雷達上。胡斯曾經見證梅達瑞克斯將這種抗體研發成藥物，開始人體試驗，然後就被必治妥貴寶併購了。這正是胡斯在尋找的：（可能）正確的藥物，掌握在擁有正確資源的公司手中，來確保它的成功。胡斯應徵上必治妥貴寶免疫腫瘤計畫的全球醫學領導人——這是西裝和白袍的交會點，是個負責所有潛在突破性藥物研究的職位。[52]他選擇的時機堪稱完美，只是——發現了一個小問題。

## 傳統的評定標準：是否惡化

只要FDA負責藥物核准與消費者安全的事務，癌症療法就一直會以腫瘤為目標。[53]當這些藥物起作用時，腫瘤會縮小；而當藥物沒有效，癌症就會持續「惡化」（progressing）。[54]

醫學研究的目標，以及描述這些目標的語言，都同樣重要。新癌症藥物的評估方式，取決於它們延遲癌症惡化的時間是否能比舊藥物更長。這種時間的禮物，稱為疾病無惡化存活期（progression-free survival），簡稱ＰＦＳ，是評估任何新癌症療法的標準測量依據。

生存很重要，感覺舒服多了也很重要。癌症患者，以及我們所有人，都想要兩者兼得。然而「感覺」是主觀的，比癌症的進展更難以標準化與量化；癌症的惡化程度，基本上就是對電腦斷層掃描呈現出來的陰影的具體測量值。[55]

癌症免疫療法是未經證實的新領域，很大一部分沒有被測試過。它跟之前所有的癌症療法也相當不一樣，是直接作用在免疫系統而非腫瘤上，因此沒人知道這看起來會是什麼樣子。以ＰＦＳ來描述癌症免疫療法，是假設不熟悉的新行動機制在某種程度上看起來就跟舊的一樣。最終，這個習慣被證明是種無形的偏見。就是這種思維方式，造成第一代的癌症免疫療法藥物沒有成功的機會。[56]

絕大多數的研究人員之前從未見過有效的癌症免疫療法。然而執行臨床研究的人現在發現，免疫療法看起來似乎跟標靶治療、手術、放射線治療或化療都不一樣。而它所呈現的數據，看起來也不一樣。[57]

## 是免疫反應，而非腫瘤反應

在短期的研究過程中，患者的ＰＦＳ圖像呈現出波浪狀或鋸齒狀的曲線。腫瘤會腫脹、縮小，然後再腫脹起來。如果不是藥物沒有起作用，就是它跟化療的作用方式不同。不論是哪種原因，在書面上看起來都像是失敗了。

但在臨床上，沃爾查克看到不一樣的東西。雖然掃描顯示，他的幾個病患看起來情況更糟了，但他們都說感覺變好了。有些人的腫瘤變得更大；有些人的腫瘤在身體的一處消融，但卻在另一處出現新的腫瘤。

癌症免疫療法存在於兩種活生生的系統——腫瘤與免疫系統的交叉點上。科學家早就知道，像克隆氏症一類的自體免疫系統疾病，並不是以線性的方式進展。掃描與測試的報告看起來，就像是兩股生命力量的彼此消長，而且是自體對抗自體。抗CTLA-4藥物的結果就有這種消長的現象。研究人員認為，或許他們目睹的，就是一種免疫反應，而不是腫瘤反應。CTLA-4造成免疫系統對癌細胞起反應，就跟面對其他感染的反應一樣，是在一波又一波的發燒、腫脹與發炎中起作用的。這是種會被安全檢查打斷的攻擊，時不時會進行確認：你確定要這樣做嗎？

試驗結果顯示，只有五．八％的患者沒有惡化現象。這樣的結果，意味著這種癌症療法即使被批准，也幾乎不值得考慮。「因此，FDA說：『走開，我們不要這個。』」胡斯說。從數據來看，艾利森的新奇蹟藥物，事實上並沒有比科利毒素好太多；在很多測量值上，反而糟糕許多。

大多數製藥商會把風險分散在大量的潛在藥物上，希望其中至少有一種藥物有效，來償還研發其他藥物所產生的債務。他們不需要百發百中來獲得成功，只需要對的次數比錯的多就可以了。在這種商業模式下，放棄抗CTLA-4是做生意的代價。

## 打破舊習慣和舊思維的膽量

與此同時，製藥界的巨頭輝瑞大藥廠（Pfizer）也正在測試他們自己的抗 CTLA-4 抗體。胡斯覺得這兩種版本在生物機制上是一樣的；唯一的區別，是他們用來測試的劑量，以及誰擁有數據。這兩個試驗幾乎同時開始，而第一次的讀數基本上也都相同。

輝瑞檢視了這些數據，然後放棄他們的研究。但胡斯決心要繼續。必治妥貴寶已經在這上面投資了很多，而且科學和邏輯就在那裡。有無可挑剔的數據，證明免疫療法能夠抗癌症。

「每當有新事物發生時，你就必須打破舊習慣和舊思維，而對很多人來說，這是件很難的事情。」胡斯說。

胡斯拿起電話，打給了沃爾查克。沃爾查克是當中年輕有為的免疫療法腫瘤學家之一，而且全心全意投入這些研究。他們全都是如此。胡斯希望他們知道，他正在跟委員會商量。「我們不會因為這些第二階段試驗的結果，就放棄這個計畫，」他承諾：「我們不會讓它付諸東流。」

胡斯打算要爭取，而他想要確認沃爾查克與其他研究人員是否準備好要加入他的陣營。

「那通電話對我們來說非常重要，因為在臨床上，我們看到了非常不尋常的事。[58]有一些奇蹟般的故事被埋藏在這些數據背後。」沃爾查克說。在他的實驗室裡，其中一個奇蹟般的故事屬於雪倫・貝爾文（Sharon Belvin），另一個則屬於荷馬先生（Mr. Homer）。[59]

## 雪倫與荷馬先生的故事

雪倫．貝爾文加入沃爾查克的 MDX-010 試驗之前，就造訪過史隆凱特琳紀念癌症中心了。她在這裡接受過好幾種癌症療法，包括化療與 IL-2。有些療法成功過一陣子，但都以失敗告終；就在她二十四歲正值花樣年華時，沃爾查克估計她只剩幾週可活了。然而，就在第三次治療時，她離開了輪椅，而且恢復到能在看診空檔去遛狗。她看起來明顯變好了——這位年輕漂亮的金髮運動員，已經從破敗的灰色外殼中破繭而出。這種藥物對她似乎很有效，[60]而且她並不是唯一的一個。

五十歲的荷馬先生患有第四期黑色素瘤，癌細胞已經蔓延到他的腎臟、肝臟和淋巴結了。掃描結果看起來很糟，而且在進行抗 CTLA-4 抗體的十二週療程後，掃描結果變得更糟。不過驗血結果顯示，他的淋巴球數目爆增，代表他的T細胞已經被釋放，正在對抗癌細胞；而且在十二週的療程後，他回報說自己感覺變好了。然而，對實驗結果有影響的是，轉移到他肝臟的癌細胞數量增加了，而且腎臟裡的腫瘤負荷也明顯增加。

## 違反直覺的數據：感覺變好，斷層掃描卻變糟

數據是衡量的標準，但正是這些數據背後的故事，為抗癌的突破提供了充分的理由。

「這是個以傳聞軼事為基礎的領域，」沃爾查克說。傳統上，研究者對軼事抱持著懷疑的態度。「眾多的軼事不算數據，」他們說。「不過，有時候軼事非常重要，」沃爾查克解釋道。而

且當所觀察到的生物機制尚未被完全理解時，這些軼事變得尤其重要。

這種新的癌症免疫療法藥物正在產生某種重要的作用，它將會被稱為伊匹單抗（ipilimumab），簡稱Ipi。在每個病人身上發生的現象都不一樣，甚至也不是每個病人都有反應，然而效果卻是真實的。在幾個病患身上確實看到了腫瘤縮小，有些患者是腫瘤增長，還有更多患者是同時出現增長與縮小的現象。「有些病人參加研究時，已經很接近死亡；他們已經被送進安寧病房了，」沃爾查克解釋。在經歷這項研究之後，他們感覺變好了，但掃描結果卻變糟。最終，他們被送回家，而不是安寧病房，成為研究統計圖上的負面數據。

「六個月後，同樣的病患打電話回來說：『噢，嗨，我還活著喔！』而且他們的癌症消失了。掃描證明了這件事。」沃爾查克說。[61]而且，得到這樣觀察的，不只是他們的團隊。

胡斯是研究數據的中樞。他擁有全球各地試驗所得的數據，而且也有臨床醫生回報了好壞參半的觀察結果，跟他所見到的情況相當類似。

「我們看到一些臨床觀察，表面上似乎是違反直覺的，」胡斯回憶道：「病患說他們感覺好多了，然而在電腦斷層掃描中，卻看到情況變得更糟了。那是因為免疫系統正在派遣免疫細胞軍團去對付腫瘤，所以在電腦斷層掃描上讓它看起來更大了。」

在短期內，事實證明患者的**感覺**比影像技術更敏銳。「患者的症狀得到了改善，但醫生沒辦法從電腦斷層掃描上看出這些，這給人一種感覺，這裡面大有文章，卻是眼睛看不見的。」胡斯說。這也顯示出要準確評估免疫療法，他們必須更加仰賴醫生的**觀察技巧**，而不是腫瘤的影像掃描。

遲早他們可以重新設計癌症免疫試驗的成功樣貌，並重新制定ＦＤＡ的標準。但如果他們放棄這個藥物，那樣的未來或許就不會到來。

「你不能強迫ＦＤＡ硬吞下新的標準，」胡斯說。他們需要的只是移動進球的目標，不需要改變整個比賽。

總之，ＰＦＳ真正的重點，不在於Ｐ，而在於Ｓ——不在於腫瘤的惡化（progression），而在於病患的存活（survival）。「這是可能獲得的最好目標，假如這種藥具有真正的好處，就應該能夠讓人活得更久。」胡斯說。

這似乎是顯而易見的，卻並不是臨床計畫的一部分。根據基於化療的標準，在電腦斷層掃描中腫瘤沒有縮小，但卻感覺好轉的病人，是「非典型反應者」（unconventional responder）。他們是倖存者，但卻不算數。

胡斯相信，他們具有邁向成功的數據。如果你忽略腫瘤惡化的情況，只專注於病患的存活上，那麼統計曲線就會顯示出一種重要的新藥物——也是我們對抗癌症戰爭中可能的突破。

沃爾查克的病人荷馬先生在最初十二週的研究期結束後，仍持續使用抗CTLA-4藥物。他當初進入計畫時，是臨終照護的候選人，但在第十六週時，他不再有嚴重的腹痛，甚至感覺好到可以跟朋友一起去度個短暫的假期。一年以後，掃描顯示他的病變和腫瘤幾乎全都消失。但早在二〇〇六年，荷馬先生的情況並不算數。在抗CTLA-4藥物研究的十二週期間，他的腫瘤在電腦斷層掃描上看起來沒有變小。他沒有構成疾病無惡化存活期的條件，因此他的數據對於批准最終拯救他生命的藥物成了反面證據。

然而，他們能夠證明這個事實嗎？「我們沒有必要說服ＦＤＡ相信這一點，如果你能顯示存活的益處，ＦＤＡ根本不關心它為什麼有存活的益處！只要這是真的。而這的確是真的！」

胡斯說。

## 新目標：衡量整體存活率

更困難的任務，其實是要說服胡斯在必治妥貴寶的老闆同意繼續這項研究，延長期限，並且使用衡量整體存活率的新目標。

「當你把目標從疾病無惡化存活期改變成整體存活率，你的時間線就變長了，變長了三年！」胡斯說。一個為期三年，包含五百名病患的試驗，可能需要很多很多的經費——而這筆錢，是用在一種標準測量方法已經「失敗」的實驗性藥物上。

儘管如此，公司還是同意了。

「我們有足夠的信念堅持下去。在幾個環節上，它有可能會失敗：做了錯誤的試驗設計、沒有內部支持、跟錯誤的團隊合作、測量了錯誤的目標，或者雖然做了對的事，卻得出錯誤的結論。有千百種原因造成失敗。對於全球各地的臨床研究來說，都是如此。只有夠頑強的人才能完成實驗，不會早早就被嚇跑，這就是真正突破的來源。」胡斯說。

這是一項詳盡仔細的計畫，花費了數百萬美元與六年的時間來執行，並改變了醫學的樣貌。然而，胡斯以德國式的篤定態度，能夠用一句話總結要如何做出突破性的療法：「一旦你有了一個有效的機制（CTLA-4），也有一些堅持和信念，就可以延續到臨床上，建立一個方法，讓你適當地檢測出這些東西，並且讓ＦＤＡ與其他需要的人看見，然後你就達成了某些目的，那就是Ipi故事非常非常簡單的版本。」他笑著說。

「治癒這個詞現在可以用在腫瘤學上了，這不再是幻想，或無法實現的殘酷承諾。我們還不知道哪些幸運的病人會被治癒，但我們已經看過治癒的案例。當我們開始試驗後，在二〇一一年就開始看到個別病人的治癒情況。」胡斯說。

當他們第一次為更長期的研究揭盲時，轉移性黑色素瘤的存活率已經獲得改善。「在使用伊匹單抗後，總存活率為二〇%，這是朝著正確方向邁進的一步，而且這些數字還在持續增加中。」胡斯說。目前，這些增長因為使用合併療法而加成；數據不斷出現，而且數字幾乎每個月都在變化。「因此，對某些人來說，這是種有作用的治癒方法；而對另一些人來說，這會讓所有疾病真正消失且不再復發，所以可能是一種真正的治癒方法，」胡斯說。

## 放下免疫系統的手煞車

Ipi 不是癌症的治癒方法，但 Ipi 的成功卻是癌症免疫療法的突破。它在癌症研究界燃起了火苗，改變了未來幾十年的研究方向。突然間，癌症免疫療法多年來失敗的實驗都需要被重新檢驗，因為現在已經明白，這些失敗都是在手煞車拉起來的狀況下，試圖駕駛免疫系統的緣故。而且，這是可能是人們第一次知道要如何放下免疫系統的手煞車。

對於癌症進化出能躲過免疫監控花招的新理解，激發來自於各個科學領域的研究者進入免疫學領域。對於已經身在其中的人而言，免疫競賽的重點，是要更努力尋找其他檢查點，還有其他可能的煞車。最重要的是，這項突破讓一個事實變得無比清晰，那就是：人類的免疫系統能藉由一些幫助，來辨識並消滅癌細胞，為我們古老的抗癌戰爭開創一條充滿希望的新陣線。

這就是癌症的盤尼西林時刻。我們仍然身在其中，而這令人感到無比興奮。然而，如果說癌症免疫療法的歷史教會了我們什麼，那應該就是希望需要靠著謹慎小心的態度來嚴格鍛造。

**【第五章註解】**

❶ 重要的是，我們必須強調，艾利森始終清楚地表明他的實驗室成員對於研究的貢獻，其中有許多成果是非常關鍵的。他特別指名馬修·克拉莫博士，並且更明確指出一個事實，那就是傑佛瑞·布魯史東博士（當時從芝加哥大學轉到了加州大學舊金山分校）同時也發現了CTLA-4是種調降信號，是免疫系統的煞車而不是油門。布魯史東在這項研究上的貢獻一直是被公眾認可的，然而，由於他將其應用在調降免疫反應的進一步研究上，而非用抗體阻斷這種調降反應並測試其對抗癌的反應，因此他的名字並不特別與癌症的突破有關。布魯史東目前是帕克癌症免疫療法研究所的總裁兼執行長，這個職位使他處於資助與協調全球數千名科學家和研究者工作的核心地位。

❷ 二〇一一年在《紐約時報》上所刊登的歐德博士訃告，讚揚他在一種癌症療法上扮演了非常關鍵的角色，這種療法「也被稱為生物療法」。

❸ 他是科利的繼承人，受到科利女兒個人的支持與認可；而且不知為何，他也受到史隆凱特琳紀念癌症中心那些癌症權威的友善對待，在那裡，他一直擁有一個實驗室和辦公室，同時也擔任史隆凱特琳紀念癌症中心癌症免疫學的威廉·史尼主席（William E. Snee Chair in Cancer Immunology）。

❹ 你經常會聽見他被稱為「腫瘤免疫學之父」。歐德除了清楚闡述癌症具有獨特分子的「身分標籤」（抗原），理應讓它成為適切類型免疫反應的獨特目標這個概念之外，也肩負主要的免疫學發展，他對於用卡介苗治療癌症的發現，正統繼承了科利毒素的細菌療法；這是ＦＤＡ核准的首批免疫療法之一，至今仍然對某些類型的膀胱癌有效。他相信癌症與免疫系統之間存在著以免疫為基礎的相互作用，並且在癌症免疫療法的黑暗時期仍然持續推動研究，讓這個領域

存活下來。

歐德受過相當良好的教育，不僅是演奏級的小提琴家，也是傑出的免疫學家，還是傳承科利精神的繼承人。他同時也是由科利醫生的女兒所創立的癌症研究所中首位科學與醫學主任，並擔任這個職位超過四十年。透過他的聲望，以及從數十篇專訪中所傳達出來的訊息，我們可以知道歐德博士有部分像奧斯勒（Sir William Osler，**譯註：二十世紀醫學領域的大師，現代臨床醫學之父。**），部分像赫胥黎（Huxley，**譯註：指的應為安德魯・赫胥黎爵士〔Sir Andrew Fielding Huxley〕，生理學家與生物物理學家，一九六三年諾貝爾生理醫學獎的共同得主。**），而整體來說，就是個像導師一樣的人物。遺憾的是，歐德在二〇一一年因為攝護腺癌去世，享年七十八歲。他去世的時間，恰好就在第一種檢查點抑制劑被批准之前。

5 即使在最黑暗的時刻，當研究人員難以收集到可靠科學數據來支持這個理論時，歐德仍然對癌症與免疫系統有相互作用深信不疑。他透過在具有同儕審閱的學術性科學期刊和大眾媒體上發表文章，努力推廣並解釋這些概念；一九七七年，他在美國科普雜誌《科學人》（*Scientific American*）上發表的一篇文章，瀟灑地使用了「癌症免疫療法」為標題，為非專業的讀者提供了基本概念。

6 羅伯特・薛瑞伯是華盛頓大學醫學院病理學與免疫學的校友捐贈特聘教授。薛瑞伯非常親切，即使只有一面之緣，仍然記得我是誰。其實他根本不需要這麼做的。那是一個陰冷的典型波士頓冬日，我坐在波士頓科普利酒店（Copley Hotel）的酒吧裡消磨時光。周圍的會議中心正如火如荼地舉行著一場癌症免疫療法會議；而遠處一整排的大螢幕，正轉播著大學美式足球比賽。酒吧裡擺放了一些蕨類盆栽，還有一張空桌。就在那裡，我停下腳步，跟艾利森打了招呼。艾利森正滔滔不絕談論他的重大發現，也就是人體中可以控制來治癒癌症的東西。然後艾利森向我介紹了薛瑞伯，並且毫不遲疑地說：「我發現了這個，但薛瑞伯證明了它。」我寫下了這句話，也寫下他的名字；大約一年後，我終於明白，艾利森當初那句話的意思。

7 牠們不是老鼠，但是老鼠的近親，你可以把牠們當成老鼠來使用，如此一來，牠們的免疫系統就不會把抗體當成外來物質而產生排斥。「牠們沒有免疫抗原。因此即使在能輕易做出基因剔除老鼠之前的日子裡，你也可以進行體內實驗，」薛瑞伯說。順便一提，大多數的生物學家一般不會使用亞美尼亞倉鼠，因為老鼠才是常見的實驗動物，印象中的實驗室白老鼠。薛瑞伯是在一篇期刊文章中首次讀到關於亞美尼亞倉鼠的訊息。

他與同事凱瑟琳・希恩博士（Kathleen C. Sheehan, hD，免疫監測實驗室的共同負責人，以及聖路易斯華盛頓大學醫學院病理學與免疫學助理教授）在布蘭迪斯大學（Brandeis University）的一個實驗室找到了一些倉鼠，在那裡，研究人員長久以來使用相同一群近親繁殖族群，因此基本上創造了一群標準化的遺傳群體。結果導致老鼠身上無法製造抗體——這點在這裡至關重要，因為我們現在明白，尤其在免疫反應的研究上，在老鼠身上有效的方法，不一定對人類有效，反之亦然。具體來說，很多癌症免疫療法對老鼠無效——這又是推動免疫領域科學進步齒輪的另一個隱藏工具。與此相關的是，拯救了數百萬人性命的盤尼西林，對老鼠卻是致命的。幸運的是，盤尼西林被發現之後，因為戰爭的緣故，很快就直接在人體上測試了。假如盤尼西林採用一般的ＦＤＡ批准程序，在人體試驗前先用在老鼠模型上，這個醫學突破很可能就不會為人所知，從而犧牲掉數百萬的人命。

❽ 這項研究，聽起來很像是隨意打造一支鑰匙，然後把它扔向一個鎖；這個方法並非完全錯誤，只是過程看起來很隨機。是這樣的，你打造一支你認為適合一把鎖的鑰匙，然後在實驗室裡把兩者放在一起。如果鑰匙跟鎖吻合，就證明了一些事——但**吻合**是什麼意思呢？一如既往，比喻能幫助理解，但有時也會造成困惑。舉例來說，你可能會認為鑰匙與鎖之間的「吻合」將會轉動鎖的機械裝置並開鎖。事實正好相反：如果鑰匙與鎖孔吻合，就會堵住鎖孔，防止鎖發揮作用。用停車位來比喻可能更加貼切。如果你占據了一個停車位，就沒有其他車子可以使用。薛瑞伯的實驗室發現，他們的分子與細胞激素的鎖孔正好吻合。

❾ 這是根據薛瑞伯的回憶。

❿ 這些實驗是基於一種猜測——或者，用科學術語來說，設計成若是可行就會反駁特定的假設，若是不可行就等於支持了這個特定假設。這個假設就是干擾素γ會讓腫瘤對免疫系統而言看起來更像外來物（更具免疫抗原性），因此在放大免疫反應上扮演了重要的角色。實驗是測試這些猜測的唯一辦法。

薛瑞伯一回想起這件事，忍不住微笑起來。「我說，這個嘛，我認為或許有種放大系統，」他告訴我：「這個系統發生在干擾素γ和TNF之間。」薛瑞伯認為，干擾素γ或許放大了TNF的信號或結果。也許干擾素γ用某種方式讓TNF更容易辨別出腫瘤。「所以，如果事實上干擾素γ在這裡所做的事，會對腫瘤產生實際的影響，讓腫瘤更具免疫抗原性，那不是很有趣嗎？」薛瑞伯說。

在骨牌效應中，干擾素γ是位於中間位置，會連帶推倒其他兩個骨牌，然後每個被推倒的骨牌又會推倒其他兩個。你可以把它看成放大作用，或者也可以把它當成安全機制——這就是我們所談到免疫系統，是種雙面刃，可以幫我們對抗麻疹，也會產生愛滋病。免疫系統必須要隨機做好準備，來應付任何情況，其中也包括它從來沒見過的東西。當然，它不可能在準備就緒時就擁有大量的隨機答案，但必須至少要有一個能夠辨識出新的隨機威脅，而且每種威脅都要有一個。此外，它還需要有能力把這個準備好對抗特定隨機威脅的士兵變成一個軍隊。然而，它也需要確保系統只會對付威脅。這跟放大與調節有關；免疫系統必須同時具有放大作用與安全機制，產生足夠強大的攻擊信號，能夠有效傳遞加入戰鬥的邀請，但也需要足夠保守，才不會發生狼來了的情況，引發免疫系統對自身細胞的自相殘殺。

⓫「這是種非活性形式的 IFNγ 受體，」薛瑞伯解釋：「那種老鼠在增加細胞媒介免疫（cell mediated immunity）上，有諸多困難。所以牠有個很大的缺陷，而根據標準來說，就是免疫缺陷。」

⓬在不久前，薛瑞伯實驗室的一名學生碰巧找到了一種方法，能夠讓老鼠表現出無用形式的干擾素γ，也就是接上線但沒有啟動的干擾素γ。他們把歐德的腫瘤移植到這種老鼠身上，同時也移植到正常的「野生型」老鼠身上。然後在兩種老鼠身上都給了腫瘤壞死因子（TNF）。在正常的野生型老鼠身上，TNF 殺死了腫瘤。而在具有無活性干擾素γ的老鼠身上則沒有。

⓭信譽良好的中堅免疫學家，不會花太多時間去思考腫瘤免疫學。只有很少數的科學家這樣做。因此，那些確實獲得結果的少數人，就會被懷疑的眼光所檢視。這並不是說他們被認為是庸醫或巫師，但其他人的實驗室不見得能重現他們的結果。

⓮的確，這並沒有充分解答或證明任何事。雖然這支持了理論，提供了導出結論的證據，而且所提供的數據也提出了我們或許能稱之為問題的答案。然而，如果我們假設任何問題就此得到完整與明確的解答，就是忽視了科學的歷史。

⓯埃爾利希特別多產，被譽為「現代免疫學之父」，在其他領域也有諸多貢獻。正如席維斯坦在第二版《免疫學史》中所指出的，埃爾利希曾於柯霍在柏林的實驗室裡工作，他除了醫學研究，終生都對分子結構以及其生物功能之間的關係感興趣。

這種對於結構性化學的興趣與洞見，使他特別有資格來假定抗原與抗體之間的實際立體化學（stereochemical）關係，以及它們之間獨特的結合親和力（binding affinity）。這個思路更加全面的延伸，即他對完美醫學的概念，就是免疫機制的基礎，也是藥物所要傳遞的大部分功效。埃爾利希認為，若有人能夠製造出一個分子或化合物，只會吸引病原體或生病的細胞，那麼那種分子就會成為一種導彈——或者用十九世紀的科技語言來說，一種「神奇藥彈」（magische Kugel），將任何裝載的毒素只導向特定的疾病，而不傷害到宿主。

為此，埃爾利希的實驗室針對各種致病細菌，測試了數百種不同的化合物。最終，他發現第六〇六號化合物對人類是安全的，但對於造成梅毒的螺旋體而言卻是種致命的毒藥。由此生產出的藥物稱為砷凡納明（Salvarsan），是埃爾利希最著名的革命性藥物，也是他在一九〇八年跟埃黎耶．梅契尼可夫一起獲得諾貝爾醫學與生理獎的一項因素。在一九一五年埃爾利希去世後，德國法蘭克福將他發現這個化合物的著名實驗室所位於的街道，用他的名字來重新命名；直到德國納粹有計畫地企圖將猶太公民從國族記憶中抹去的時代，這條街才又被重新命名。

16 商業化大量供應的實驗鼠是種近期才有的現象，大多數來自於緬因州沙漠山島巴爾港（Bar Harbor, Maine on Mount Desert Island）的傑克森實驗室（Jackson Laboratory）。現代的實驗鼠，起源於十九世紀末與二十世紀初的「鼠迷」作為異國風情寵物所青睞的各類品種，是四個不同種類與不同地域鼠類亞種的基因組合，包括了西歐家鼠（***Mus musculus domesticus***）、東南亞家鼠（***Mus musculus castaneus***）、東歐家鼠（***Mus musculus musculus***），以及日本家鼠（***Mus musculus molossinus***）。根據傑克森實驗室的說法，許多近親繁殖的老鼠品種，都源自於二十世紀初麻州格蘭比（Granby, Massachusetts）乳牛牧場的鼠迷與飼養員艾比．拉思羅普小姐（Abbie Lathrop）的養殖場。

17 這些老鼠也被稱為「無胸腺」或「胸腺缺乏」。

18 二〇一八年一月，隸屬於帕克癌症免疫療法研究所的研究人員宣布，他們發現了一種叫做 BMP4 的分子，在老鼠體內能幫助胸腺修復，甚至讓胸腺再生。這項結果發表在《免疫科學》（*Science Immunology*）上，是由史隆凱特琳紀念癌症中心的馬賽爾．范登布林克博士（Dr. Marcel van den Brink）實驗室與佛瑞德．哈金森癌症研究中心（Fred Hutchinson Cancer Research Center）的賈洛德．杜達柯夫（Jarrod Dudakov）合作研發的。BMP4 接下來將會試用在人體上，探索其成為胸腺再生藥物的可能性，以及隨之而來在人體產生T細胞反應的品質。胸腺可能會因為疾病而受損，也會隨年齡增長而減少，理論上可能與老年人更容易罹患某些癌症的原因有關。參見：Tobias Wertheimer et al., "Production of BMP4 by Endothelial Cells Is Crucial for Endogenous Thymic Regeneration," *Science Immunology*, 2018, 3:aal2736。

19 在這樣的實驗裡，時機決定了一切，而且重要的是，不要偶然地把一名好的科學家認定為反派角色，他只是在做一個科學家該做的事——做好研究並對科學理論進行嚴格的懷疑測試。史多特曼用了裸鼠，也就是沒有胸腺的老鼠。在很多部分，他都是對的：這些老鼠的確沒有胸腺，胸腺的確是T細胞成熟的地方，而且即使早在一九七四年，他就發現這些T細胞是負責適應性免疫反應的。

然而，史多特曼沒有意識到（當時也沒有人意識到），這些老鼠仍然具有從非適應性免疫系統而來的其他細胞，也就是「自然殺手細胞」（natural killer cell）。這些細胞在某種程度上，是身體第一線基本免疫防禦的士兵，雖然不像T細胞軍團是訓練有素的菁英特種部隊（特別是其中的「連環殺手」CD8 殺手T細胞），但它們是存在的，能殺死普通和明顯的入侵者。這意味著，史多特曼並沒有完全排除實驗鼠的免疫監控實際上仍然存在的可能性。或許更重要的是，這種特定遺傳品種的裸鼠，對於他所使用的致癌物質特別敏感，很容易爆發出腫瘤。這些老鼠很可能已經完全被腫瘤所淹沒，到了這個地步，任何程度的免疫監控都趕不上癌症的腳步。

⑳ Osias Stutman, "Delayed Tumour Appearance and Absence of Regression in Nude Mice Infected with Murine Sarcoma Virus," *Nature*, 1975, 253:142–144, doi:10.1038/253142a0.

㉑ 後來才發現，這些裸鼠並不如想像中那麼赤裸；牠們還有少量的T細胞和「自然殺手」細胞。這些自然殺手細胞在免疫監控中的角色，目前仍然不清楚。此外，史多特曼所使用的裸鼠品種，後來被發現對甲基膽蒽特別敏感，特別是在史多特曼所使用的大劑量下，即使老鼠具有最強的免疫系統，也會引發癌變。

㉒ 他們有可能製造出不具有干擾素γ受體的老鼠，也可以製造出缺少干擾素γ作用所需要蛋白質的老鼠。他們已經在薛瑞伯實驗室裡製造出第二種老鼠了。或者，另一種達成目的的方法是，製造出一種基因剔除鼠（knockout mouse）。他們可以用一種沒有淋巴球的老鼠（也就是沒有B細胞或T細胞），因此不具有適應性免疫力。他們也有一些這樣的老鼠，稱為「RAG 基因剔除鼠」，這些老鼠身上製造淋巴球的基因已經在遺傳上被剔除。

㉓ 這個實驗品質的關鍵，也就是避免「垃圾進」的輸入，就在於確保所使用的致癌物質不會對實驗中使用的所有特定品種老鼠都產生致癌親和力（就像史多特曼所用的），以及確保所傳送的致癌物質量，是產生腫瘤的最低有效劑量。史多特曼在無意中用癌細胞淹沒了他的老鼠，因此不論是完整或其他情況的免疫系統都無法匹敵。

㉔ 「另一個問題是，我們遭遇到這樣的爭論：『嘿，我是個腫瘤生物學家，我製造出了致癌基因所造成的腫瘤，但我從來沒有在致癌基因所造成的腫瘤上看過免疫系統的作用，』我們最近才發現，那些致癌基因所造成的腫瘤，也就是腫瘤的實驗模型，不會產生任何變異，或者非常少。因此，如果它們不是特別具有免疫抗原性，那只是因為它們沒有新抗原。」薛瑞伯說。

㉕ 薛瑞伯：「你知道，你可以刪除或清除掉你的腫瘤。你可以修改你的腫瘤，因此這可能會被視為一種概念，一種……休眠，我們稱之為平衡。而且它可以透過這樣的方式改變，就像是你可以改變手稿一樣，讓它變成更好的腫瘤。」

㉖ 這也成為一篇《自然》的論文。

㉗ 「我們開始研究轉移到體內的腫瘤，以基因體學（genomics）的方法，將腫瘤的進展與消退生長特性繪製成圖表。」

28 「有個腫瘤在一種高表達的蛋白質上具有非常強大的變異。這種蛋白質在我們把腫瘤轉移到體內之前（即在腫瘤移植到活體動物之前）就已經存在，但隨後在長出來的腫瘤細胞（即移植腫瘤的子細胞）中卻消失了。」結果顯示，那就是免疫系統所看到的新抗原，能使腫瘤產生自發排斥。「最終，這個發現變成了完整的概念：『嗯，這是個非常好的想法，因為事實證明，T 細胞會被抗 PD-1 和抗 CTLA-4 之類的檢查點抗體活化，而這些 T 細胞實際上會對抗這些特定腫瘤的新抗原。』」

29 Gavin P. Dunn, Lloyd J. Old, and Robert D. Schreiber, "The Three Es of Cancer Immunoediting," *Annual Review of Immunology*, 2004, 22:329–360.

30 艾利森幫忙找到這些檢查點，開發了阻斷它們的抑制劑，並且正嘗試著把這些藥物送到臨床上，看看它們在人體上是否能成為對抗癌症的免疫療法。

31 Dunn et al., "The Three Es of Cancer Immunoediting."

32 Daniel S. Chen, Ira Mellman, "Oncology Meets Immunology: The Cancerimmunity Cycle." *Immunity*, volume 39, issue 1:July 25, 2013, 1–10.

33 MDX-101 是由艾倫．柯爾曼（Alan Korman）在梅達瑞克斯所領導的團隊，用基因轉殖鼠（transgenic mice）研發出來的。

34 抗 CTLA-4 抗體（MDX-010）是一種人類免疫球蛋白抗體，由具有人類基因的基因轉殖鼠身上所衍生出來的。已知這種抗體會與人類 T 細胞表面呈現的 CTLA-4 結合，並抑制 CTLA-4 與其配體（在抗原表達細胞上呈現的 B7 分子）的結合。

35 「在臨床使用之前，MDX-010 抗 CTLA-4 抗體已經在食蟹獼猴（cynomologus [macaque] monkeys）身上進行廣泛評估，在急性與慢性毒理學研究中，重複以三毫克／公斤到三十毫克／公斤的劑量進行靜脈注射，結果並沒有造成任何明顯的臨床或病理毒性（來自於梅達瑞克斯未公布的數據）。」Giao Q. Phan et al., "Cancer Regression and Autoimmunity Induced by Cytotoxic T Lymphocyte-Associated Antigen 4 Blockade in Patients with Metastatic Melanoma," *Proceedings of the National Academy of Sciences of the United States of America*, 2003, 100:8372–8377, doi:10.1073/pnas.1533209100, http://www.pnas.org/content/100/14/8372.full.

36 Phan et al., "Cancer Regression and Autoimmunity."

37 「這些病患全都以手術切除了原發性腫瘤，幾乎半數都接受了化療，而將近八成的病患已經接受過某種形式的免疫治療，包括 IFN-α（二、五到八、十、十二與十三號病患）、低劑量 IL-2（二、五與十三號病患）、高劑量 IL-2（四、七與八號病患）、全細胞黑色素瘤疫苗（一、二與六號病患）、NY-ESO-1 胜肽疫苗（四與五號病患），以及顆粒球巨噬細胞群落刺激因子（granulocyte-macrophage colony-stimulating factor，九號病患）。」來源同上。

38 在這些患者中，最戲劇性的故事來自於一名差點無法通過參加研究體檢要求的女性患者。她的腫瘤讓一個肺塌陷，甚至也填滿了她的肝臟；之前所有阻止病情發展的措施都失敗了。在經過單次小劑量的抗 CTLA-4 抗體試驗後，她很快就得到緩解；當她完全離開研究時，已經沒有疾病的證據，所有的腫瘤都已經消失。事實上，這種完全反應也會持續；在十五年之後，這名病患仍然沒有癌症。安東尼・瑞巴斯博士（Dr. Antoni Ribas）是這項開創性臨床研究的臨床負責人，也是公認讓抗 CTLA-4 成功的領導者。

39 Phan et al., “Cancer Regression and Autoimmunity.”

40 只有十四人得以完成兩階段的試驗。

41 「我們在老鼠模型上測試了很多種腫瘤，最終我們意識到，具有大量變異的腫瘤，由於具有很多的新抗原，反應最好，不是這樣的，就沒有效果。」艾利森說。

42 黑色素瘤起源於最容易接觸到陽光中的紫外線，以及其他外在致癌物質的身體部位（皮膚），所導致的腫瘤以大量變異為特徵。

43 這些小的變異，通常足以讓黑色素瘤變得「好運」，能夠躲過任何被投擲到它身上的癌症藥物。一種藥物可能會有效地殺死絕大多數的癌細胞，然而殘留下來的癌細胞持續變異，而假如其中一個變異的細胞恰好對該藥物產生抗性，就會存活下來，繼續分裂。這種對藥物免疫的新癌症將會重振旗鼓，而此一過程將會在另一種效果更差的療法上重現。參加實驗性療法臨床研究的病患已經試過所有可用的療法了；然而，他們的黑色素瘤大獲全勝。

44 他曾見過部分幸運的轉移性黑色素瘤患者對化療有反應而產生了緩解，然後僅僅在幾個月後，癌細胞又重振旗鼓，變異得比以往更強。

45 其中一個原因，是他在青少年時期就不可思議地進入了這個領域，並且接受免疫治療領域巨擘的指導。而另一個原因，則是他從小養成不斷工作的習慣。他的父親是美國貨車司機工會（Teamsters）要員，晚上還在紐約市社區大學任教；他的母親則終生都是紐約市的小學教師。（這種致力於工作的人格特質，在各地優秀的醫生身上都很常見，然而我訪談過的免疫腫瘤學家幾乎一致都是如此；其中很多人最終都與實驗夥伴或其他免疫腫瘤學家結婚，如此一來，他們就永遠不必談論其他不太重要或沒有興趣的事情。而像是美國國家癌症研究所的羅森伯格的其他人，則似乎是靠著燒焦的咖啡過活，並以實驗室為家。）

沃爾查克還在唸高中時，就在康乃爾免疫學實驗室做暑期工讀，直接進行病患與疫苗的工作；當時，這些特質就結合在一起了。沒有什麼比那樣更直接——除了在接下來那年，他上了大學，遇到羅伊德·歐德。歐德認識到這位神童的興趣和潛力所在，因此在一九八四年，把他介紹給史隆凱特琳紀念癌症中心新上任的免疫學主席艾倫·霍頓（Alan Houghton）。

對於一個來自於史坦頓島（Staten Island）並且要支付學生貸款才能成為醫生的孩子來說，癌症免疫學並不是個顯而易見的選擇——有更簡單的方法可以成功。然而，沃爾查克是個充滿熱情、富有同情心且求知欲很強的人。就像他在西岸的朋友丹尼爾·陳一樣，他認為沒什麼會比結合醫生與博士專長，把實驗室的研究用來幫助需要的人更有趣且有用的事情了。

沃爾查克有歐德和霍頓在背後支持，只要他願意，前方的路已經確定了；正如他自己所描述的，沃爾查克「自告奮勇地舉起手」。那個夏天，他幫忙進行一種針對黑色素瘤的抗體第一階段的臨床研究，晚上在實驗室工作，白天則和病患一起，生活在科學與醫學的交會點，並從他「傳聞的」反應者身上得到活生生的證明。免疫腫瘤學是真的有效。一切都豁然開朗，就在他十九歲時，他人生的道路已然確定。雖然很難從那些提到的名字去想像癌症免疫學起源的故事，但他正身處其中，而就在十多年後，他與艾利森合作的臨床研究將會改變一切。

46 免疫腫瘤學不是最安全的職業生涯途徑，尤其是當你接受過良好的教育與訓練後，能在任何地方工作，包括實際上能顯示出進展的療法。這就是為什麼他認識了丹尼爾·陳——基本上，他怎麼可能不認識另一位同樣專門研究黑色素瘤、同樣致力於用免疫學打敗它，並且同樣身兼醫生與博士的X世代腫瘤學家？像這樣的人，還有帕爾多、霍迪（Stephen Hodi）、巴特菲爾德（Lisa Butterfield）和胡斯；跟專注於化療的腫瘤學家比起來，真的很稀有。一般正常的方法，會研究如何用藥物來攻擊腫瘤，而非試圖弄清楚如何重新啓動免疫系統來做這件事。對於一個來自於史坦頓島的有為青年來說，經過了數十年的教育與訓練，還負擔著學生貸款，這並非是個理想的學術位置。

47 對沃爾查克而言，其中一個希望的微光，來自於大多數人認為的失敗：IL-2 的試驗。IL-2 被譽為是這個時代的成就，顛覆了傳統——在當時，它被視為可能的醫學突破。然而當技術足以複製出足夠數量的 IL-2，能夠對病患進行大規模的系統性試驗時，它卻沒有如預期般地發揮效用。因此 IL-2 在用免疫系統對抗癌症的任務上，不再被視為一項突破，而是被宣告失敗。這個經驗，讓免疫療法的公眾形象又回到好幾十年前的狀態。

回顧那些IL-2試驗的數據，有三%～五%的病患對這種免疫賀爾蒙的注射具有正面反應；然而有反應的，是患有黑色素瘤和腎臟癌的患者。事實證明，這個群體數字雖小，但結果卻是可以複製的。這個可複製的數據，向研究人員顯示出IL-2導致T細胞的生長和分化。然而IL-2如何做到這點的確尚未被充分理解，也沒有人知道癌症還有其他手段能夠減低或阻斷免疫反應，像是T細胞檢查點CTLA-4（會讓T細胞起始的免疫調動停止工作）和PD-L1（當T細胞鎖定腫瘤準備攻擊時，腫瘤會將它快速釋出，來拉起T細胞的煞車）。

因此，雖然輿論認為，IL-2在對抗癌症的突破上失敗了，然而一些科學研究人員有著相當不同的看法。這個結果，在許多癌症免疫療法忠實信徒的靈魂上重重地踩了一腳，但同時也增加他們對於癌症免疫療法概念的信心。白紙黑字上，試驗結果顯示一種藥（在這種情況下，指的是細胞激素）在某些病患身上可能會導致持久與深度的免疫反應——以及長期的癌症緩解。這些數字很少，然而卻能夠重現。從藥物的觀點來看，這並不算成功，但對沃爾查克及少數的一些人而言，這是適當調節免疫系統能夠對腫瘤的生長產生持久控制的第一道希望微光，是癌症免疫療法概念的證明。

「人們說：『噢，（IL-2的）毒性太強了，而且在很多人身上都不起作用。』——他們說的都是真的，不過這確實告訴我們，在某些情況下，免疫系統能夠辨認出癌症，並且控制住它——只是這些情況當時我們還沒能完全理解。所以，我們有了這些希望的微光。你開始把這些不同的部分拼在一起——你有IL-2一小部分可複製的成功，有老鼠模型，也有獸醫腫瘤學——希望的微光與驚鴻一瞥。然而（對於範圍更大的科學界而言）這被認為是非常模糊的。還有很多的線索需要連結起來。」沃爾查克說。

這其中所缺少的，是可以測量或證明的實證科學，也就是對於他們所做的免疫觀察中模糊機制的基礎研究。而他們當時最需要的，是缺少的那塊拼圖，或者是能夠連接所有線索的複雜部分，把傳聞軼事轉化為科學。化療學家與大部分的腫瘤學家認為，這種沒有證據的希望不太可靠，也是種誤導。然而，對於堅信免疫腫瘤學的人來說，這正是追求複雜生物學的過程看起來的樣子。沒錯，免疫療法沒有起作用，但這並不表示它不可能或不會起作用。這就像是他們試著發動一輛汽車；他們看見其他車子的運作很正常，但觀察到自己車子的引擎雖然發出了轟鳴聲，卻沒有可靠地運轉。沒錯，他們確實無法弄清楚為什麼車子不能發動；但他們仍然相信，這是輛車子。

他們相信，一定有某種真實且具體的東西阻止了引擎發動。他們也相信，他們所知道的汽車零件，像是火星塞和引擎，全都真實存在，並且對於車子的運行至關重要。他們觀察到車子偶爾會運行，也看見其他運行的車輛，如今終於想出這個系統的所有機制——吻合的鑰匙、油門踏板與線路、引擎的各個層面、汽油和溫度的要求等等。基於所有的理解，他們還是無法讓引擎發動，還是沒辦法讓車子往前走。對於免疫療法的研究者而言，這意味著一定還有另一個尚未被發現的必要部分，也一定還有他們不了解的機制。

他們相信，如果他們繼續嘗試，遲早就能發現這樣東西。那將會是解釋這個問題的突破。這讓人充滿希望與振奮人心，然後，結果就像當時大多數的免疫療法一樣，令人沮喪。「你能夠看到這在老鼠模型上有效了。但挑戰是要把你在體重二十克、因近親繁殖而在優生學上近似的實驗鼠身上所看到的現象，試著應用在體重七十公斤、遠親雜交的人類身上，」他說。從那裡開始，他們可以讓車子行進，並且開始研究各種更好的汽車。

48 「我們相信，在某些情況下，你可以發展出用免疫系統抵禦癌症的方法，」沃爾查克說。

49 在當時，沃爾查克試圖研發出癌症疫苗，並努力克服監管的門檻，因此他們用狗開始進行臨床試驗——不是可憐的實驗動物，而是寵物，其中有些飼主是他認識的人。大部分的狗就像人一樣，在遺傳上是遠親雜交的，也就是說，牠們都是雜種狗。而這些寵物也跟人一樣，會因為基因和環境之間不幸的交互作用而罹患黑色素瘤。

沃爾查克的疫苗在狗身上發揮了作用——「我們證明，實際上能夠透過為患有轉移性黑色素瘤的狗接種疫苗，來改變牠的預期壽命。結果我們獲得了一些開心的狗，開心的狗主人，以及第一個被批准的癌症疫苗（雖然只適用於狗）。」他說。但更重要的是，沃爾查克親眼見到了免疫腫瘤學的治療生效了。雖然疫苗不同，但理論是相同的：免疫系統能幫助辨別變異細胞，並消滅癌症。

50 其中最重要的一項結論是，在檢測癌症患者的 CTLA-4 阻斷效果上，他們同意並訂立的反應速率，實際上並不是個具有生物學意義的目標。

51 而他所呈現出來的感覺，與主導這個領域一個世代的知識分子真正信徒非常不同。

52 他的職業生涯有如花式滑冰中的高難度動作，以數學般的精準度呈現每個細節，而現在他完美著陸。「是啊，這很好，」胡斯簡潔地說道。「在多年的失敗和懷疑之後，對的東西在對的時間匯集在一起。」只有一個問題：他所繼承的這項研究不會奏效。

53 這個標準稱為固體腫瘤的療效評價標準（Response Evaluation Criteria in Solid Tumors），簡稱 RECIST。RECIST 是一套管理臨床試驗以及如何測量病患腫瘤變化的規則。

54 癌症的問題不是你所具有的癌細胞，而是惡化程度。

55 癌症的獨特語言承載了我們對這種疾病的集體歷史。正如癌症這個名字傳達出螃蟹狀腫瘤的形象（**譯註：癌症的英文**

**Cancer 也有巨蟹座的意思。**），很可能是一種肉瘤，惡化到撐破皮膚的程度。

56 PFS 描述了一場錙銖必較的比賽。它做了最壞的假設，然後計算著每個小恩典。它也產生一種對癌症的特定思考方式——從化療、放射線治療，或餓死腫瘤的小分子所產生的機制來思考。這些都是科學已經熟悉的方法。久而久之，就成為習慣，也變成知識的盲點。

57 放射線治療或化療對於腫瘤標靶，基本上是以相同的方式作用。放射線治療從衰變的同位素中，送出微小的粒子打穿癌細胞，就像一顆微型手榴彈一樣。化療基本上就是對癌細胞下毒。放射線或化學攻擊的主要目標，是腫瘤本身。

58 Ipi 研究的主要負責人是史蒂芬．霍迪（現任職於波士頓的丹娜法伯癌症研究所〔Dana-Farber Cancer Institute〕）、沃爾查克、南加大的傑佛瑞．韋伯、維也納的可汗．漢努穆伊（Khan Hanumui）、聖塔莫尼卡（Santa Monica）天使診所的史蒂芬．歐戴（Steven O'Day），以及洛杉磯的歐米德．哈米德（Omid Hamid）與瑞巴斯博士。他們都知道數字很糟糕。

59 「荷馬先生」不是真名；他是以下論文中被稱為第二號病例的病患。Yvonne M. Saenger and Jedd D. Wolchok, "The Heterogeneity of the Kinetics of Response to Ipilimumab in Metastatic Melanoma: Patient Cases," *Cancer Immunity*, 2008, 8:1, PMCID: PMC2935787; PMID: 18198818（二〇〇八年一月十七日於網路上發表）。

60 雪倫．貝爾文現在已經完全沒有癌症超過十二年了。「我們檢視了她的電腦斷層掃描，」沃爾查克回憶道：「癌細胞都消失了，全都不見了。那對我們很有意義。」

61 Saenger and Wolchok, "Heterogeneity of the Kinetics of Response."

# 第6章

# 試探命運

我們尋找有光的地方。

——歌德

每位癌症病患的故事都是場旅程；其中，有些人的故事會比其他人來得更為漫長艱難。布萊德·麥克米林（Brad MacMillin）的故事長達十二年。他的故事始於二〇〇一年，當時他發現腳跟上有個點，在繭下面有個黑色圓圈，就像冰塊裡的泡泡一樣。布萊德平時固定有慢跑習慣，週末則在籃球場上意氣風發；他之前有過血水泡，但這一個漸漸愈長愈大。就在做完年度身體檢查後，他被轉介給皮膚科醫生。皮膚科醫生想要立刻把它清除掉。

布萊德對於這樣的急迫性感到很驚訝；同樣讓他感到驚訝的，還有醫生從他腳上切下來的皮膚取樣大小。醫生會把切片送去化驗，而他則該耐心等待結果。

## 長在腳底板上的黑色素瘤

布萊德在候診室外，找到妻子愛蜜莉；她獨自一人，坐在偌大的候診室椅子上。那是陣亡將士紀念日長週末前的週五下午五點多，實驗室的工作人員似乎是特別為他們留下來工作的；這讓他們感到不尋常，在醫療環境中的不尋常讓人感到害怕。布萊德開玩笑說，他們切下了一磅（約四百五十克）肉，愛蜜莉則試著跟他討論週末的計畫；終於，皮膚科醫生回來了。她說，他們仍然需要做更多的測試，但這是黑色素瘤，所以他需要在下週回診。皮膚科醫生沉默了一會兒。她看了看布萊德，又看了看愛蜜莉，然後又回過頭來看著布萊德，說道：「這個週末，你們需要對彼此非常好，好嗎？」這句話很難讓人不去解讀其中的言外之意。

在回家的路上，他們試著去理解這句話的意思。布萊德是七〇到八〇年代出生的孩子，在充滿陽光的南加州長大，金髮碧眼，皮膚白皙，生來就曝晒在太陽下，而當時防晒油還不是必備。

這就是皮膚癌形成的原因，對吧？一般而言，癌症就是你人生歷程種下的後果。布萊德接觸到過多的紫外線，但為什麼癌細胞長在他的腳底板上？那裡沒有晒傷啊！他們唯一能聯想到的，是雷鬼樂鼻祖巴布·馬利（Bob Marley），他的黑色素瘤長在腳趾上。巴布的治療效果並不好，不過仔細想想，他忽略了所有醫療建議。布萊德的醫生說，**要好好對待彼此**。他們決定也不要忽視這個建議。

三十一歲的布萊德仍然保有無敵的感覺。他天生就是個樂觀的人，並且享受著肯定他樂觀前景的生活。在蓬勃發展的科技時代，他擁有科技創業公司的重要新職位，還有個健康的一歲女兒。他們並不富有，但有自信能一直都衣食無虞。這是新紀元的開始，曾被大肆炒作的千禧蟲危機臆想，被矽谷推出的一波波新產品、新服務與新科技所淹沒。在舊金山區，大家信奉的教條是，努力工作和聰明的科技能解決所有問題——包括他腳上的黑色素瘤。布萊德將會打敗它——他告訴醫生：**不管花多少代價，甚至切掉我整隻腳都可以**。

然而，化驗報告出來時，顯示即使切掉他的腳也沒用。黑色素瘤已經擴散。癌細胞已經爬上他的腿，一直蔓延到他膝蓋後面的淋巴結。醫生告訴他，相對來說，這是個好消息——癌細胞**只有**在腿上，而且只有在膝蓋以下。黑色素瘤雖然始於皮膚，但不僅僅跟皮膚有關。它擴散得很快，而當它蔓延到重要器官，特別是肺部或大腦時，就會致命，也就是第四期。而他們稱布萊德的情況為第三期的第二階段（3B）。

隨著震驚而來的，是故作堅強。醫生已經敲定了治療策略。外科醫生會把他能看到癌細胞都切除；之後他們會用放射線來照射這個區域，以殺死他們沒看見的癌細胞。這是標準療程。布萊德想要的不只是這樣。放射線治療是前數位時代的產物，比起二〇〇二年，更像是屬於一九〇二年的療法。布萊德想要最尖端的治療。真的有這樣的東西。雖然不是全新的療法，但在那年才剛獲得FDA批准，或許能用「尖端」來形容。這種療法對大多數人沒幫助，而且效果無法預測。大多數人不確定這是否真的是抗癌的可行方法。這種藥物屬於「免疫療法」。布萊德認為可以嘗試一下，至少沒有壞處。

## 布萊德的抗癌故事

干擾素[1]是印象中被過分炒作的神奇藥物之一，不過確實也是種相當重要且強大的細胞激素。正如布萊德的腫瘤科醫生所解釋的，干擾素的確幫助了一小群癌症病患，特別是與放射線治療和化療合併使用後更有效果。雖然病人的結果並不穩定，而且藥物具有毒性——在臨床研究上，大多數的病患描述他們感覺就像得了一整年的嚴重流感，但藥物的好處足以獲得FDA的核准，而且免疫療法的概念純粹在直覺上就有很大的吸引力。布萊德一向都用柳橙汁和陽光來擊敗感冒，他懷抱了一種非理性（儘管很準確）的信念，相信他的免疫系統特別強壯，具有擊敗疾病的**超強**能力。

這個方案是使用一年的干擾素，其中大部分的時間裡，是在家自行注射。布萊德一直用他男子氣概的幽默來對抗那些流感般的不適症狀，然而還是逐漸被這些不舒服的感覺逼瘋。

愛蜜莉注意到，布萊德愈來愈容易煩躁。這不太像他的作風，他通常不會這麼情緒化。不過話說回來，他才剛剛同時承受了癌症和高壓的新工作——不管是誰，應該都會有不尋常的舉動吧？然而，這種「不尋常」變成了怪異。布萊德老是說他的新同事一起合謀對付他。

## 干擾素罕見的副作用

他確信，自己在那個夏天犯下華盛頓特區惡名昭彰的國會實習生謀殺案，也是戀童癖牧師醜聞的幕後推手。如果有什麼壞事發生，並且在晚間新聞上報導出來，布萊德就會認為自己應該負責。晚上，他會循著聲響，在家裡的每個房間踱步。一天晚上，他著急地把愛蜜莉叫進浴室裡，然後把門鎖上。

「我們要非常小心，」布萊德悄悄說道。他告訴愛蜜莉應該要報警。然而愛蜜莉打電話叫了救護車。布萊德被送進一家精神病院，並服用抗精神性藥物，同時也停用干擾素。

這幾週對於布萊德來說很難熬，但或許對愛蜜莉來說更是煎熬。不過隨著抗精神性藥物進入布萊德的系統，以及干擾素的離開，漸漸地，她開始瞥見她所認識與深愛的男人的樣子。精神病症是干擾素罕見但可怕的副作用，還好只是暫時性的。這是個好消息。但壞消息是，他所計畫的癌症治療無法繼續下去。

他的醫生向他推薦另一個選擇，一種即將開始進行臨床試驗的癌症免疫療法實驗性新藥物。這可能恰好是布萊德正在尋找的那種輔助療法——最尖端、最新的技術。其中一個研究中心，恰巧是由他在史丹佛癌症中心的同事丹尼爾・陳博士[2]負責。

## 遇見陳博士

尼爾・陳是醫生，也是科學家；這位醫學博士一邊涉足醫院的腫瘤科，臨床治療黑色素瘤病患，一邊在免疫實驗室中進行研究。作為學術移民的第一代孩子[3]，他被設定好的路，包括科學訓練及學術未來。幸運的是，這也正是他的天分和興趣所在。他在麻省理工學院學習分子生物學，然後在最後一刻，轉到醫生與博士聯合學位的道路上。他搬回西岸，在醫學院的解剖課認識了一個女孩，然後跟她結了婚。婚後，他的妻子黛比繼續研讀產科，而陳博士則在南加大（USC）完成腫瘤醫學訓練以及微生物學與免疫學博士學位，然後到馬克．戴維斯在史丹佛的著名實驗室做博士後研究，也就是T細胞首次被解碼的地方[4]。

陳博士很快就發現，「從實驗室到病床邊」的雙邊醫學工作模式是種繁忙但有益的雙重職責。在史丹佛癌症中心，陳博士開設了轉移性黑色素瘤門診幫病人看病，同時也在實驗室花了很多時間，幫忙對癌症與免疫系統如何相互作用進行更好的了解，並運用科技來改善兩者之間的關係。在過程中，他與專利晶片合作，將T細胞與不同抗原的交互作用視覺化，成為類似錄影顯微鏡的型態，能用發光的光圈以及閃閃發光的細胞激素，顯示出免疫反應的特徵。

橋接實驗室與癌症臨床診療的世界，聽起來可能像是個很自然的組合，而且對某些科學家來說，確實也是如此。然而一邊是把疾病當成謎題，另一邊則是生死攸關的問題，純粹的研究與醫者人性藝術之間的差異，就像是釀酒師與調酒師工作上的不同。在實驗室裡，一切都與疾病有關，癌細胞是反派，同時也是英雄。它堅持著自己的存在，並且以看似自信與創意的方式與世界互動。而且跟大多數正常體細胞不同，癌細胞沒有時限，用自我變異的版本抵抗了追求整體利益順服與犧牲的召喚。與此同時，這個整體利益正坐在候診室裡。在這裡，在你的朋友、你的病患或你的母親身上時，癌症又是另一回事，是讓你會想要回到實驗室學習如何摧毀的東西。

## 嘗試癌症疫苗

當時，對於癌症免疫療法有效的希望，很大一部分都在於研發出癌症疫苗上。這些疫苗在老鼠身上效果很好，而且跟干擾素不同，具有高度的標靶向性，會針對特定的癌症，意味著幾乎沒有副作用。陳博士幫忙調查了其中一種相當有希望的癌症候選疫苗，也就是大衛・勞森（Dr. David Lawson）醫生研發出來，稱為 E4697 胜肽的黑色素瘤特定療法。布萊德將會成為第一批嘗試它的人——如果他願意當白老鼠的話。布萊德並不介意當白老鼠；對他而言，唯一的風險來自於什麼都不做，只是單純希望癌症不會復發。

布萊德喜歡陳博士。他認同他，而且雙方都有這種感覺。陳博士跟布萊德一樣，都是X世代的加州人，熱愛運動，也都是野心勃勃並受人尊敬的專業人士，喜歡上好的威士忌，玩電吉他，並且相信自己能夠協助重新改造未來。而陳博士對於那種未來的願景，深深吸引著布萊德。陳博士不僅相信人類能夠駕馭免疫系統來幫助擊敗癌症，也對此充滿熱情，並且異常耐心及有說服力，即使是在大多數腫瘤學家無法讓病患理解的複雜免疫細節上，他也能發揮口才，耐心講解。布萊德跟他能夠直來直往，因此兩人很快就變成了好友。

布萊德每週都會有一天開車過橋去找陳博士。只要有空，他就會選擇陳博士排程中的最後一號，如此一來，在治療之外，他們還夠花幾個小時談論科學。每週，陳博士都會戴上手套，直接在布萊德背後的皮下注射一毫升的實驗性疫苗。在布萊德下週回診時，陳博士會用拇指觸診皺起來的注射部位。慢慢地，注射部位愈來愈像一個火山口，產生潰瘍並凹陷下去，看起來就像是免疫系統的反應非常激烈，在吞食的狂潮中清除了這些組織。陳博士將布萊德對疫苗的反應描述為

「驚人的，是我所見過最強勁的免疫反應」。

「來看看吧，」布萊德會說，一面拉下他短褲的腰帶。他為自己的免疫系統「給癌症好看」感到自豪，而且他的血液檢查看起來也支持了實際觀察到的現象。E4697的確喚醒了布萊德的免疫反應。然而，這能幫助他的免疫系統鎖定並消滅癌細胞嗎？

「你可以看到，那個區域的T細胞正在做你想要它們做的事，」陳博士說。在注射區域上，布萊德似乎很快發展出免疫學家所謂的「腫瘤特定」免疫：特別針對一種稱為GP100黑色素瘤抗原的T細胞軍團，也就是布萊德的黑色素瘤細胞所呈現的特定抗原。這些影像支持了血液檢查的結果。雖然一切還言之過早，而且陳博士也從來不會對病人這麼說，但如果他在布萊德身上看到的現象持續被證實，那麼對於免疫療法領域的影響可能會相當驚人。而對於布萊德而言，這將會是生或死的區別。

不過，有時候，你只會看到你想看到的東西。「在布萊德的案例中，我們看到了對疫苗產生的強烈免疫反應。」陳博士說。他在病原視覺化機器中可以看到，癌症特定病原反應，就像是特徵鮮明的煙火。然而布萊德是個異常值，他對疫苗產生的壓倒性局部反應，遠遠超過普遍的現象。

陳博士用鐘形曲線描述了一般人的免疫系統會如何對外來抗原產生反應。大多數人都落在曲線中間，也就是在統計上免疫系統的「正常」反應。有一群較少但仍然相當可觀的人，會具有較極端的免疫反應，落在曲線的右邊，而具有非常不明顯免疫反應的人則落在左邊。布萊德是位於分布曲線的最右端。他幾乎對所有東西的反應都很極端，起碼在一開始看起來是如此。「這對布萊德來說似乎很不錯，但是這也給了癌症免疫療法領域錯誤的希望，因為他不是個典型的病患。」陳博士說。對於布萊德試驗群體中的大多數人而言，這種疫苗幾乎完全沒有效。這結果令人沮喪與心碎。雖然稱為試驗，但感覺上更像是摸彩。

「現在人們認為癌症免疫療法獲得了巨大的成功，這確實是一項突破。不過真相是，這種成功實際上建立在更久遠的失敗歷史上。而那些失敗，都是由病人所承擔的。」陳博士說。

所有經過恰當方式收集的數據都是有價值的；即使是失敗的研究，也能讓我們學到東西。布萊德嘗試的疫苗不會成為可行的免疫療法；回想起來，陳博士懷疑這種疫苗是否弊大於利。然而從收集數據的角度來看，陳博士的試驗是成功的。而當時看起來，疫苗似乎也幫助了布萊德。

## 癌症復發

在疫苗試驗後將近三年，布萊德的癌症仍然沒有復發。他希望他的癌症故事很快就能成為過眼雲煙，僅僅成為商業演說或政治訊息中人物建構的軼事材料。他擊敗了癌症，**而他的科技新創公司也已經被一家跨國公司所收購**。二〇〇五年，當這兩對夫妻聚在一起，慶祝布萊德沒有疾病證據（NED）的週年紀念時，陳博士帶了幾瓶索諾瑪（Sonoma）的好酒，試著忽略他們正在試探命運的概念。看起來他們可能已經打敗了癌症，或者說，是布萊德打敗了它，而疫苗則有所助益。

那年，歐洲腫瘤學學會（European Society for Medical Oncology）的會議在西班牙的巴塞隆納召開。陳博士的妻子黛比排開門診，跟他一起去度假一週，只有他們兩人，沒有帶孩子。當他們走在綠樹成蔭的蘭布拉大道（Las Ramblas）上，正要前往一家加泰隆尼亞餐廳時，陳博士的手機響了。是布萊德打來的。他立刻知道，這不是好消息。然後他意識到，自己一直都在等待這通電話，準備好要面對了。布萊德的癌症復發，成為一種新的癌症——一種變異、升級又逃脫的癌症。

「只有少數幾件事，會比得到癌症診斷更讓人難以接受，」陳博士小心翼翼地解釋：「其中一項，就是認為你已經抗癌成功，然後又再次獲得癌症診斷。」對於黑色素瘤專家而言，這是種非常熟悉的模式；但對黑色素瘤病患而言，這是個毀滅性的意外。

布萊德的新癌症已經沿著他的主動脈，穿過骨盆，附在腸骨嵴（iliac crest）上。首先要做的是手術，進行更深度的切除。手術後，布萊德對於腳的某些部分失去了知覺——手術傷到他的坐骨神經。但好消息是，外科醫生發現，在檢查過的十六個淋巴結中，只有一個有癌細胞。那是個雞蛋大小的硬塊，因為壞死組織而呈現黑色。外科醫生認為，那可能是免疫反應至少有部分成功的證據。或許那歸功於疫苗——絕對有可能，因為布萊德的確有過多年的緩解。陳博士無法確定。無論如何，抗癌顯然沒有完全成功。

## 個人化癌症疫苗尚未問世

布萊德又再度需要一種後續治療，試著殺死手術沒清除的癌細胞。他向陳博士詢問了E4697藥物試驗中所用的疫苗。這在之前有效，對吧？他們能否再試一次？

然而，遺憾的是，陳博士知道這件事沒那麼簡單。就像免疫系統一樣，癌症是活的，也會適應。陳博士的實驗疫苗，或者所有的疫苗，都不會隨之調整。它無法處理不可預見的變異，或者這些變異的變異。正是這種不斷進化的能力，也就是三個E中的逃脫，讓癌症成為難以捉摸的目標。

疫苗活化的T細胞，可能已經消滅呈現那種特定抗原的異常癌細胞。然而，疫苗的接種太過於局部性，並沒有廣布在布萊德體內。而且在那之後，它並沒有被重新訓練——那是不可能也不道德的。那次的試驗失敗了，也結案了。倖存的癌細胞仍然存在，雖然在掃描中看不見，但卻持續生長並變異了。

在完美的世界裡，布萊德能獲得一種更好的新疫苗，來匹配他變異後的新癌症，就像我們每年注射新的流感疫苗，來匹配最新的流感病毒株一樣。製作這樣的疫苗，需要能快速把病患與癌細胞的基因全部定序出來；這需要強大的生物資訊演算法，來比較布萊德體細胞和腫瘤細胞中所有的蛋白質，並且辨識出T細胞能鎖定的最佳特定癌症抗原，但當時的電腦還不足以運行這樣的演算法。最終，還需要能快速轉譯所有數據成為個人化疫苗的科技[5]。我們現在已經可以做到了；然而在二〇〇六年，這樣完美的世界只存在於科幻小說中[6]。

## 抗 CTLA-4 的藥物試驗

布萊德還在手術恢復期，因此陳博士打電話給愛蜜莉，提出一項建議：有一種很有希望的新型癌症免疫療法，叫做免疫檢查點抑制劑，布萊德應該要嘗試參與這種藥物的臨床試驗。多年來，陳博士一直對於艾利森發現的可能性感到興奮，如今，實驗性的臨床試驗即將開始，由兩家製藥公司分別進行抗 CTLA-4 抗體的競爭版本。其中一種稱為：曲美木單抗（tremelimumab），由輝瑞大藥廠製造；另一種則是艾利森的版本：伊匹單抗，由必治妥貴寶製造。陳博士在南加大的同事傑佛瑞．韋伯博士（Dr. Jeffrey S. Weber）[7]負責這類試驗三項中的一項，以測試其安全性。

陳博士曾經親眼目睹布萊德凶猛的免疫反應，這是項很好的指標，代表他很可能會對新的免疫療法有良好反應。布萊德想要加入試驗。陳博士能夠幫得上忙嗎？

陳博士可以幫他推薦，但最終的決定權不在他。他認識韋伯博士，他們曾一起研究疫苗和細胞激素。他也知道，世界各地絕望病人的醫生都來電詢問，韋伯的團隊已經被這些電話淹沒。關於抗 CTLA-4 試驗的電話鈴聲響個不停。每個人都想加入。

韋伯被譽為是位關懷病人且細心周到的臨床醫生。他對這項藥物試驗所考慮的病患要求，是相當嚴格的。

陳博士寫信給韋伯，給了他布萊德的醫療史與數據，並且告訴他，有意思的地方是，布萊德．麥克米林是他見過最好的免疫反應者。陳博士沒辦法強迫推銷，但他盡力了。韋伯回信問他：他想要轉介這名病患嗎？

那年秋天，布萊德開始抗 CTLA-4 的藥物試驗。

## 過度反應的免疫系統

在一些病患身上，阻斷 CTLA-4 的煞車，可能意味著有無T細胞對癌症反應的差異。而對於像布萊德這樣的病患，由於本身具有非常容易觸發的免疫系統，已經在自體免疫的邊緣搖搖欲墜，一旦拿掉煞車，可能會變得非常危險。

「布萊德對藥物有瘋狂的反應，」陳博士回憶道。抗 CTLA-4 藥物在布萊德的免疫系統釋放的東西，不像是精確的軍事行動，更像是一場暴動。布萊德在十月五日第一次注射實驗性的

MDX-010 抗體。就在一週內，他的脖子、手臂和臉上都出現大量的疹子，在他大腿靠近注射區域出現巨大的紅痕，而且一天比一天嚴重。

「布萊德病得非常非常嚴重，他超過一個月無法進食，最終，我們不得不用手邊最強的藥物，來關閉他的免疫反應。」陳博士說。聖誕節隔天，布萊德在韋伯博士的照護下進了醫院。他瘦了四十五磅（約二〇．四公斤），並忍受了好幾週的折磨。布萊德後來說，被自己的免疫系統攻擊胃部的經驗，是他經歷過最殘酷的事情。

檢查結果顯示，極度的免疫反應已經摧毀了他的胃腸道。這是否足以完全清除他的癌細胞呢？只有時間能證明。

布萊德慢慢從抗 CTLA-4 試驗中恢復過來。在二〇〇七年間，他的癌症沒有復發，恢復了原來的體重，也再次感受到熟悉的自己，並踏入新的一年。布萊德家所寄出的聖誕卡片是謹慎且充滿希望的。而來年的八月，他寫信告訴他的朋友，正子與電腦斷層掃描和腦部核磁共振的結果，都顯示仍然沒有癌細胞。「這標記了我再一次的無癌兩週年紀念，」布萊德寫著，但他認為他們不該慶祝。「這次我不想再試探命運了！」而且他也知道，陳博士現在特別忙碌，不僅忙著照顧三個孩子，忙著腫瘤診療，還忙著開始生技公司的新工作。

## 再度復發

二〇〇六年，丹尼爾．陳接受了基因工程科技公司的職位，這家公司用鋼筋與玻璃建構的實驗室就面對著舊金山灣，並且擁有最先進的開放式樓層與實驗專用建築。這是個充滿學者的地方，卻不是學術界，而是個提供新藥開發資源的強力集團。

照顧病人對陳博士來說仍然非常重要，[8]因此他保留了在史丹佛癌症中心的臨床醫師職位。布萊德仍然是他的病人，或者說曾經是，現在則變成朋友，一個仍然維持著無癌狀態的人。自從上次治療以來，布萊德一直接受定期掃描檢查，結果一直都沒有問題；終於在二〇〇八年底，他和愛蜜莉有足夠的信心，停止找尋癌症的蛛絲馬跡，開始為未來制定更充實的計畫。隔年秋天，陳博士收到布萊德和愛蜜莉的電子郵件，興奮地宣布，他們的女兒誕生了。五個月後，布萊德再度來信。他又做了一次掃描，結果顯示，黑色素瘤復發了：在臀部的內側。

陳博士對他的朋友提出了一連串的問題與建議——他跟他的外科醫生聯絡了沒有？他們是否測試了腫瘤的特定突變？布萊德是否考慮過一種已被核准、跟 IL-2 很類似的細胞激素？陳博士說，這種藥物並不完美，是種一般性的免疫治療，而且對布萊德這種免疫反應很激烈的人來說，有一定的風險；然而，一些病患的反應相當良好。最重要的是，布萊德還沒有嘗試過。[9]

布萊德幾乎沒有選擇。在二〇一〇年二月，對於黑色素瘤來說，腫瘤學家的劇本裡已經沒剩下幾頁可發揮了。

## 標靶治療：基利克

布萊德與愛蜜莉不再去想要如何擊敗癌症。現在的目標是控制它，讓它在下一次手術後不要再擴散，這樣就算得上是勝利了。就在布萊德瀏覽他的選擇，並試著解讀在網路上找到的臨床試驗的過程中，布萊德和陳博士來回討論了幾個月，最終，他選擇了一種名為基利克（Gleevec，或稱Glivec）的標靶治療。

這不是種免疫療法，也跟免疫系統無關。基利克是種口服的小分子藥物，會干擾某些類型癌症的代謝。在二〇〇八年，這種藥被一些抱有期望的醫學期刊比作「神奇藥彈」和「奇蹟藥物」，其他人則稱之為「癌症治療的突破」。[10]這聽起來很不錯。這種藥物在具有特定基因變異[11]所造成的白血病患者身上，呈現出相當好的效果。布萊德雖然沒有變異也沒有白血病，但仍然希望神奇藥彈也能對其他癌症有所幫助。這值得一試。他可以讓他在加州大學舊金山分校的腫瘤科主治醫生開出「不納入研究」的處方，而且不尋常的是，他的保險會支付這種藥的費用。

「我建議你在嘗試這種藥物時，可以搭配免疫療法，」陳博士說，或許IL-2是個不錯的選擇。陳博士說，如果他們要打敗這種新的癌症，現在正是時候——手術後立刻行動是最佳時機。然而，布萊德已經受夠了副作用的苦頭，而IL-2的副作用是有名的難受。他告訴陳博士，他會「把它放進口袋名單裡，以防萬一」，然後繼續使用基利克。這個策略一直進行得很順利，直到二〇一二年春天，布萊德獲得了新消息：他的癌症進入了第四期。黑色素瘤已經轉移到他的肝臟，或許還有附近的其他地方。他知道，這是個壞消息，但仍然希望繼續積極地對抗癌症；這已經是第五次了，而他已經非常清楚要怎麼做。

在布萊德罹患癌症這十一年間，癌症科學不論在緩解或治療的方法上，都已經獲得了重要的進展。布萊德在二〇〇四年嘗試過的實驗性免疫檢查點藥物，如今已經成為ＦＤＡ核准的療法，稱為伊匹單抗。阻斷T細胞的CTLA-4煞車幫助了一些病人改頭換面，但也證明對布萊德容易觸發的免疫系統強度太大，因此這種藥物的可行性已被排除在外。不過，自從他跟陳博士成了朋友之後，陳博士一直對另一項發現感到興奮——第二個檢查點。就在最近幾個月，他的興奮之情達到高峰。如今，布萊德希望陳博士能夠利用他生涯中的一些新進展，來挽救自己的生命。

## 癌症免疫學家梅爾曼

當陳博士在二〇〇六年加入時，基因工程科技公司並沒有免疫療法藥物的管道。而大約就在此時，陳博士才意識到，他負責早期藥物開發病患部分的老闆，也就是公司的副總裁史都華．拉茲克博士（Stuart Lutzker），是位癌症生物學家。事實上，在基因工程科技公司，大多數研究癌症的人都是癌症生物學家。「而癌症生物學家討厭免疫療法。」他笑著說。「我的意思就是，他們討厭它！」這個領域裡大多數的歷史，都給了他們討厭的原因。然而，不論出於什麼緣故，這家公司仍然聘請了為數可觀的癌症免疫學家。⓬

其中一位就是艾拉．梅爾曼（Ira Mellman）。梅爾曼有二十多年輝煌的職業生涯，包括在瑞夫．史坦曼的實驗室作過博士後研究。史坦曼是紐約著名的加拿大醫生兼醫學研究學者，樹突細胞的發現者（並且在二〇一一年，接受了唯一一個去世後追贈的諾貝爾獎）。⓭梅爾曼曾在耶魯大學醫學院擔任過系主任，也擔任過耶魯癌症中心（Yale Cancer Center）的科學主任，他的名字亦出現在每一本細胞生物學書籍的最後面。然而他拋下了這一切，到基因工程科技公司來製造分子。

這顯然一定有好處，但對梅爾曼來說，這個決定主要不是為了職業或金錢，而是為了家人和朋友——他的兩個孩子都患有慢性發炎的疾病，而他也看到，每年有愈來愈多朋友因為受到癌症的摧殘而去世。「看到這些，然後又得到在世界上最棒的地方進行藥物研發的機會——我不知道這算不算是種道德義務，」梅爾曼解釋說：「但對我來說，這絕對是種動力。」

基因工程科技公司高層每週召開兩次會議，作為企業方向的關鍵導航。梅爾曼在製造新分子方面的老闆是理查・謝勒博士（Dr. Richard Scheller）。謝勒是位生物學家，得過重大醫學貢獻的拉斯克獎（Lasker Awards），也是負責基因工程科技公司研究與早期研發中心的副總裁。最終，制定下一個方向的決策取決於他的決定，而且每週會議中圍繞在他身邊的，是許多關於下個明確方向的討論，其中一方是梅爾曼的「祕密」免疫學家，另一方則是癌症生物學家。雖然沒有人會願意說場面很激烈，但的確非常「熱烈」，[14]而且在一種稱為PD-1的分子研發上的討論更加熱烈。如果說CTLA-4為癌症免疫療法的可能性鑿開了一條縫，那麼PD-1很可能會直接炸開一片天地。至少，這就是免疫學家對此的看法。

## 免疫謎題：PD-1

如同大多數的重要發現一樣，PD-1是在研究人員尋找其他東西的時候發現的。在這個例子裡，「其他東西」是身體的自然品質控制機制，會在T細胞進入血液之前淘汰危險的T細胞。

正如免疫研究人員所知道的，T細胞是從胸腺產生的。每個T細胞都有隨機分配的不同抗原受體，這是為了未知抗原所準備的摸彩方法。

只會被非自身抗原觸發的T細胞，才是好的防禦。而恰好被隨機分配到身體本身觸發的受體，也就是碰巧拿到自身抗原彩券的T細胞，則是危險分子。如果放它們出去，它們就會攻擊身體，導致像是狼瘡或多發性硬化症之類的自體免疫疾病。因此，在免疫系統的家事清潔管理中，這些T細胞會被指示要自我毀滅。

科學家將這種T細胞的自我毀滅信號，稱為「程序性死亡」（programmed death），簡稱PD。PD是每個T細胞都有的內建功能，以防萬一。這種程序性死亡受體會被一種配體（ligand）活化，也就是與之匹配、結合並活化的鑰匙。然而，到目前為止，還沒有人真的找到程序性死亡的受體或配體。

## 本庶佑的發現

在一九九〇年代初期，免疫學家本庶佑（Tasuku Honjo）與他在日本京都大學（Kyoto University）的同事，試圖尋找負責PD的基因，作為鑑定PD受體的一種方法。本庶佑設計了一個淘汰過程，[15]而他認為剩下的東西，就是他所尋找的基因。本庶稱之為「程序性死亡受體-1」，簡稱PD-1[16]

他對於所找到東西的認識是錯誤的；這不是自我毀滅信號（但之後仍會保留原名稱）。事實上，他們不知道這種基因對應的受體是什麼，也不知道其功能為何，但缺乏這種基因的老鼠逐漸顯示出像狼瘡一樣的病徵。本庶佑相信，他們找到了一種控制自體免疫疾病的重要部分，並且持續他的研究。

從這裡開始，故事變得複雜了，或者說開始有爭議性。並不是每個發現都能立刻被理解其前因後果或全部的重要性；事實上，有許多重要發現並非如此。有時候，研究人員會發現一些拼圖，只因為另一位研究者發現相關的拼圖，所以知道是缺少的部分，但不知道缺少的是什麼；這種情況常常發生。此外，並非每個免疫發現都是特定在免疫系統與癌症的複雜關係背景下所看到的。因此，將集體智慧靈光一現的時刻歸功於某些人，並不是特別受用的做法。重要的是，世界各地有好幾位研究學者都採用了新的基因序列與影像技術，也提出基因和細胞受體、免疫系統與癌症之間關聯性的問題。這些人之中，也有好幾個人獨立或一起合作發現了PD-1的拼圖。

毫無疑問，本庶佑的確發現了他所發現的東西，並最終因此成為了二〇一八年的諾貝爾醫學獎共同獲獎人。與此同時，本庶佑也不是唯一在T細胞上尋找PD-1受體另一面的人。其他還包括了哈佛的夫妻檔高登．費里曼博士（Gordon Freeman）與亞琳．夏爾培醫學博士（Arlene Sharpe），以及在北京培訓的腫瘤學家，具有卓克索大學（Drexel University）免疫學博士以及梅約診所實驗室的陳列平博士（Dr. Lieping Chen）。[17]這些人都認識到這個特定的免疫謎題，也都在最終理解PD-1是什麼以及功能為何上有所貢獻。

## 陳列平的發現

陳列平見證過製造癌症疫苗的嘗試。他見過在國家癌症研究所的羅森伯格團隊以及其他人，透過增強T細胞來增強免疫系統對抗癌症的成就所帶來的希望微光；同樣地，他也看見這種方法的局限性。這些方法無疑能製造出強大的T細胞，在品質和數量上都有改善。癌症疫苗在體內製造出這些額外的T細胞，像是葛林伯格與羅森伯格實驗室使用的方法，是從癌症病患血液中找出能辨識正確癌症抗原的T細胞，並把它們培養成為數九百億的強大軍團，然後注射回血液中。但是，如果這些方法對改善T細胞有用，為什麼沒辦法可靠地攻擊並殺死腫瘤呢？幾乎每個癌症免疫治療學家都被這個悖論所困擾。

「我已經（在職業生涯上）全心投入在癌症上，因此我必須保持正面的態度，」陳列平解釋。「其他人可能會認為：『噢，從事癌症免疫學是沒有意義的，T細胞，不管用的！趕快離開這個領域就對了！』但留下來的人都相信，這裡面一定有什麼學問。這在血液裡有作用，到身體卻沒用了，為什麼呢？在腫瘤微環境（tumor microenvironment, TME）中一定有什麼東西——腫瘤裡的某種東西在對抗（T細胞的攻擊）。」

陳列平從一九九七年開始研究這種環境。在一九九九年，他發現了一種分子，會呈現在一些體細胞上，但特別是會高度呈現在某些腫瘤上，很可能跟**調降（關閉）**免疫反應有關⑱。他將這種分子命名為B7-H1。在二〇〇〇年，費里曼（受益於一些本庶佑的研究）發表識別同一種分子的研究。研究顯示，這種分子高度呈現在某些腫瘤上，作為PD-1交握（handshake）的另一半，是PD-1受體的配體，就像對應的陰與陽。把這些研究匯集在一起，意味著有疑問的分子，即陳列平所發現的B7-H1，也就是熱門的程序性死亡受體-1的配體。費里曼和夏爾培繪製出兩者在生物學上的樣貌。他們把這種分子稱為PD-L1。（這些分子**還是**跟程序性死亡無關，但這就是既定的名稱。）

## 身體細胞之間的祕密交握

這一系列研究的最終結果，是確認了受體與配體交握的兩方；當配體插入T細胞的受體，T細胞就會停止攻擊。

或許這些研究者中的任何一個人，原本都可以靠自己就弄清楚所有拼圖，也或許他們的確這麼做了；大多數隨之而來的科學獎項，都將他們列為共同發現者，儘管只有本庶佑獲得諾貝爾獎。不論榮譽與功勞最終歸屬的認定為何，重要的是，這些努力已經成功辨識出一種特別奇妙且重要的分子配對。這種 PD-1 和 PD-L1 的交互作用，對T細胞似乎有類似停止標誌的作用，就像是跟T細胞之間親密且私人的祕密交握，告訴它不要發動攻擊。

當T細胞所攻擊的「外來」細胞，是發育中的胎兒時，這是種很有用的溝通方式。但研究發現，出於類似的原因，癌細胞普遍呈現了 PD-L1。這關閉（或調降）了免疫反應。

雖然尚未在人體上獲得證實，但人們相信，PD-1 和 PD-L1 之間的交互作用，會告訴T細胞攻擊者停下來。這是身體細胞之間的祕密交握，被癌細胞（特別是高度變異的細胞）挪用，以逃避T細胞的識別與攻擊。PD-L1 讓癌細胞看起來就像是正常的體細胞。即使活化的T細胞已經聚集在腫瘤上，準備要大開殺戒，但 PD-1 與 PD-L1 的結合會對T細胞喊停。抗癌的競賽，在於研發出阻斷這種祕密交握的抗體，並把它當成可能的癌症免疫療法來測試。[19]

哈佛醫學院的夏爾培和費里曼首先發表他們的 PD-1 途徑專利，但允許非排他性地使用這項智慧財產權。這讓全世界的任何一個實驗室都有權利製造阻斷它的抗體。在 CTLA-4 檢查點抑制劑伊匹單抗獲得成功的刺激下，阻斷祕密交握在 PD-1（T細胞）方面的藥物進入快速通關的程序，並且有七家製藥公司獲准生產這種抗體。在二〇〇六年，抗 PD-1 的人源化抗體（humanized antibody）終於進入量產，足以開始作為癌症藥物的臨床試驗。[20]而研發與測試阻斷祕密交握在 PD-L1（癌細胞）方面抗體的競賽則緊跟在後。

## 大轉向

二〇一〇年十二月十日，基因工程科技公司的員工仍然為了公司是否應該跳進免疫療法競賽，以及製造阻斷 PD-L1 的抗體持續角力中。這項計畫將是場豪賭；[21]在當時，沒有任何一種檢查點抑制劑被批准。其中一種抗 CTLA-4 的藥物，從九年前就開始測試，至二〇一〇年仍然還在其曠日廢時的臨床試驗不斷重啓中燒錢；另一種藥物則在第二階段就被公司捨棄了，成為在路邊的殘骸，警告著即將踏入險境的旅行者。

對於臨床試驗方面的丹尼爾・陳，分子研發方面的梅爾曼，以及其他在基因工程科技公司會議室裡對癌症免疫學抱有希望的暗樁而言，都感覺到如果現在不去做，可能就永遠沒機會了。「我們至少能夠證明，我們的案子是新東西，我們至少需要試試看，即使沒有人聽進去，我們還是認為，提出一個與之前其他癌症療法截然不同的方案，[22]並提供病患與眾不同的價值主張，是相當重要的。」陳博士說。

梅爾曼用科學論證和新數據來說服董事會。他認為，即使是「粗糙的老鼠模型」，似乎都顯示出癌症與免疫系統之間交互作用的機制。「這意味著無論理由是什麼，總結來說，（PD-1 與 PD-L1 上的）數據已經足夠支持研究了。」陳博士則用自己的臨床經驗，以及在像是布萊德這樣的病患身上所看到的現象，來加以補充。如果潛在的正面結果至少能以週或月為單位計算，基本上就與其他療法所提供的效果不同，那麼即使這種藥不是對所有人有效，他所診療的癌症病患至少會想要試試看這種可以改頭換面的持久反應。

陳博士回憶，激烈的爭論持續了好幾個小時，最後，謝勒說：「夠了，這太可笑了——我們繼續下一個話題。」陳博士說，當謝勒轉向，整個會議室的人都轉向了，而他們代表了整間公司。梅爾曼感到驚訝不已。新 PD-L1 團隊的任務是，在短短六個月內呈現出進展；假如這種藥沒有效，他們就可以在影響最小的情況下摒棄它。

這樣的時間線相當緊迫，幾乎是不可能的任務，但在基因工程科技公司實驗室裡沒有預料到的好運氣幫了大忙。幾年前，基因工程科技公司的研究人員也曾在無意中發現 PD-L1 配體，並獲得了針對它的抗體專利。當時，這種配體只是被當成腫瘤細胞的另一種蛋白質，等著編號跟歸檔[23]，成為製藥公司專攻的一般癌症藥物的潛在標靶；這些藥物通常能夠為病患增加幾個月的壽命。如今，這種配體將會助他們一臂之力，為臨床帶來全新型態的藥物。

抗 CTLA-4 藥物仍在進行盲性臨床試驗（blinded clinical trial），因此無法獲得結果。然而CTLA-4 很明確是個檢查點，能夠防止T細胞進入免疫學家稱為啓動與活化的階段。PD-L1 看似參與了不同類型的T細胞抑制，不是在活化階段作用。PD-1 與 PD-L1 似乎是在T細胞被活化很久以後，才關閉T細胞的攻擊。這很可能解釋了癌症免疫學家一直以來在顯微鏡下看到的現象。他們看到T細胞被腫瘤細胞抗原引起的戰鬥呼喊所啓動，並複製出規模數十億的強大軍團，然後大軍進發，在呈現抗原的腫瘤前線聚集。它們收到了「出動，殺敵」的信號，也準備好攻擊了。然而，基於某種原因，什麼都沒發生。T細胞停手了，沒有攻擊腫瘤。

PD-1 和 PD-L1 的祕密交握，讓T細胞在與腫瘤的戰線棄甲倒戈，是否解釋了活化的人類T細胞不消滅癌細胞的怪異行徑？這種檢查點抑制劑，確實符合陳博士對於臨床所發生情況的假設；而世界各地許多其他的癌症免疫學家也這麼認為。PD-1 和 PD-L1 符合觀察結果，看起來完全就像是免疫拼圖缺失的部分，而且還沒經過測試。

## PD 檢查點真的有效，副作用更小

對陳博士和梅爾曼而言，這是個特別令人激動的時刻。他們是癌症免疫學家，並且能實際做出他們相信有效的癌症免疫療法藥物；他們明白，自己有多幸運。他們獲得許可與足夠的資金，具有頂尖的研究團隊，而且潛在的 PD-L1 阻斷抗體早就在基因工程科技公司的櫃子裡。他們的任務，就是要把抗體變成真實患者能使用的真正藥物。這件事並不容易，然而這一次，看起來似乎很有機會。

他們從老鼠模型著手。PD-L1 阻斷抗體在老鼠身上有效；透過阻斷腫瘤方面的 PD-1 和 PD-L1 交握，似乎重新開啟停滯的免疫反應通往腫瘤的道路。老鼠身上的癌症再度被治癒。下一步，就是要製造人類的 PD-L1 抗體，看看它在人體裡會如何阻斷腫瘤的交握作用。陳博士將會負責這項試驗。

六週後，也就是二〇一二年二月，陳博士的團隊拿到他們臨床試驗第一階段的第一次掃描結果。第一名有反應的病患，是病患 101006 JDS：傑夫・史瓦茲。那是個令人激動的時刻，但這只是一名腎臟癌的病患。陳博士在臨床試驗方面的老闆是史都華・拉茲克，他告訴陳博士，只要陳博士能證明這對全球主要死因、同時也是拉茲克擅長的肺癌有效，他就會相信這種免疫治療方法。然而，陳博士也有肺癌病患的掃描結果。這位病患還沒有完全反應，但在他使用實驗藥物後，似乎出現了某種改變。

陳博士看到，那位病患的腫瘤之前是個圓形腫塊，現在則是呈現多刺的樣貌，彷彿腫瘤正沿著這些刺撤退，而不是繼續向周圍的肺部生長。「每種腫瘤類型都有自己的個性，」他解釋道：

「是屬於它獨有的特徵，而當它開始撤退和死去，在掃描上也會出現獨特的樣貌。」陳博士還記得，自己把掃描結果拿去拉茲克的辦公室。「他只是看著，然後說：『這不是正在生長的腫瘤正常會做的事。治療是**真的有效**。』」

陳博士說：「這件事讓他的觀點有了一百八十度的轉變。而且別忘了，他是位癌症生物學家。」他的老闆已經同意公司的方向，但在此之前，陳博士感覺他並沒有完全被說服，因為他知道免疫療法的歷史。這次試驗很有可能最終也會成為免疫療法那些失敗的故事之一，無法轉化成治療人類癌症患者的可靠藥物，不過是一次昂貴又丟臉的練習。「但就在那時，他的態度從非常反對，轉變成贊同這個全新的方向。」

在公諸於世之前，陳博士無法獲得抗 PD-1 藥物試驗的所有數據，這些試驗都在進行中，不過是由另一家製藥公司所執行。然而在抗 PD-L1 藥物上，他是所有數據網的中心，跟所有臨床研究人員都有聯繫。「我們立刻看到了反應，而這些反應，跟我們習以為常的任何反應都不一樣。它們可能是突然發生的，可能是改頭換面的，似乎是持久的，而且會發生在通常不會對免疫為基礎的療法有反應的病患類型上，例如肺癌。其中一些病患還向我們報告說，他們的腫瘤在幾天或一週之內就縮小了！」他說。[24]

更進一步來說，PD 檢查點的結果，遠比 CTLA-4 更具體。藉由阻斷 CTLA-4 來釋放 T 細胞的煞車，會導致整個體內充滿沒有煞車的 T 細胞，使得免疫軍團中的一些嚴重毒性突然間釋放出來。後來還會發現，阻斷 CTLA-4 會導致全身免疫調節細胞的數量減少，[25]造成更廣泛的免疫反應，以及更嚴重的毒性副作用。然而 PD 檢查點**只會在殺死腫瘤的時候才會活化**。阻斷 PD 檢查點的毒性**副作用較少**，而且對於有反應的病患來說，產生了一些戲劇性的效果。

## 最後一封信

這就是二〇一二年一月，當陳博士跟布萊德約在辦公室附近共進午餐時，他正在進行的研究。這次會面的目的，一方面是敘舊，一方面也是為布萊德做非正式的醫療諮詢。「像我這樣的癌症病患，需要更多像你一樣的醫生和科學家，為治癒癌症而努力，」布萊德這樣告訴陳博士。他對於陳博士正在研究的 PD-L1 感到特別興奮。他仍然沒有復發，但他也很務實。

四個月之後，布萊德得知他的癌症已經到了第四期。癌細胞在他的肝臟裡，他希望陳博士能提供一些新選擇。他想著，或許在 IL-2 上「孤注一擲」？或者，試試看令陳博士興奮不已的新實驗藥物？「我記得你叫它抗 PD-L1 對嗎？」

陳博士小心翼翼地跟布萊德一起檢視他的選項。IL-2 現在已經不是「孤注一擲」的選擇了；一般而言，它對於肝臟轉移腫瘤並不是那麼有效，雖然的確有機會——布萊德是個反應很強烈的病患，或許會對他有效。與此同時，沒錯，如果布萊德有興趣，有好幾個 PD-1 和 PD-L1 的試驗還有名額。「你必須看看你是否能成為候選人，但有很多個選擇，包括了傑佛瑞・韋伯博士（Jeffrey Weber）目前在佛羅里達州坦帕（Tampa）的試驗，」陳博士告訴他。布萊德想要選個近一點的地方。但陳博士告訴他，韋伯的 PD-1 試驗值得他飛過去試試看。「如果你符合資格，」陳博士說：「我會選擇那裡。」

布萊德找到一項 PD-1 研究，然後就銷聲匿跡了。在他下一次聯繫陳博士時，他看起來非常洩氣。什麼都沒有效。接下來，他嘗試了 IL-2，但沒有看到任何改善。這十二年來的抗癌之路是如此漫長。

放射線治療、化療、疫苗、兩種不同的細胞激素，加上最新的檢查點抑制劑——到了二〇一三年，布萊德實際上已經活過整個癌症治療的歷史。而且他已經戰勝了機率；但他並沒有戰勝癌症。

如今，布萊德累了。他嘗試過，他和愛蜜莉都盡力了。陳博士問他是否想要聽他的意見，並且告訴他，他正在為他設想。布萊德不喜歡那種口吻。沒錯，他說過，他需要幫助——難道他不記得上次他們談過的治療選擇了嗎？在午餐的時候，陳博士喋喋不休地談到他新實驗藥物的優點。然而，現在布萊德並不符合陳博士 PD-L1 研究的資格——就在他歷經了先前所有的免疫療法之後。如果陳博士能用自身的影響力，幫他弄到藥，或者在這個時候提供他任何新的主意，他將會非常感激。否則，說這些話又有什麼意義呢？

陳博士和布萊德之間，早就跨越了醫病關係。這是私人情誼。現在，布萊德將陳博士無法治癒他的癌症這件事視為私人恩怨。醫生與病人之間的關係是段緊張的旅程，常常需要走上好幾年。有時，這種緊張關係會成為一種負擔。[26]

幾個月之後，布萊德再度寫信給陳博士。他決定要參加休士頓安德森癌症中心一項關於腫瘤浸潤淋巴球的研究。那並不是陳博士建議的選擇，但布萊德認為，這是他最好的機會。布萊德寫著：「謝謝你的建議。」那是陳博士從他朋友那裡收到的最後一封信。

## 沒有足夠的時間去嘗試

愛蜜莉不能替布萊德說些什麼，而布萊德也無法為自己說些什麼。但愛蜜莉對他們嘗試過的療法並沒有後悔；而對於最終沒在她丈夫身上起作用的免疫療法，也沒有感到怨恨。後悔和怨恨都不是正確的詞語。在當時，感覺就像一場單人疾病與全球癌症研究步調之間的競走比賽。

愛蜜莉說：「我們總是說，只有當醫生告訴我們，他們沒有辦法提供任何選擇時，我們才會感到沮喪。」最終，他們的確用盡了選擇。然而，布萊德與愛蜜莉都覺得，這是場很好的競賽。這是愛蜜莉想要在此分享並記錄下來的故事，部分是為了保留記憶，部分則是為了感謝陳博士的友誼。但最重要的是，如此一來，其他人就能從中吸取經驗，特別是那些未來尚待書寫的病患。

本來可能會有不同的結果嗎？現在呢？或許一種不同的疫苗，使用時間久一點，或者再回鍋一次，可能會對他有幫助；或許跟一種免疫檢查點抑制劑一起合併治療，可能會治癒他。有幾千幾萬種或許，但沒有足夠的時間去嘗試。

二〇一四年距離現在並沒有很久，但對於免疫療法來說，就是一輩子的時間。當然，對布萊德而言，這絕對是一輩子。如今，腫瘤學家會告訴他們的病人，時至今日，目標不需要訂在擊敗癌症，而是要活得夠久，才能夠利用即將要發生的下一步醫療進展。但最終，科學進展並沒有追上布萊德癌症發展的腳步。癌症免疫療法是種突破性的概念證明；而布萊德需要的則是有效的藥物。這就是種警示，提醒我們炒作與希望之間的差異。抗癌大突破是一扇門，如今已經開啓；這是個開端，但還不算是治癒。

## 抗癌戰爭的突破點

那些在無法存活的病患身上花太多時間的腫瘤學家，將無法在這個領域堅持太久；而當陳博士開始他的臨床診療時，這個道理在黑色素瘤上特別真實，因為患者的存活率一直徘徊在個位數上。抗癌大突破改變了這些病患的結果，也改變更多人的命運。這改變了他們的選擇。

病患 101006 JDS，也就是傑夫．史瓦茲，是陳博士的第一個完全反應者，也是他查看掃描結果，並發現癌細胞消失的第一名病患。陳博士的研究是一種建立在故事上的科學。大多數都是苦樂參半，就像是布萊德的故事一樣。但傑夫．史瓦茲的故事與眾不同。他是陳博士親眼見證用自體免疫系統打敗癌症的第一人。這是他最靠近科利時刻的經驗，就像羅森伯格在一九六八年在榮民醫院手術室看到的，或者沃爾查克青少年時期在史隆凱特琳紀念癌症中心所見證的一樣。

「我永遠不會忘記傑夫。我差點就要拒絕他的申請，因為他病得太重了。而就在一個月後，我收到這名病人的主治醫生寄來的電子郵件。我在讀信時忍不住哭了。這名病患在開始我們的實驗性試驗治療之前，幾乎下不了床，但就在四週後，已經能夠上健身房，每週三次。而且這種藥讓他的生活恢復了正常。」陳博士說。

就在此時此刻，他在臨床與實驗室兩頭跑的辛苦，終於看到了好處。

「在我們的職業生涯中，或者說，在我們的有生之年裡，這種事情其實並不常見。而且能夠親眼目睹，又能擔任計畫的核心位置——我無法表達這有多麼令人興奮和富有意義。這是我們一直認為可能存在的東西，但沒有人相信它真的存在。而事實是，它的效果實際上比我們所希望的還要好。我們對成功的樣貌一直都有個願景；而這東西的效果，比我們夢想中的還要快。我們認為，為了要獲得我們所看到的這種反應，會需要採取數種藥物的混合物——因為這就是生物學的複雜程度。因此，這是個很好的例子——你在臨床經驗中看到了意想不到的東西，於是你回過頭來，從中學習。」陳博士說。

「我們正處在抗癌戰爭的突破點上，這是屬於我們這個世代的登月挑戰。而這才剛剛開始。想想在發現盤尼西林後，抗生素發展到什麼地步——那花了幾十年的時間。而現在，我們才剛剛發現免疫檢查點抑制劑——PD-1在二〇一四年首次獲得批准。因此，這是個突破；我們才剛剛發現了這時代的盤尼西林，但這只是個開始。」陳博士說。

## 【第六章註解】

❶ 干擾素的歷史非常迷人，也普遍被誤解（在史蒂芬．霍爾的《血液中的騷動》中，可以找到關於這個主題非常棒的療法）。這也是一種案例研究，可以深入了解公眾對是什麼構成科學突破的看法跟實際科學進展之間的差異。這種差異，可以用**醫學**（medicine）這個名詞來總結。

就像大多數的科學故事一樣，干擾素的故事始於一個謎樣的觀察結果；這種現象在一九三七年首次被觀察到，或者說首次在醫學文獻中被描述與發表。當時，有兩名英國科學家指出，被病毒（在這個案例裡是裂谷熱病毒）感染的猴子，不知何故抵抗了黃熱病毒的感染。接種與疫苗的概念在當時已經為人所熟知，然而這是新的東西：這兩種病毒看起來並不相關，而且實際上裂谷熱病毒的毒性很弱，不像黃熱病毒可能會致死。

這種觀察，在各種不同的動物與細胞中一次又一次出現；接觸一種病毒（通常是比較弱且不致命的類型）不知為何阻止了第二種病毒的感染，甚至能抵禦致命的病毒。由於第一種病毒的感染，干擾了第二種病毒在宿主體內立足的能力，因此這種現象被稱為「干擾」。

對這種現象的命名，大致上說明了當時的情況，以及所觀察到的機制運作的方式，第一種病毒似乎成為了第二種病毒的訊號干擾器，就像是大型無線電塔以五萬瓦特廣播，把較小型的電台擠出頻道一樣。實際上，第一種病毒似乎製造了某種看不見的力場，排斥並防止第二種病毒的感染——或許是生成某種化學屏障，或許是由於第一種病毒消耗了所有資源，導致第二種病毒不可能造成感染，也或許是——你懂的，世界各地著名的醫學研究中心的文獻和午餐桌上都充滿了假設。

人們完全不理解這背後的機制，然而這其中的奧祕似乎被包含在免疫系統的祕密，以及分子與細胞的生物學裡。在你理解之前，它只是個漂亮的把戲，也僅僅是個把戲，只不過具有明顯實際應用的可能性；因此，在一九四〇到五〇年代，被許多實驗室爭相重現，導致整個世代的科學家將病毒與病毒學視為市面上最有趣、也最重要的主題。

一九五六年，病毒學研究的中心，就在英國國家醫學研究所（National Institute for Medical Research）一系列不起眼的建築物中。這個研究所位於倫敦北方的磨坊山（Mill Hill）上。聯合國世界衛生組織（United Nations' World Health Organization）的實驗室總部也設在該地，其中有早期預警作用的世界流感中心（World Influenza Center），正是由病毒研究的傳奇人物克里斯多夫．霍華德．安德魯斯（Christopher Howard Andrewes）所監督。他於一九三〇年代發現了導致流感的病毒。

一九五六年六月，三十一歲的生物學家尚．林登曼從瑞士遠道而來，加入了安德魯斯的實驗室。林登曼在安德魯斯實驗室的工作與小兒麻痺症有關；第一代的小兒麻痺症疫苗獲得了成功，而安德魯斯希望能夠把它改良，但他需要大量的病毒供給來進行研究。林登曼試著在兔子的腎臟裡培養病毒。他失敗了，但最終卻跟另一項實驗合作，結果遠比這項實驗更為成功。

雖然大多數真實的科學研究都發生在實驗室裡，但一個又一個的故事顯示，在員工餐廳或食堂裡，科學家會談論他們的發現和熱情，並且跟其他實驗室的成員進行交流；因此，這裡才是真正孕育發明的地點。磨坊山食堂以擁擠出名的餐桌正是如此。就在那裡，林登曼弓著背匆忙吃著午餐時，碰巧跟一位迷人又才華洋溢的病毒學家亞利克．艾薩克斯談起了他所發現引人入勝的干擾現象。林登曼驚訝地發現，艾薩克斯也深深著迷於這種干擾現象的魔力。艾薩克斯非常熱衷於此——不只是因為他剛好在躁鬱症情緒起伏的亢奮時期，雖然他的確如此。事實上，這位年輕的科學家在這方面已經著手進行了好幾個實驗。

林登曼腦中也有一個實驗計畫，他認為這個實驗將會幫助回答一個關鍵的問題：病毒是否需要真正進入一個細胞，才能向它灌輸「干擾」的魔力？他希望答案能夠很清楚——事實上，在實驗室配置的強大新工具電子顯微鏡的加持下，答案將會清晰可見。至少，這個實驗將會帶他們更進一步了解干擾力場是否發生在細胞**周圍**（在表面上或周圍環境的現象），或者是否必須從細胞**內部**啟動開關。艾薩克斯加入了實驗。

❷ 陳博士在免疫學與腫瘤學上都受過良好的訓練。對他來說，沒有什麼比擔任他所選擇的兩個領域之間的中間人更有趣的事了。然而，他還沒準備好要傾注一切，加入免疫腫瘤學真正信徒的行列之中。或許這是因為他被教育成一個實事求是的人，在職業生涯前進的路上要腳踏實地，即使偶爾他也會抬頭，看一看天上的繁星。

❸ 陳博士一家都很迷人，富有科學氣質、也很戲劇化，不過大多數癌症免疫學家似乎都偏離了科學家書呆子和興趣狹隘的刻板印象。陳博士喜歡音樂、科學、收集范溫克爾（Pappy Van Winkle）以及其他品牌的威士忌，在萬聖節的時候會裝飾房子。他與黛比一起建立家庭，並培養出三個聰明、善良且才華洋溢的孩子——我在一次拜訪裡看到這一切，的確有點嚇人。除此之外，別忘了他的日常工作是實際上治癒癌症。「我熱愛我的工作，」陳博士解釋道。「我為此（癌症免疫療法研究）而活，而且我的個人生活與工作生活之間沒有差別。」這是我經常在那些致力於這個領域的人身上看到的情操。

❹ 陳博士是霍華．休斯醫學研究所在史丹佛大學的研究員；在那裡，他於二〇〇三年完成內科住院與腫瘤醫學的專業訓練。

❺ 陳博士再次聯絡了韋伯，看看是否能讓他參加一個不同的新疫苗研究，然而他先前所打的疫苗，卻讓他的資格不符合這樣的研究。假如布萊德想要有機會的話，他需要其他的東西——現在已經有的東西。

❻ 陳博士：「這需要夠強大的電腦，能夠把病患與病患癌細胞的整個基因序列快速且經濟地排序，運算所有數據的生物資訊，並決定最好的抗原目標，來獲得對腫瘤的強烈反應，同時又不會產生傷害病患的反應，還有把它變成客製化疫苗的能力。現在我們全都能做到。」

❼ 傑佛瑞．韋伯醫學博士是黑色素瘤與免疫治療腫瘤學家，目前任職於紐約大學朗格尼醫學中心（NYU Langone Medical Center）。

❽ 能跟布萊德這樣的病患近距離合作，是陳博士願意待在史丹佛的原因之一。他擁有自己的實驗室和腫瘤診療，並不特別想離開目前擁有的一切，投身於他們所謂的「業界」——為公司而非大學研究機構工作。他跟病人之間的互動滋養了他，而學術環境也是他一直嚮往的。他最想要的，也是他的病人所想要的——一個答案，一個希望，一種新的解決方案。就在他思考答案的這段時間裡，二〇〇六年，他收到加入當地生技公司團隊的邀請。他的第一個衝動，是忽略這項邀請。在大學研究環境中有種美德，而他擔心離開這裡去營利公司之後，很可能會有唯利是圖的情況發生。除此之外，他已經努力了很久，在學術界建立了很好的職業生涯。他在實驗室組成了一個年輕的

精銳團隊，並且對自己的研究很滿意，時常會發表不錯的研究結果。他正在往上爬。大學環境提供了內建的穩定性，就像他在學術界的父母努力為自己達成、並為他設想的那樣。因此他並不傾向離開學術圈，也完全沒打算要離開他的病人，其中有些是他多年來的老病人。然而，當他們來電時，他認為至少可以聽聽看他們要說什麼，或許也可以開個會，沒有什麼壞處。

9 寄件者：丹尼爾・陳

主旨：黑色素瘤

日期：二〇一〇年二月十八日週四，下午五點三十分

布萊德你好：

我收到你的訊息了，我也感到很失望，相信你也一樣。不過，我很高興聽到復發似乎出現在上次看到的同一個地方。

－你曾經在這個區域做過放射線治療嗎？

－你的腫瘤有做過 V600E BRAF 的基因突變分析嗎？

－你有聯絡唐納德・莫頓，跟他討論過手術切除嗎？

－你在這個時候會考慮 IL-2 治療或臨床研究嗎？

10 Leslie A. Pray, "Gleevec: The Breakthrough in Cancer Treatment," *Nature Education*, 2008, 1:37.

11 這是所謂的費城染色體（Philadelphia chromosome），是第九對染色體上 ABL（abelson）基因異位接到第二十二對染色體上 BCR（breakpoint cluster region）基因所形成的 BCR-ABL 融合基因，在九五%具有特定類型白血球癌症慢性骨髓性白血病（chronic myelogenous leukemia, CML）的病人身上，都發現了這種基因。這項研究從一九六〇年代開始，首次發現遺傳條件與癌症好發性之間的關聯。該藥物對這群病患持續有改頭換面的效果。

12 「我不會說艾拉轉變了態度，但他也並不是全然開放，」陳博士說。癌症免疫治療學家是種少數的特殊存在。癌症生物學家的大群體將這群特殊的小群體視為……異類。不好的異類。陳博士用「熱衷」來形容他們對於這個領域的態度，「但或許太過熱衷了。」也就是其他人所說的「瘋狂」。感覺上就像是他們的信仰蒙蔽了他們的科學客觀現實；他們相信，因此他們看不見。在公司會議上宣告你對於癌症免疫療法的前景有信心，絕對會讓你的意見大打折扣。「他們認為這全都是假的。我認為很多癌症生物學家都認識到這個領域的前景。但我想其中很多人會覺得，那裡面沒有生物

學，他們就是不相信。它不會是未來。特別是由於他們發現了黑色素瘤的致癌基因——標靶治療才是未來。」陳博士說。會議室裡，癌症生物學家和癌症免疫學家壁壘分明。居中的是謝勒。癌症生物學家對於辨識出造成細胞變異成黑色素瘤的致癌基因感到特別興奮。在會議室裡，假如舉辦投票，確定有五〇%至八〇%的機會，他們想要研發針對將致癌基因轉錄成黑色素瘤的藥物。

⓭ 史坦曼在二〇一一年九月因癌症病逝，就在諾貝爾獎委員會悄悄通知獲獎人的前一天。

⓮ 梅爾曼記得他們為此爭論過，但從未說服任何人。

梅爾曼說：每個突破總是要花上二十年的時間。所以，可以啟動一個人的免疫系統來對抗癌症的這個想法，可能已經持續了至少大約一個世紀。但當這個想法第一次實現的時候，差不多跟手術治療發生在同一時間；而當放射線療法開始使用後，它就被丟在一旁。部分原因是當時對於免疫系統的瞭解很少，而一部分也是因為從科學觀點來看，研究做得很糟糕。而那樣的想法持續了數十年！

「癌症生物學家有致癌基因來論證。癌症免疫學家有一些癌症免疫療法研究上令人興奮的新論文，還有一些驚人的新數據。這些數據是經驗性的，然而也意味著這仍然會遭受各種解讀與偏見，你不會爭論事實，但會爭論解讀的方式。」

然而，對於每一項提出免疫系統確實會辨識癌症的研究，總會有另一項看起來同樣可靠的研究，提出相反的證據。免疫學家指出了一個論證，而細胞生物學家則指出另一個相反的論證。根本不缺資料、數據、研究或一般的老鼠模型；他們全都看過了。但老鼠模型存在著問題。「老鼠模型很少預測出人類的反應，」梅爾曼解釋道：「老鼠模型總是很糟糕。」或許五次之中，只會有一次成功。但成功的那一次，效果卻非常好。最後，懷疑癌症免疫療法的人還有一張王牌，梅爾曼重新敘述成：「你甚至不知道這裡面的任何一種是怎麼作用的。」最糟糕的是，他們是對的。他補充道：「這裡面潛在的機制，這背後的生物學——如果你不了解這些，要怎麼告訴我們，你真的懂這些新發現？」而事實是，他們真的無法解釋。沒有人了解這背後複雜的生物學。而如果沒有科學在背後支持，幾乎不可能做出堅實的科學論證。

⓯ 為了要找出哪些T細胞基因跟自我毀滅信號**無關**：這些基因決定了受體。

⓰ Y. Ishida et al., “Induced Expression of PD-1, a Novel Member of the Immunoglobulin Gene Superfamily, upon Programmed Cell Death,” *EMBO Journal*, 1992, 11:3887–3895, PMCID: PMC556898.

⓱ 他現在是位於康乃狄克州紐哈芬市（New Haven, Connecticut）的耶魯癌症中心癌症免疫計畫的聯合主任。

⑱ B7-H1是B7家族中的第三名成員，共同刺激了T細胞的增殖與介白素十號的分泌。詳見：H. Dong et al., "B7-H1, a third member of the B7 family, co-stimulates T-cell proliferation and interleukin-10 secretion," *Nature Medicine*, 1999.

⑲ 陳列平說，他複製了人類的PD-L1基因，並於二〇〇一年試圖說服一家公司生產商業用的抗體，但沒有成功。

⑳ 測試在美國國立衛生研究院完成，由蘇珊·妥帕利安醫生（Suzanne Topalian）所發起。

㉑ 丹尼爾·陳只需要回顧他童年時的餐桌。他仍然可以在那裡看到他的父親，他是熱衷於方程式研究、想要實現核融合（fusion）夢想的物理學家。

「這是一模一樣的，對嗎？一群充滿熱情的科學家將核融合視為能源的未來，而且它的發展也是以二十年為單位。而現在，在四十年後，這個充滿熱情的群體仍然在這裡，而且發展仍然是以二十年為單位。我認為這其中的擔憂是，你知道的，我們已經邁出了一小步，我們知道背後的生物學就在那裡。但是不是一定要在二十年後，我們才會有真正對病患有用的東西呢？因此，我們沒有人能夠確切地說，什麼時候會有真正能夠造福大多數病患的抗癌大突破。」他說。

㉒ 陳博士為免疫療法提出的其中一個論點，就是它的價值主張；他用了他與黛比去朋友家吃晚餐的故事，來總結這個主張。女主人在廚房準備沙拉時，他正在旁邊喝著紅酒。他還記得，他開始告訴女主人自己的研究，以及他們在抗癌上的進展。他沉浸在其中，感到很興奮。試驗結果出來了，顯示出這種藥將會幫助癌症病患延長壽命。

「噢，那真是太好了！」她說。「能延長多久？」

陳博士記得自己告訴她，有時候是幾個月。

「就這樣？我以為你會把癌症醫好呢！」她說。

他聽到自己解釋著，是這樣的，癌症是相當難治療的，而且這些數字是平均值，而且——但他努力解釋的，正是他自己感到沮喪的部分。沒錯，他現在正在做藥物研發，這很令人興奮。沒錯，他們有所進展，同樣的漸進式進展，從幾週、幾個月累積到幾年的成績。這至少是一個世代癌症治療的故事，也可能是兩代。他正在一點一點鑿開，而不是一次擊破。沒有人能一次突破。

當上世紀初剛剛設立第一個癌症研究實驗室的時候，目的就是為了治癒。他們相信這是有可能的。為什麼不行呢？其他的疾病，都已經憑藉直接的研究、良好的科學與大量的資金，而獲得治癒。新科技正在一步步斬除威脅人類許久的瘟疫與傳染病森林。這個領域有最棒的頭腦。而一百年後，他們為癌症患者的治療做出了明確的改善。然而，他們還沒找到治癒的方法。

㉓當時，已知他們發現的分子是腫瘤細胞所呈現的蛋白質，然而沒有人猜得到它與T細胞受體的關聯，也不明白它們之間的交互作用會調降T細胞的反應。相反的，這種蛋白質被視為腫瘤的潛在標靶，類似一種可以用相應抗體來鎖定的分子靶心。在當時，一種更典型的癌症藥物研發方式，是將那種抗體附著在想要送給癌細胞的毒素上。那就是在會議室裡的免疫學家把他們轟下台時，他們的團隊所朝向的藥物研發過程。

㉔「每個人都願意接受PD-L1可能對黑色素瘤與腎臟癌有效，」陳博士解釋道。這些高度變異的癌症（尤其是黑色素瘤）也曾經在CTLA-4上看到有希望的結果。「不過，即使在內部，懷疑的人也會說：『如果這對肺癌有效，我才會相信。』」

㉕另一種類型的T細胞稱為調節性T細胞，簡稱Treg。研究人員還在探索這種細胞的角色，不過他們愈來愈確定，這種細胞是免疫反應中制約與平衡的關鍵要素；在某種意義上來說，它總是會在免疫戰鬥中尋求休戰。目前尚未確定，究竟是對T細胞的反應刺激，還是Treg的調降作用影響比較重要；很可能最後會發現，兩者都很重要。

㉖「我跟布萊德走得很近，這段友誼，讓成功更加令人開心並且更具有個人意義，也讓失敗更加令人悲傷和自責。」陳博士說。

# 第7章

# 啓動免疫抗癌的活藥物

一週後，愛蜜莉在醫護人員生日快樂的歌聲中，張開了眼睛。在正好滿七歲這天，跨越了生死線，成為《早安美國》的頭條奇蹟。

癌症免疫治療學家花費了幾十年的時間，試圖在血液中幾億個細胞裡尋找正確的T細胞，也就是能夠辨識病患腫瘤上特定抗原的T細胞。然後，他們又花了更多的時間，耐心試著培養這些T細胞，並且讓它們進行攻擊。

與此同時，另一組人用了不同的方法：組裝出屬於他們自己的科學怪人版T細胞，也就是把從實驗室蒐集而來的各個部分拼湊起來，專門設計成用來尋找並摧毀病患自身的癌細胞。

## 活藥物 CAR-T：重新組裝的T細胞

這個新發明，也就是像怪物一樣的T細胞組合體，是種免疫細胞嵌合體（chimera，在希臘神話中指的是由獅頭、羊身和蛇尾所構成的怪獸），因此被稱為嵌合抗原受體T細胞（chimeric antigen receptor T cell）。它的簡稱「CAR-T」聽起來順耳多了。

CAR-T是一種重新組裝的人類T細胞，常常被稱為「有史以來最複雜的藥物」，❶因為它並不像其他藥物一樣只是分子或抗體，而是從癌症患者身上移除的整個細胞，在實驗室中被調整來辨識患者的癌症，然後再注射回患者身上。在研究開始時，這聽起來就像科幻小說一樣，但在二〇一七年八月已經得到FDA批准，如今在紐澤西進行製造，全部的處理時間需要二十二天。

## 重新設定T細胞的方向盤，鎖定癌細胞

整個組裝過程很複雜，背後的概念卻很簡單：T細胞❷只會搜索並消滅它們被設定「看到」

的東西。而真正執行「看到」這個動作的，就是T細胞受體（T cell receptor），簡稱TCR。研究人員希望，改變TCR可以改變T細胞鎖定的目標，或許有機會能夠讓它鎖定疾病。

那正是以色列研究學者齊立格．艾胥赫（Zelig Eshhar）所想到的。在一九八〇年代初期，他開始思考，TCR的執行端，也就是真正能「看到」與之匹配抗原的部分，作用的方式看起來怎麼會這麼像抗體。

每個TCR都卡在T細胞表面，就像是從土裡冒出來的紅蘿蔔，不過從細胞表面伸出來的部分，也就是能辨識出抗原形狀的部分，很像是抗體伸出來的蛋白質小爪子一樣。艾胥赫可以想像，從TCR的末端接到新的抗體上，就像是吸塵器更換不同的接頭。事實上，你可以有無數的接頭，每個都會辨認和結合不同特定的抗原。

要把這個理論轉變成現實，需要一些很炫的生物工程支援，然而在一九八五年，艾胥赫就已經製造出這個概念的簡單證明。

## 艾胥赫和胡醫生的實驗

他把這個簡單的CAR稱為「T體」（T-body）。這是個重新裝備過的T細胞，以辨識他所選擇的相對明顯抗原目標。（這恰好是俗稱香港腳的一種真菌——鬚毛癬菌〔*Trichophyton mentagrophytes*〕所製造出來的蛋白質。）這個不起眼的實驗，蘊含了令人驚奇的可能性。

在一九八九年，艾胥赫被說服，把學術休假期間花在羅森伯格的美國國家癌症研究所實驗室裡。在那裡，他跟一些聰明的年輕醫生一起工作，其中包括了派崔克．胡（Dr. Patrick Hwu）醫生。

這個實驗室的IL-2和T細胞轉移研究已經獲得了一些新發現，而胡醫生正試著用這些發現，來對抗更大範圍的癌症。

他的研究計畫包含在腫瘤壞死因子（TNF）上植入一種基因，使之成為T細胞的特定子群，能夠辨識腫瘤的抗原，並帶領它們找到腫瘤。這些「腫瘤浸潤淋巴球」，簡稱TIL，正處於一個最佳位置，來繼續它們的任務，並攻擊腫瘤；然而，因為當時還沒有發現的原因，它們卻只是待在那裡，在腫瘤微環境中，腫瘤要了一些像是PD-L1以及其他手段，把它們的攻擊叫停。

胡醫生的興趣，在於把這些TIL變成小型的導彈，能夠鑽進腫瘤裡，並表現出它們裝載的TNF細胞激素。這些導彈需要能客製化的導航系統，來鎖定不同的腫瘤抗原。「艾胥赫已經發現，抗體和T細胞能結合在一起，來鎖定某種東西，」胡醫生解釋道。「現在，問題在於，我們是否能讓它鎖定癌細胞？」

胡醫生已經做了相當多的實驗，把新的基因放進T細胞裡。「在一九九〇年代，這實際上相當困難，」胡醫生回憶道。在他們想出用反轉錄病毒載體（retroviral vector），或者更近期的常間回文重複序列叢集關聯蛋白（CRISPR）基因編輯技術作為載具的方法之前，研究工作包含把一根很小的針插入T細胞中，一次顯微注射一個T細胞。

「艾胥赫和我一起花了無數個晚上徹夜待在實驗室裡。」胡醫生說。這個研究的基礎是建立在艾胥赫T體提供的概念證明，也就是用基因工程改變T細胞的受體，讓它鎖定其他東西。[3]這需要很多年來研發，而且效果並不好，但的確有用，而發表結果的論文宣告了CAR-T這個新名字，以及一些吸引人的可能性。他們成功取代了T細胞的方向盤，並藉由這個方法，改變T細胞想去的方向。最重要的是，他們改變了T細胞的目標，使它能夠鎖定特定的癌症。

## 二代 CAR

阻止這些早期 CAR-T 成為有效癌症療法的部分原因，是因為它們開不遠；這種人造的T細胞機器存活得不夠久，無法及時自我複製，或完成殺死癌細胞的工作。直到史隆凱特琳紀念癌症中心的米契爾．薩德蘭博士（Dr. Michel Sadelain）所做的研究，才提供了解決這個問題以及其他工程問題的聰明辦法，製造出真正的「活藥物」（living drug）。薩德蘭也給了他的新 CAR 一個重要的新目標——一種在特定血液癌細胞表面發現的蛋白質，稱為 CD19。結果得到一種線條流暢、有型以及自我複製的二代 CAR，具有充分的燃料與重要的目標。[4]

薩德蘭的研究團隊分享他們新的二代 CAR 序列給羅森伯格在美國國家癌症研究所的團隊，以及位在貝賽斯達北邊一百五十哩（約二四一．四公里）、由賓州大學（University of Pennsylvania）研究學者兼醫生的卡爾．朱恩博士（Dr. Carl June）所領導的實驗室的負責人。朱恩博士將會借用他們的成果，在這些概念與其他概念的基礎上，[5]加入他們自己的研究。

如今，這三個團隊將這個令人屏息、複雜又強大的實驗性癌症療法，推向了首次的人體實驗。在某種意義上，他們的研究是不可分割的；有些時候，他們會一起工作。然而，全球大部分的人都認為，是朱恩團隊將要進行的試驗，首次介紹了 CAR-T 的美麗新未來。

## 改造愛滋病病毒，重新設定T細胞

從胡醫生手動注射基因進細胞裡到現在，取代細胞基因的技術已經有了長足的進步。這個現代CAR裝配線的領頭羊，是愛滋病病毒改變功能後的外殼。這種改變功能後的病毒，不會再造成疾病，而是會用新的基因指示「感染」病人的T細胞，將它重新設定，製造出不一樣類型的TCR，只會鎖定某種特定的蛋白質，[6]這種蛋白質出現在被最常見類型的兒童白血病折磨的B細胞上，也就是急性淋巴球性白血病（acute lymphoblastic leukemia, ALL）。[7]

人類免疫缺陷病毒（HIV）特別適合這個工作，因為愛滋病（AIDS）就跟白血病一樣，都是免疫系統的疾病。人類免疫缺陷病毒被特化成鎖定並感染T細胞，尤其是體內策畫對抗疾病免疫反應的輔助T細胞，就像是噴出細胞激素的四分衛一樣。這種病毒使得輔助T細胞無法執行這項任務，導致身體的適應性免疫力關閉，造成我們所熟知的後天免疫缺乏症候群（acquired immune deficiency syndrome），也就是俗稱的愛滋病。

在一九九〇年代，朱恩是有執照的白血病專家，在美國國立衛生研究院獲得了HIV病毒驚人高效基因傳遞系統的第一手經驗。在那裡，他合作進行了一項類似CAR的實驗性療法，將愛滋病患體內的殺手T細胞重新導向，去狩獵受感染的輔助T細胞。[8]他也研發從人類捐贈者所獲得T細胞的培養技術，這些T細胞足夠強健，得以存活數十年。

第一個CAR人類臨床試驗將會是針對HIV所進行的。早期階段的數據看起來還不錯，但在研究做完之前，就已經變得不重要了，因為在一九九七年已經開發出第一種蛋白酶抑制劑（protease inhibitors），也就是阻斷HIV病毒複製的藥物。一夕之間，這些藥物改變了數百萬人的預後，以及朱恩的職業生涯方向。他現在把研究和診療轉移到賓州大學的實驗室以及費城兒童醫院（Children's Hospital of Philadelphia），並加強對於另一種疾病的關注——這種疾病最近變得與他個人有相當密切的關係。

## 癌症疫苗 GVAX

一九九六年，朱恩的妻子辛西亞（Cynthia）被診斷出罹患卵巢癌。當辛西亞對傳統治療不起反應後，朱恩醫生轉而尋求尚在襁褓階段的免疫療法，找到另一個實驗室中顯現出一些希望的免疫療法疫苗，並讓他的實驗室製造這種疫苗的客製化版本。這種疫苗稱為 GVAX。[9]

「我不知道要把實驗變成臨床試驗有多難，」朱恩說。他覺得 GVAX 是超越當代的療法，也認為他的妻子有很好的反應。然而，跟那個時代所有的癌症疫苗一樣，這樣的效果並不持久。朱恩懷疑，腫瘤以某種方式關閉了免疫反應。「我知道艾利森的研究，」他回憶道。「我知道在老鼠身上，他的抗體讓免疫療法效果更好，因此把兩者結合在一起，是個顯而易見的聰明辦法。」朱恩試了好多次，但製造商拒絕給予珍貴的抗 CTLA-4 抗體。「那讓人心力交瘁，」他說。辛西亞在二〇〇一年過世，享年四十六歲，身後留下了三個孩子。朱恩把他對辛西亞逝去的悲傷寄情於工作，並全力投入癌症「燃眉之急」的 CAR 研究。[10]

## 第一個 CAR-T 兒童受試者

九年後，CAR 萬事俱備。首批嘗試這個方法的其中一名病患，就是愛蜜莉．懷特海德（Emily Whitehead）。愛蜜莉是個罹患 ALL 的六歲女孩，已經沒有其他治療可選擇。罹患 ALL 的兒童，有八五％對傳統療法有良好的反應；而愛蜜莉則是屬於剩下十五％命在旦夕的那些人。

愛蜜莉已經忍受了二十個月的化療。這些治療只為她額外增加了幾週的壽命。[11]癌細胞每天在她的血液裡加倍，而骨髓移殖不再是可行的選擇。最終，醫生告訴愛蜜莉的父母湯姆（Tom）與凱麗（Kari），他們的女兒或許活不過一年。她的腫瘤醫生建議他們，把女孩送進安寧病房。這種建議所帶來的恐懼，讓人得以理解他們所做的下一個決定。⑫當賓州大學的團隊在二〇一〇年收到人體試驗的批准時，他們對於其中的風險，或者他們的第一個兒童病患受試者的成功率，並沒有抱持任何幻想。

## 免疫副作用的終極放大版本

病毒存在於我們對生命的定義邊緣。它們並非由細胞所構成，基本上只是包含在蛋白質外殼中可移動的基因。⑬它們無法自我繁殖，而是依靠著它們所感染的更大、更複雜的細胞，來處理它們的基因藍圖。而ＨＩＶ病毒會找到人類的Ｔ細胞，然後注入它的ＤＮＡ。ＨＩＶ在感染Ｔ細胞上，有毀滅性的效果。這使它成為CAR-T基因藍圖的理想載具。

在朱恩的實驗室，研究人員把ＨＩＶ病毒清空，並裝進新的基因指令。然後，他們小心翼翼地從愛蜜莉的抽血樣本中分離出Ｔ細胞，並將改造後的ＨＩＶ病毒引介給這些Ｔ細胞。如此一來，這些病毒所注入的基因指令，不會再讓Ｔ細胞製造更多的病毒，而是將殺手Ｔ細胞轉換成可編程控制的細胞刺客。

在愛蜜莉．懷特海德的案例裡，這些Ｔ細胞會被重新編程，來鎖定標示她自體生病Ｂ細胞的CD19蛋白質。在健康的人身上，Ｂ細胞是正常免疫系統的重要成員；但在像愛蜜莉這樣的病人身上，這些Ｂ細胞產生變異，變成了癌細胞。（在大量離心的情況下，Ｂ細胞看起來是白色的。

科學家把希臘字根白色〔leuk〕和血球〔cytes〕結合成「白血球」〔leukocytes〕；而我們把這些細胞的癌症稱為「白血病」〔leukemia〕。）

在費城兒童醫院的前幾週裡，研究人員事先抽了愛蜜莉的血並進行離心，選出了一些T細胞。然後，他們用病毒感染這些T細胞，來重新編程它們的TCR來鎖定癌細胞。最終，他們獲得第一袋裝滿用病毒重新編程後的CAR-19 T細胞靜脈注射液，慢慢地從靜脈注射回愛蜜莉的體內。[14]在第三次療程時，她開始產生了副作用。

加大馬力後的免疫所觸發的強大細胞激素，反覆猛攻愛蜜莉的系統。在當時，醫生並不熟悉新的T細胞療法所帶來的極端毒性，[15]然而，現在他們已經透過幾個名字得知這件事：最科學的名稱是「細胞激素釋放症候群」（cytokine release syndrome, CRS）、最特別的名稱是「細胞激素風暴」（cytokine storm），以及最易懂的俗稱「發抖和發燒」（shake and bake）。顧名思義，這是種在T細胞餵食狂潮中，由於信號化學物質大量釋放所引起的折磨人且危險的症狀。這種症狀會像旋風一樣席捲身體，是對抗流感戰爭中產生的免疫副作用的終極放大版本。

根據愛蜜莉醫療報告中的描述，她的CRS屬於「嚴重」的程度。兒童比成人具有更強大的免疫系統；愛蜜莉作為第一個CAR-T的兒童病患，她的CRS嚴重程度，超出了所有人的預期。她不停地出汗、發抖、呼吸困難，而且她的血壓降低到非常危險的程度。當她的體溫飆升到華氏一百零五度（約攝氏四〇．五度）時，醫護人員急忙把她送到加護病房去。她待在那裡，喉嚨插了一根管子，鼻子插了另一根，只能靠呼吸器呼吸。

到了第五天，醫生在她身上用了類固醇，這在之前有時能減輕一些抗CTLA-4病患身上的毒性嚴重程度。愛蜜莉的高燒現象暫時減輕，但這就像海上旋風蓄力待發，準備反撲。在第七天，這個靠著呼吸器維生的小女孩就像熱水瓶一樣又熱又腫脹，全身有多樣器官衰竭。看起來這個療法沒有治癒疾病，反而會殺了她。

她的腫瘤醫生史蒂芬・葛拉普醫生（Dr. Stephan Grupp）[16]在絕望中催促實驗室趕緊進行大量廣泛的血液檢驗，涵蓋了所有他們能想到的免疫相關分子。兩個小時後，血液檢驗的結果回來了，有兩個數值非常突出。她的干擾素γ（INFγ）和介白素六號（IL-6）的數值都非常的高。

葛拉普在下午三點的實驗室會議上呈現了這些檢查結果，希望能集思廣益，找出可能的選擇。然而，沒人看到任何希望。愛蜜莉的IL-6數值比正常值高出了一千倍，但大家都認為這是不相干的事。IL-6是種細胞激素，在正常免疫功能中有許多作用，包括炎和抗炎，也恰好是引起類風濕性關節炎發炎的部分原因。[17]這也是愛蜜莉非常幸運的地方。

## 跨越生死線

朱恩醫生非常熟悉兒童類風濕性關節炎的衰弱效應。「我有個女兒得了這種病，」他解釋道。雖然她的嚴重疾病已經得到控制，但朱恩做了很多研究，而且幾年來一直持續注意一種新抗體的進展，這種有希望的新抗體被發現可以阻斷IL-6的受體，並關閉細胞激素所發出的發炎與腫脹指令。就在幾個月前，這種抗體已經獲得FDA批准用於關節炎患者身上，稱為托珠單抗（tocilizumab），而且朱恩儲存了一些，作為女兒的備用治療，以防萬一。「在癌症領域工作的任何一個人，都沒有理由會知道這個。但我知道，這純粹是幸運。」朱恩說。現在，朱恩想知道，這種新的關節炎藥物能否幫助一個癌症病童呢？

如果IL-6是造成愛蜜莉身上細胞激素風暴的原因，或許這種藥就能夠幫助她。沒有專家可以徵詢——他們自己就是專家，但這是他們完全不熟悉的領域。然而，沒有時間可以浪費了；愛蜜莉的高燒已經到達華氏一百零七度（約攝氏四一．七度），而她的家人已經被告知，要準備好考慮不施行心肺復甦術的決定。葛拉普醫生草擬了一個關於托珠單抗的計畫，[18]然後跑到愛蜜莉的加護病房，告訴醫生們他的打算。「他們叫他牛仔，」朱恩回憶道。從來沒有CRS的病人用過這種藥，之前也從來沒有人提過這種建議。一切都是全新的嘗試。[19]

葛拉普把托珠單抗注射到愛蜜莉的靜脈注射導管中。漸漸地，抗IL-6抗體阻斷了IL-6的受體，平息了愛蜜莉的細胞激素風暴。在接下來的幾天裡，艾蜜莉得以移除呼吸器與血壓藥物，但仍然處於昏迷狀態。一週後，她在醫護人員生日快樂的歌聲中，張開了眼睛。在正好滿七歲這天，她跨越了生死線。

## 尚待努力

CAR-T是白血球版的機器戰警，薩德蘭博士稱之為「活藥物」，朱恩博士有時候會稱之為癌症的「連環殺手」。單個CAR-T細胞能消除多達十萬個癌細胞，並產生異常快速的緩解效果，快到甚至連最熱心忠誠的免疫治療學家都會感到驚訝。僅僅在注射四週後，愛蜜莉的活體組織切片檢驗結果就顯示了NED，很顯然，這是實驗室的錯誤。因此，朱恩博士安排了第二次活檢。但這並不是錯誤。不論是對於治療愛蜜莉的藥物而言，或者是在概念的證明上，這個療程都大獲成功。這是個好消息，但並不是結束。愛蜜莉並不是唯一一個接受實驗性治療的兒童白血病患者。

朱恩也在治療費城兒童醫院的另一名ALL兒童患者，一個十歲的女孩。她的白血病對CAR-T療法有反應，也進入緩解狀態，但只維持兩個月就又復發。活檢結果顯示，這個女孩的癌細胞已經變異，並且逃過未帶有CD19鎖定蛋白質的B細胞追捕。癌細胞的制服已經改版，然而他們卻沒有另一種CAR-T可以給她。因此，在二〇一二年九月，當愛蜜莉・懷特海德回到學校上課，成為全國知名的成功故事、《早安美國》的頭條奇蹟，以及讓癌症的「登月計畫」成為可能的希望象徵之一時，另一個女孩則因為癌症逝世。這是一項令人感到悲傷與謙卑的提醒，指出還有很多研究尚未完成，仍須努力。

## 將CAR-T技術製成藥物

薩德蘭博士與史隆凱特琳紀念癌症中心的團隊是開始CAR-19 T細胞臨床試驗的先驅，而羅森伯格博士和他在美國國家癌症研究所的同事則在發表論文上拔得頭籌。他們的CAR-T試驗，成功縮小一名淋巴瘤患者的腫瘤。[20]那是個可靠的結果，但並不像兒童癌症患者的完全成功治癒那樣戲劇性。後者成為頭條新聞，激勵了整個領域，並且推動CAR-T的資金與發展進入超速的狀態。這兩個團隊曾經是合作夥伴，現在成為競爭對手，分別快速找到了合作的製藥夥伴，將這個技術轉變成藥物。

美國國家癌症研究所找了凱特製藥公司（Kite Pharma[21]，他們的CAR-T藥物獲得了批准，稱為Yescarta[22]，用於大型B細胞淋巴瘤）合作；史隆凱特琳紀念癌症中心則跟佛瑞德・哈金森癌症研究中心和西雅圖兒童研究集團（Seattle Children's Research Group）一起，與朱諾醫療（Juno

Therapeutics）合作。製藥巨頭諾華（Novartis）從賓州大學獲得了 CAR-T 技術的許可，並且得到FDA的批准，將用於愛蜜莉．懷特海德的療法，以 Kymriah 的商品名稱出售。這項批准在二〇一七年才核發，但 CD-19 CAR-T 療法已經幫助了幾千人，其中包括一百多名癌症病童，使它成為免疫療法快速改變我們與癌症之間關係的最佳例證之一。

## 優化T細胞再回輸，量身打造抗癌武器

Kymriah 既是藥物，也是商品。外殼包裝是個漂亮的半透明盒子，帶有血橙色的光澤。每個都是為病患量身訂做的，是從病患自身的T細胞所設計製造出來的。目前，這些訂制的一次性注射，每個要價四十七萬五千美元；加上醫院費用之後，每位病患的總費用將近一百萬美元。而急性B細胞淋巴瘤的下一個最好的療法是骨髓移殖，費用也超過十萬美元。（這種「經濟毒性」，是目前癌症免疫療法等尖端療法的另一種嚴重副作用。這樣的定價是否正確、公平或可行，的確值得商榷，不過已超出本書的範疇。）

CAR-T 病患接受治療的過程如下：符合條件的患者（通常是患有無法用其他方法治療的淋巴瘤兒童病患）來到諾華所認證的醫療中心。（截至二〇一八年二月為止，全美總共有二十三家治療中心。）醫護人員會抽取病患的血液，並以每分鐘二千二百至二千五百次的轉速進行離心，將T細胞從血漿、血小板與其他部分分離。然後T細胞會被低溫冷凍，裝在一個特殊的冷凍容器中，運送到諾華位於紐澤西州莫里斯普萊恩斯（Morris Plains, New Jersey）、占地十八萬平方英尺（約五千零六十坪）的主要設施。

在那裡，這些T細胞會被解凍，並重新設計組裝成能辨認病患身上癌症的特定蛋白質。這將會逐步進行。首先，T細胞會被活化，然後導入含有新基因指令的病毒。接著是培養與增殖，直到數目達到數十億為止。這些超級T細胞的複製軍團會被重新冷凍保存，寄回認證的醫療中心，然後重新用點滴注射回病患體內。

冷凍保存的方式，讓世界各地的病患都能使用這種療法。從進入醫療中心到完成客制化T細胞療法的整個過程，總共費時二十二天。初步數據顯示，使用這些訂制T細胞的療法，能夠為之前絕望的病例提供持久的反應率。

愛蜜莉屬於這種樂觀統計數據的族群。截至二〇一八年八月，她仍然處於緩解之中。

當然，這個千年來所演化出來的免疫系統，是非常敏感的，因此任何觸動這個具有反饋迴路以及制約與平衡系統的改造，都有很大的危險；此外，在任何病患身上使用實驗性療法也有很多的顧慮，尤其是兒童病患。與此同時，這些治療可能會發生的最壞副作用，就是死亡；而如果不接受任何治療，白血病也會導致相同的結果。這些首次進行的實驗性療法，以及治療細胞激素風暴的新方法，很快證明了對於這些病患而言，好處遠遠大過於風險。對於這類的病患，CAR-T似乎在一夜之間就改變了檢驗數據。在過去具有零存活率的 ALL 族群中，現在的預估存活率至少能達到八三％。

## 未來的方向

大型B細胞淋巴瘤是 CAR-T 的下一個目標，目前有更多的研究在進行中，其中幾項已經進入了臨床試驗階段。這些研究的新目標，包括了白血病、慢性淋巴性白血病（chronic lymphocytic leukemia）、多發性骨髓瘤（multiple myeloma）、復發性膠質母細胞瘤（recurrent glioblastoma）、晚期卵巢癌與間皮瘤（mesothelioma）。固體腫瘤仍然是個挑戰，不過這項技術不僅創新而且強大，進化速度也非常快，還有好幾家衍生的公司持續跟進CAR-T的更新版本，運用捐贈的T細胞製造出成藥。

其他的公司則是將「殺戮開關」編程進CAR-T細胞裡，以便在這種科學怪人版的細胞失控時，我們可以隨時喊停。CAR-T就是如此強大、如此新穎（在二〇一七年才剛剛經過首次批准），讓人無法想像下一年的進展會到達什麼地步。然而，不論發展到什麼地步，我們現在都能懷抱著希望，相信那些跟愛蜜莉一樣的病患，有機會能活著看到這些進展。

**【第七章註解】**

❶ 這是薩德蘭博士對作者所說的評論。

❷ 基於麥德華與其他人所做的研究。

❸ 胡醫生說：「艾胥赫製造了受體，我把它放進T細胞裡。」他們開始用患者的T細胞來對抗黑色素瘤，然後重新把這些TIL的目標放在卵巢癌、大腸癌和乳癌上。三者之中，針對卵巢癌的效果最好，重新改造的T細胞辨識出了IGROV卵巢癌細胞系的抗原。「在第一次成功時，我感到振奮，」胡醫生回憶道。然而，成功鎖定目標只是改造出成功滅癌機器的一部分。這樣的細胞還需要能夠在體內存活下來，複製成大型軍團，並且有選擇性地成功消滅鎖定的癌細胞。

在這些方面，美國國家癌症研究所改造出來的細胞並沒有達成任務。

④ 這款CAR-T與一九八五年的T體模型大相逕庭，是種線條流暢且構造複雜的殺戮機器。「第一代的CAR被放進T細胞時，會辨識出目標分子，並殺死細胞，」薩德蘭解釋道。不過它們也必須要增殖，必須藉由成長和複製來擴張。它們還需要保持有功能的T細胞，並隨時維持這種功能。這需要更進一步的修正。薩德蘭的創新，在於引入一種共同刺激信號，並產生他稱之為「二代CAR」的細胞，能辨識目標，複製以擴張，並保持其他T細胞的功能。這種細胞是「活藥物」，壽命跟所治療的病患一樣長。這項研究發生在薩德蘭位於史隆凱特琳紀念癌症中心的實驗室，他是那裡的細胞工程中心的創始主任，也是基因轉移與基因表達實驗室的領導人。

二〇一三年，薩德蘭成立了一家名為朱諾醫療的公司，與他的妻子兼共同研究者伊莎貝爾．希維耶（Isabelle Rivière），以及合夥人麥克．詹森（Michael Jensen）、史丹利．瑞道爾（Stanley Riddell）、雷尼爾．布倫蒂安斯（Renier Brentjens），還有佛瑞德．哈金森癌症研究中心的免疫學家（以及艾利森的死黨）、也是免疫療法的真正信徒菲利普．葛林伯格，一起合作開發新的CAR-T技術。這項競賽，是要把潛在的殺戮機器，轉變成更有效的抗癌武器。

⑤ 在二〇〇三年的一個會議中，朱恩博士聽了坎帕納（Dr. Dario Campana）博士的演講後，向他要了一些樣本，他的CAR設計就是以這些樣本為基礎，之後也借用了聖裘德兒童研究醫院（St. Jude Children's Research Hospital）的樣本。

⑥ 薩德蘭所選擇的CD19蛋白質目標，是CAR-T成功的重要因素，而且據他所說，也在實質上開展了這個領域。他解釋：「雖然大家都知道CD19，但當我選擇它的時候，它還不是明星。」作為一個好的CAR辨別分子目標，必須要專屬於癌症；如果所選擇的抗原不只在癌細胞上，也表現在正常體細胞上，CAR-T就會同時攻擊癌細胞和宿主。CD19是個好選擇，因為這種抗原大多出現在淋巴瘤之類的特定癌細胞表面上。雖然一些B細胞也會呈現CD19，但這是可以承受的附帶損害；長期以來，醫生已經對於在沒有B細胞的狀態下讓患者存活得心應手。「處在癌症末期時，失去B細胞這件事並不算太糟糕，」他解釋道。

薩德蘭的團隊在二〇〇三年於《自然醫學》（*Nature Medicine*）期刊上發表了一篇論文，表明你可以收集T細胞，並引入針對二代CAR編程的反轉錄病毒載體，讓CAR在動物模型（具有人類基因與人類CAR-T細胞的免疫缺陷老鼠）上能辨識並鎖定CD19。這個臨床前模型的概念證明，之後需要被批准在臨床環境中進行測試；而基因重組諮詢委員會（Recombinant ＤＮＡ Advisory Committee）與ＦＤＡ也必須仔細考慮，是否應容許在人體實驗中使用基因改造鎖定人類蛋白質的殺戮機器。

❼ 他的 CAR 也藉由呈現與 CD28 類似的共同刺激蛋白質（稱為 4-1BB）而加足了馬力。他們希望，得到的結果是一個帶有方向盤的 CAR，能夠指引它前往指定的地方，並且具有足夠的燃料，讓T細胞存活得夠久，能夠到達指定地點並完成任務。

❽ 一九九一年，加州大學舊金山分校的亞瑟．魏斯（Arthur Weiss）研發出一種叫做 CD4-ζ 的嵌合抗原受體（CAR），作為研究T細胞活化的一種途徑。詳情參見：珍妮佛．亞克斯特（Jennifer 'Jef' Akst），〈免疫艦隊的指揮官〉（Commander of an Immune Flotila），《科學家》（*Scientist*）雜誌，二〇一四年四月。

❾ GVAX 是種基於結合尖端的基因療法與免疫療法的研究，並著眼於當時視為癌症免疫療法最有希望的方向：研發癌症疫苗。

這種治療方法，是取得一小片病患腫瘤，並改變腫瘤細胞的基因，讓它們能表達一種細胞激素（稱為顆粒球巨噬細胞群落刺激因子〔granulocyte-macrophage colony-stimulating factor, GM-CSF〕，最近由瑞夫．史坦曼所完成的研究顯示，GM-CSF 會讓樹突細胞呈現腫瘤抗原給T細胞），然後重新把修改過的腫瘤注射回病患體內，作為一種雙重用途的疫苗，在改變免疫系統對抗腫瘤的同時，也產生刺激免疫反應的細胞激素。

無論如何，理論就是這樣，但就像所有一九九〇年代與二〇〇〇年初的所有癌症疫苗試驗一樣，GVAX 失敗了，所有相關的研究基本上在二〇〇八年都被擱置。當然，失敗的原因尚未確定，但現在知道大致上跟免疫系統、癌症和抑制免疫的腫瘤微環境的生物特性有關，其中也包括 PD-L1 的表現。

這是免疫療法故事中引人入勝的一個篇章，有許多現今在癌症免疫學名人錄上赫赫有名的醫學博士參與其中，包括了格倫．德蘭諾夫（Glenn Dranoff）、理查．莫理根（Richard Mulligan）、德魯．帕爾多（Drew Pardoll）與伊莉莎白．賈菲（Elizabeth Jaffee）等人。

這些研究者與科學家，每個都值得在本書中用一整章的篇幅來介紹，而且幾乎所有人目前都正在進行重要的研究，絕對會出現在下一本書中。（例如伊莉莎白．賈菲正在進行 GVAX 結合抗 PD-1 檢查點抑制劑納武單抗〔nivolumab〕來治療胰臟癌的研究。另一種合併療法，則是由亞督洛生物科技〔Aduro Biotech〕與諾華共同合作評估，由德蘭諾夫領導的諾華腫瘤藥物研發部門，以及約翰霍普金斯大學癌症免疫學系聯合主任兼腫瘤學系造血計畫教授帕爾多共同進行。）

這篇一九九三年發表的學術論文，奠定了 GVAX 的科學基礎與治療主張。原始論文在此：Glenn Dranoff et al., "Vaccination with Irradiated Tumor Cells Engineered to Secrete Murine Granulocyte-Macrophage Colony-Stimulating Factor Stimulates Potent,

Specific, and Long-Lasting Anti-Tumor Immunity," *Proceedings of the National Academy of Sciences of the United States of America*, 1993, 90:3539–3543.

附帶一提，當陳博士還是醫學院學生時，曾經在期刊討論俱樂部（journal club）裡分享過這篇論文。這篇論文引起了他的興趣，而這份興趣塑造了他的職業生涯。多年後，他將感到驚歎，因為這些研究學者，如今都成為他在免疫療法這個小世界裡的同儕。或者說，這個世界一直都很小，至少在抗癌突破發生之前都是如此。

幾位在免疫腫瘤世界裡迷人且關鍵的人物，也接受了作家兼生技風險投資公司特勞特集團（Trout Group）研究員尼爾・卡納萬（Neil Canavan）的訪問，並寫成了《內在的治癒：科學家重啓免疫系統來消滅癌症》（*A Cure Within: Scientists Unleashing the Immune System to Kill Cancer*）（詳細資料請見書末的「進階閱讀」）。

10 朱恩仍然專門致力於卵巢癌的研究，以及目前針對血液癌症的 CAR-T 療法。

11 接受化療與放射線治療的血液癌症病童通常能獲得治癒，但他們將比大人遭受到更多的痛苦，這也是白血病童目前急欲跳過這些療法、直接採用 CAR-T 的原因之一。更多的資訊，請見：EmilyWhiteheadFoundation.org。

12 懷特海德一家最初是在費城兒童醫院尋求第二醫療意見的諮詢，也希望能進行 CAR-T 治療；然而當時 FDA 還沒批准其對於兒童患者的治療。兒童治療比成人治療更加嚴格，因此審查速度更慢，讓朱恩這樣的醫生倍感挫折，尤其是當病患的生命完全仰賴這些療法的時候。

13 因為病毒是無法自我繁殖的感染因子，根據定義，病毒是否屬於「生命」樹上的一個分枝，科學家們意見分歧。對某些人而言，病毒是可移動的分子組合，比起生物，更像是微型的有機機器。

14 根據當時幾家媒體報導，這個情景令人印象深刻，也如同所有兒童癌症病房的情況一樣令人心碎。愛蜜莉躺在病床上，穿著一件閃亮的紫色洋裝，頂著因為失敗的化療而光禿禿的頭和眉毛，瘦弱的手臂上戴著一個大大的血壓計。餵食管繞過她的耳朵，蜿蜒進她的鼻子，用搭配她洋裝的紫色醫療膠帶固定著。

15 James N. Kochenderfer et al., "Chemotherapy-Refractory Diffuse Large B-Cell Lymphoma and Indolent B-Cell Malignancies Can Be Effectively Treated with Autologous T Cells Expressing an Anti-CD19 Chimeric Antigen Receptor," *Journal of Clinical Oncology*, 2015, 33:540–549.

16 葛拉普醫生是兒童醫院的腫瘤專家，同時也是 CART-19 兒童試驗的主要研究者。詳見：Jochen Buechner et al., "Global Registration Trial of Efficacy and Safety of CTL019 in Pediatric and Young Adult Patients with Relapsed/Refractory (R/R) Acute Lym-

phoblastic Leukemia (ALL): Update to the Interim Analysis," *Clinical Lymphoma, Myeloma & Leukemia*, 2017, 17(Suppl. 2):S263–S264。

17 我們現在有強力的證據顯示，並非改造後的T細胞本身釋放出IL-6，而是圍住癌細胞攻擊的巨噬細胞（先天性免疫系統中不規則的團狀元素）負責釋放細胞激素的。二〇一八年六月，薩德蘭博士帶領的史隆凱特琳紀念研究所（Memorial Sloan Kettering Institute）團隊，在《自然醫學》期刊上發表了一則短篇論文，詳細介紹了這項透過他們CRS老鼠模型的發現。他們對於這項發現的其中一個希望，是能夠識別出細胞激素串流反應（cytokine cascade）中特定的分子事件鏈，並阻斷那些會造成危險症狀的事件，同時不干擾到指揮免疫攻擊所需要的細胞激素。如此一來，CAR-T療法的毒性就可能降低，也能夠在醫院環境之外施行。

而另一個希望，則是能夠去除掉CAR-T療法中的一些變數。CAR-T作為一種**個人化的醫療**，強度會因人而異，是種會在體內自我複製的獨特藥物（與大多數在使用中消耗的藥物不同）；然而並非所有的T細胞都相同。來自於免疫能力健全病人的T細胞，複製數量會比從病重、年老或者免疫系統遭受疾病及化療損害病人的T細胞要來得更多。這使得臨床醫生在劑量上難以拿捏。CAR-T的細胞數量太少，會導致消滅癌症反應的強度不足，而太多則會導致毒性與CRS。詳見：Theodoros Giavridis et al., "CAR-T Cell–Induced Cytokine Release Syndrome Is Mediated by Macrophages and Abated by IL-1 Blockade," *Nature Medicine*, 2018, 24:731–738, doi:10.1038/s41591-018-0041-7。

18 跟另一種細胞激素抑制藥物依那西普（etanercept，商品名恩博〔Enbrel〕）一樣。

19 托珠單抗現在也標明適用於CRS，並用於CAR-T病患身上。

20 James N. Kochenderfer et al., "Eradication of B-Lineage Cells and Regression of Lymphoma in a Patient Treated with Autologous T Cells Genetically Engineered to Recognize CD19," *Blood*, 2010, 116:4099–4102, doi:10.1182/blood-2010-04-281931.

21 在《紐約時報》上，作家安德魯·波拉克（Andrew Pollack）轉述了一個他從凱特製藥創辦人艾利·貝德葛倫（Arie Belldegrun）那裡聽來、關於羅森伯格的故事。在創立凱特製藥、並成為美國國家癌症研究所將CAR-T商品化的企業夥伴之前，貝德葛倫是羅森伯格在職業生涯中訓練與指導過的數百名研究人員之一。在當時，貝德葛倫一直試圖招攬羅森伯格加入他的公司，提出的條件，絕對能夠讓羅森伯格博士變得非常富有（在二〇一八年，貝德葛倫和他的合夥人以超過一百一十億美元的價格，將凱特製藥售出）。

「他安靜地坐著，很安靜，很安靜，」貝德葛倫告訴波拉克：「然後，他問我：『艾利，你為什麼不問問，我想要的是什麼？』」

「他說：『我每天來上班的時候，就好像小孩子第一次到了新地方一樣興奮。如果你問我，我想要的是什麼，我會告訴你，我想要有一天能死在這張辦公桌前。』」參見：安德魯・波拉克，〈釋放身體的「連環殺手」來對付癌症〉（Setting the Body's "Serial Killiers" Loose on Cancer），《紐約時報》，二〇一六年八月二日。

22 這種 CAR-T 的通用名稱是 axicabtagene ciloleucel。

# 第8章

# 讓癌症變成慢性病

免疫療法的目標，是要改變罹患癌症的意義，使它成為一種慢性症狀，就像是糖尿病或高血壓。或者，如果可能的話——將它治癒。

這種具有四個音節的新抗癌藥物，現在成為了產品，在超級盃足球賽的廣告中販售；顯而易見，新的吉米．卡特藥不再是新藥了。而圍繞在癌症免疫療法首次大突破的驚喜、興奮與充滿希望的氛圍，引發大量的新血與資金湧入這個領域，對於科學進步的速度產生了加乘效應。這樣的結果，就是美國生物學家愛德華．威爾森（E. O. Wilson）所謂的「融通」（consilience）——當來自於相當不同背景的專家，能夠一起檢視相同的主題，並找到共通的語言，來分享他們的想法時，所產生出來的智能協同作用。這不再是細胞生物學家、免疫學家、病毒學家與腫瘤學家之間的爭論，而是對話。這是頭一次，我們都瞥見了整個癌症免疫週期（cancer-immunity cycle）。突然間，摸象的瞎子們獲得了視力，可以開始工作了。

## 讓癌症變成慢性病

現在，有數十億的資金，與成群天賦異稟的專家，投入到癌症免疫療法的研究之中。而由科利的女兒在七十多年前所成立的癌症研究所，是這個領域的傳承者，如今，有更多新的組織架構參與其中，來支持這項研究。其中包括拜登癌症「登月計畫」倡議組織（Biden "moon shot" Cancer Initiative），將醫療作為整體來重新思考，具體來說是針對癌症；帕克癌症免疫療法研究所（Parker Institute for Cancer Immunotherapy）以前所未有的方式，資助並協調研究者與臨床試驗；公眾訴求的活動，像是對抗癌症（Stand Up to Cancer, SU2C），則募集了數億美元的捐款，直接用於研究與臨床試驗上；而商業製藥公司與新創公司，以及投資這些公司的許多生物科技風險資本家，也紛紛投入這項熱潮中。一些研究者打趣說，現在有兩種製藥公司：一種是已經深入癌症免疫療法的，而另一種則是希望能進入這個領域的。

對每個人——不論是機構還是個人，特別是對於病人來說，目標是要改變罹患癌症的意義，使它成為一種**慢性症狀**，雖然嚴重，但能夠受到控制，就像是糖尿病或高血壓一樣。或者，如果可能的話，將它治癒。

**治癒**不是腫瘤學家會輕易拋出的詞彙，但現在癌症領域的頂尖科學家已經願意光明正大地頻繁使用這個詞了。事實上，他們提醒了我們，我們已經治癒一小部分患者的癌症。現在的工作，是要擴大這個群體。以下描述的癌症免疫療法類別，是有可能幫助實現這個目標的其中幾個。

## 免疫檢查點抑制劑

**免疫檢查點抑制劑**可能是癌症免疫療法中最純粹的方式，因為它們所做的，只是單純地重啓免疫系統。最先出現的是抗 CTLA-4 抗體伊匹單抗，在二〇一一年獲得ＦＤＡ批准，用於轉移性黑色素瘤。[1]

這種藥物立刻改變了形勢，將晚期黑色素瘤的死亡率減少二八％至三八％。首次的第一階段臨床試驗於二〇〇一年開始，時間久遠到足以讓存活下來的二〇％至二五％受益病患，符合「長期存活」率的條件。雖然這樣的存活率依舊不到一半，不過仍然比前一年個位數的低存活率高出了很多。

抗 CTLA-4 藥物具有一些很嚴重的毒性副作用，卻為其他免疫療法奠定了基礎，包括了更具選擇性的免疫檢查點抑制劑，像是抗 PD-1／PD-L1 藥物。

目前至少已經有六種被批准的抗 PD-1／PD-L1 藥物，❷每種都阻斷交握的其中一方。至於阻斷交握的那一方是否會有影響，就要等到更進一步的試驗結果來告訴我們了。抗 PD-1／PD-L1 藥物在病患的腫瘤呈現 PD-L1 時似乎效果最好。對於這些患者，藥物的效果良好，提供了持久的反應，有時甚至是完全反應。❸

兩種類型的檢查點抑制劑都能防止癌症降低或關閉免疫反應，然而兩者之間存在著重要的差異，跟癌症何時使用它們所抑制的檢查點有關。CTLA-4 是個更通用的檢查點；它發生的時間較早，會阻止T細胞活化，因此阻斷 CTLA-4 的反應也可能會更為普遍。❹癌症較晚使用 PD-1／PD-L1 檢查點，發生的時間在T細胞活化之後。阻斷這些檢查點會具有更特定的反應，就像是確定在戰場上與敵人面對面時，才除去特種兵的手銬一樣。正如你所預料的，抗 PD 檢查點抑制劑具有更好的耐受性，也比抗 CTLA-4 藥物具有更少的毒性副作用；現在，研究人員已經了解，這是因為調升T細胞活性與調降特化的調節性T細胞，也就是T reg，能防止免疫系統反應過度。

這兩種藥物，尤其是抗 PD 藥物，已被證明跟其他療法合併使用後會更有效。隨著數據大量湧入，看起來似乎大多數的癌症療法與 PD-1／PD-L1 檢查點抑制劑合併使用的效果更好。這些療法包括了化療，化療會產生一些死去的腫瘤細胞，讓被釋放的T細胞識別並活化與之對抗，來啓動免疫戰爭。

舉例來說，就在二〇一八年七月的一週之內，來自於第三階段試驗的數據表明，抗 PD-L1 藥物與化療藥物的合併療法在小細胞肺癌與三陰性乳癌（triple-negative breast cancer）上，顯示出明顯的改善——這是幾十年來，對於這兩種疾病首次出現的進展。

之前失敗的癌症免疫療法，現在也被重新評估，以確認是否在放掉煞車（也就是跟檢查點抑制劑合併使用）後會有更好的效果。大部分的合併療法都是使用抗 PD-1／PD-L1 藥物。而目前正在計畫中的未來癌症療法，也都會將檢查點抑制方法納入考慮。最終的結果，是在投資組合中具有癌症療法的大多數製藥公司，都想要搭配上 PD 藥物。據報導指出，目前總共有**一百六十四種 PD-1／PD-L1 藥物**在臨床前測試與消費市場之間的階段，而業內人士懷疑，在中國還有更多這類藥物正在研發中。這種過剩的情況，並非智力或實體資源最佳的利用方式；只希望這能夠導致更多的競爭，並降低價格。

（本書沒有提到的問題，是如何讓每個人都能負擔得起這個光明的未來。益伏是抗 CTLA-4 藥物伊匹單抗的商品名稱，四個療程要價超過十二萬美元，而這是典型的價格。默克集團的抗 PD-1 藥物吉舒達，用於治療晚期黑色素瘤，需要十五萬美元才能進行為期一年的療程。在抗癌大突破這個好消息背後，我們迫切需要更好的答案，告訴我們要如何負擔得起治療這些無法避免的病痛和衰退的代價。癌症是種機會均等的疾病；若是對抗它的發展不是人人都能享受得到，即使我們獲得了突破，也會變成人性上的倒退。）

## 個人化的癌症免疫療法

當我問免疫研究學者接下來會發生什麼，他們的答案總是「更多」：更多的工具、更多的標靶、更多的治療藥試劑，更多的藥物、更多 FDA 的批准與快速通關、更多可以用來準確描述癌症分子特異性的**生物標記**（biomarker，而非透過開始變異的器官來進行分類，例如肝癌、肺癌或乳癌），再加上更多記錄病患免疫系統具體細節的「免疫剖析」（immune profiling，用以決定誰會從哪種類型的免疫療法獲得最大的益處）。

這種**個人化的癌症免疫療法**，將個人獨特的免疫檔案與獨特的腫瘤基因型（genotype）跟正確的免疫療法組合配對，被認為是癌症治療的未來。[5]

要猜出下一個會起作用的藥物是不可能的，但就在撰寫本書的當下，最明顯的希望，也就是在臨床上已經看得見、最接近確定的東西，似乎是來自於擴大的 CAR-T 療法與 CD3 雙重特異性（CD3 bispecific）。留意這塊領域。它正在快速發展中。

截至二〇一八年六月為止，據報導，大約有九百四十種新的免疫腫瘤藥物，正在進行突破性認定測試以及ＦＤＡ批准。另外，還有一千零六十四種新的免疫療法藥物，正在實驗室中進行臨床前階段的試驗。

這意味著在短短幾年內，就研發出了兩千零四種新的抗癌藥物。這樣的變化速度，在醫學上是非常不尋常的，而在癌症研究領域更是前所未有。就在你讀到這些文字時，這些數字以及其背後的科學一定又已經更進一步了。

值得注意的是，一項發表在《美國國家科學院院刊》（*Proceedings of the National Academy of Sciences of the United States of America*）的研究發現，自二〇一〇年以來，每個獲得批准的藥物（總共有兩百一十個）都可以追溯回美國國立衛生研究院花在藥物研發的一千億美元預算上。因此，這個抗癌大突破是建立在稅金上，也是屬於你的。

## 【第八章註解】

❶ 在這個概念驗證時代的另一個早期療法，是一種樹突細胞療法，由丹瑞昂公司（Dendreon）所研發。這種藥物名為普列威（商品名 Provenge，學名 sipuleucel-T），比 Ipi 早一年被批准，可惜未能成為具有商業價值的產品。

❷ 這些 PD-1 阻斷劑的部分列表，始於派姆單抗（商品名吉舒達，由默克製藥集團研發，二〇一四年批准）以及納武單抗（商品名保疾伏〔Opdivo〕，由必治妥貴寶研發，二〇一五年批准）。而針對交握中腫瘤方（抗 PD-L1）的藥物很快就追隨其後。其中一種是阿特珠單抗（商品名「癌自禦」，由基因工程科技公司與羅氏大藥廠共同研發，二〇一七年獲得 FDA 首次批准），還有德瓦魯單抗（durvalumab，商品名「抑癌寧」〔Imfinzi〕，由阿斯特捷利康〔AstroZenica〕與醫學免疫公司〔MedImmune〕製造，二〇一八年批准）。

❸ 二〇一八年五月《新英格蘭醫學期刊》的一篇短篇論文，報告了在 PD-1 檢查點抑制劑納武單抗（保疾伏）第二階段的臨床試驗中，有一組病患的腫瘤不但沒縮小，反而增長了。這些病患具有惡性與相對罕見的癌症類型，會影響T細胞，稱為「成人T細胞白血病」（adult T cell lymphoma-leukemia, ATLL）。詳見：Lee Ratner et al., “Rapid Progression of Adult T-Cell Leukemia-Lymphoma After PD-1 Inhibitor Therapy,” letter to the editor, *New England Journal of Medicine*, 2018, 378:1947-1948。

❹ 在戰爭的比喻中，阻斷這個檢查點等於告訴軍隊壯大、武裝，並且準備好攻擊。PD-1／PD-L1 是在T細胞軍團已經動員並且準備就緒後，較晚發生、近距離並個人化的檢查點。

❺ 免疫學家現在將個體免疫系統與特定腫瘤之間的相互作用分為三大類：「熱、冷和不冷不熱。」這樣的分類，可用於描述不同腫瘤類型與不同免疫系統之間呈現出來的動態，需要用不同的藥物或藥物組合來處理。

「熱」腫瘤就是那些T細胞最容易辨別的腫瘤。在顯微鏡下，你可以看到這些T細胞聚集在腫瘤上，並滲透進腫瘤內部（腫瘤浸潤淋巴球）。它們就在那裡，但T細胞卻無法完成攻擊並殺死腫瘤的任務。此外，這些熱腫瘤可能會有很多方法來「累壞」T細胞，讓它們不能被「重新活化」。（記得免疫系統具有一系列安全裝置，以及類似斷路器或計時器的元素，來避免每個免疫反應像滾雪球一樣愈滾愈大，變成整個自體免疫的噩夢；即使是有效的疫苗，也需要一劑「加強注射」，來重新活化T細胞反應。）

因此，雖然T細胞存在，但都疲憊不堪，以致無法攻擊。許多這類的腫瘤，往往出現在身體最容易接觸到像是陽光、煙霧或者其他致癌物質的部分，包括了皮膚癌（黑色素瘤）、肺癌（小細胞癌與非小細胞癌），以及發生在處理進入我們體內濃縮物質器官上的癌症，像是膀胱癌、腎臟癌與大腸直腸癌。

對於正在自我複製過程中的ＤＮＡ，這些致癌物質就像是不停的轟炸。這就像是你一邊面對四面投擲而來的高爾夫球，一邊試著寫下一份食譜；你有很大的機會犯下許多錯誤。對細胞來說，這些錯誤就是變異；正如你所預期的，在這些暴露於致癌物質中的器官上所產生的癌症，特徵就是在它們的ＤＮＡ中有最多「錯誤」，因而具有一些最高程度的變異（由於上述因素或其他遺傳原因所產生的）。

變異會讓這些細胞很容易被免疫系統發現，使它們變「熱」。它們被免疫系統看見卻沒有被消滅的事實，意味著同時發生了其他事情，或者說伎倆，讓這些變異的孔雀們雖然顯眼，卻仍然存活了下來。

在某些情況下，PD-L1 的腫瘤表達是其中一個花招，也就是說，這些腫瘤最可能表達出 PD-L1，以建立起祕密交握，告訴免疫系統就算看到所有的抗原，也不要注意到它。因此，它們也是對檢查點抑制劑（抗 PD-1 或抗 PD-L1）最有反應的腫瘤類型。目前，這些是「幸運」的腫瘤類型，最可能對現有的免疫治療藥物產生反應——而當它們確實產生反應時，所發生的反應可能會影響深遠。正是這個腫瘤類型，讓腫瘤學家願意使用**治癒**這個詞彙。

如果腫瘤是「冷」的，存在的問題就完全不同了。免疫系統幾乎完全不會對這些腫瘤起反應。在顯微鏡下，你或許會認為我們完全沒有免疫系統，這就是為什麼冷腫瘤有時會被描述為「免疫沙漠」。由於各種原因，T細胞幾乎或完全看不見這些腫瘤。跟它們的近親熱腫瘤不同，許多（但不是全部）冷腫瘤並沒有高度變異，也不具有高度抗原性，意味著它們不會藉由呈現明顯外來抗原，把自己暴露在免疫系統面前。在這種情況下，或許可以使用能「加熱」腫瘤並讓它更顯而易見（更具抗原性）的免疫療法（像是用病毒來鎖定腫瘤，並使用更明顯的外來抗原標記它）。

冷腫瘤也可能會使用其他的伎倆，來防止T細胞有效辨別它們。這些可能是腫瘤微環境的一部分。腫瘤微環境是腫瘤自己創造的小世界，在那裡，分子（以各種方式）關閉或抑制完整的免疫反應（因此也被稱為「抑制性腫瘤微環境」）。大多數的腫瘤團塊並不是癌症，而是腫瘤微環境的組成成分。這是個T細胞很難滲透的區域。

大自然是很保守的，因此如果簡單的方法能成功時，就不會發展成複雜的程度。總而言之，這就是大多數冷腫瘤不會對檢查點抑制劑產生反應的原因：這類的腫瘤，是最不需要像 PD-L1 這樣的祕密交握，就能生存和成功的類型。它們的低變異特性，已經讓它們不容易被免疫系統所發現。由於這類腫瘤並沒有利用檢查點，因此抑制檢查點也不會改變病情。

正如你所預期的，冷腫瘤對於現有的檢查點抑制劑反應不佳，其中有幾種甚至完全不反應。想要知道原因，從演化的角度來思考這些腫瘤會有所幫助。如果變異細胞對免疫系統而言是顯而易見的，免疫系統會看見並殺死它。變異得愈多，就會變得愈明顯，也就愈不可能存活下來，長成我們所謂的癌症——除非它同時進化出能夠彌補其可見性的技巧。PD-L1 就是這樣的一種技巧。而冷腫瘤根本不需要這樣的技巧。

第三類的腫瘤通常被稱為「不冷不熱」。這類腫瘤會被免疫系統看見，也會聚集T細胞軍團。然而，出於某種原因，攻擊永遠不會發動。T細胞沒有進行滲透，也沒有摧毀腫瘤。免疫學家有時候會將這種情況比喻成軍隊聽見了戰鼓，也聚集在城堡前，但卻無法通過護城河。這個類型涵蓋了多種癌症與變異類型，因此透過任何一種單一因素來定義這些癌症都是不正確的。

這些腫瘤並非像描述中所說的，不僅僅是因為某些冷熱性質的平均或組合，才成功地躲過免疫攻擊——雖然它們可能的確同時具有兩者的特性。最準確的方式，是將這些腫瘤視為具有獨特免疫防禦的特性，使其能夠在免疫系統不完全可見的情況下生存和繁殖。這些腫瘤，包含一些（但並非全部）腺體腫瘤。比起這些腫瘤常發生的部位，更重要的是造成這種特性的因素。

在某些情況下，造成它們「不冷不熱」的原因，是因為儘管很顯眼，但卻存在於免疫細胞難以滲透的地方。這可以用具有堅硬外層、能夠抵抗滲透的腫瘤為典型代表。它們可能已經進化出幾乎完美的外圍防禦線。不過一般而言，它們的典型表現是中度 PD-L1 表達、中度變異負荷、中度抗原呈現，並且通常會有一個免疫抑制微環境，會在門口就降低T細胞的免疫反應。

有些特別針對這類腫瘤的單一療法正在進行測試，不過合理說來，冷熱腫瘤方法的各種元素，包括檢查點抑制劑、透過讓腫瘤更具免疫原性來加熱腫瘤的療法，以及抵抗腫瘤微環境中抑制元素的方法，都被認為是將情況改變成免疫系統能夠辨別、鎖定、滲透並摧毀腫瘤的方式。而對於這類腫瘤的療法也是如此，鎖定了癌症免疫週期中的不同階段，來讓這些T細胞跨越護城河（成為腫瘤浸潤淋巴球），被活化並重新整裝待發。

# 第9章

# 時候到了

是時候從谷底翻身，勇往直前，不要退縮。

——《時候到了》，謎幻樂團

二〇一四年夏初，傑夫．史瓦茲感覺好多了，在很多方面這是件好事，其中之一是他的一名重要藝人客戶正在巡迴演出。謎幻樂團是個獨立搖滾樂團，擁有四名成員，由丹．雷諾茲（Dan Reynolds）擔任主唱。據傑夫說，他們都很年輕，年輕、友善、超乎尋常的隨和，信仰也都非常虔誠。他們全都是在故鄉猶他州鹽湖城相遇的。他們很有才華，而且突然一夕爆紅。根據《告示牌》（*Billboard*）雜誌，他們是二〇一七年最熱門的音樂人，而且他們並沒有被成為搖滾巨星的經驗沖昏了頭。這很不尋常，但也很美妙。

身為耶穌基督後期聖徒教會（Church of Jesus Christ of Latter-day Saints）的成員，他們相信，服務是種道德義務而非奢侈品，因此慈善是樂團的核心原則之一。他們建立的第一批慈善機構當中，有一個是為了年輕樂迷泰勒．羅賓森（Tyler Robinson）所設立的。

## 受千名信眾祝福的靈魂之吻

泰勒被診斷出罹患一種罕見的軟組織瘤，稱為橫紋肌肉瘤（rhabdomyosarcoma），已經到了第四期。泰勒的哥哥寫了一封信給樂團，告訴他們泰勒生病了，但還是會去看樂團在猶他州普洛佛（Provo, Utah）的演出。他說，泰勒從樂團的音樂中獲得鼓勵，特別是《時候到了》（*It's Time*）這首歌。其中有段歌詞「通往天堂的路，必經過層層陰霾的地獄」讓他產生了共鳴，幫助他度過這段艱難的路程。泰勒的哥哥問他們，能不能在舞台上為他加油打氣，並說些鼓勵他的話？泰勒的哥哥說他很好認。他是個光頭的十六歲少年，因為身體虛弱，會被哥哥扛在肩膀上。

那天晚上有一些未經剪接的影片被放在 Youtube 上，已經有超過六億人觀看過；如果你還沒有看過，應該去觀賞一下。這段影片（**編按：請見章末註解①**）非常激勵人心，非常美好，同時也令人感傷。❶這是用手機拍攝的，讓整個房間感覺很親近，彷彿我們就身處在人群之中。所有的觀眾都很年輕，也很興奮，當地的孩子肩併著肩，與他們的家鄉英雄一起唱和。樂團離我們很近，沐浴在紅色的聚光燈下，並且就在主唱丹．雷諾茲拿起麥克風架時，切換了歌曲。

「我想說幾句嚴肅的話——我保證，這是今晚唯一嚴肅的事情，」丹說，一面搔著頭，一面踱步。「所以，希望你們能夠注意聽一下，也請你們安靜一點，因為這件事對我真的很重要。」在前一個小時激動人心的表演之後，這些孩子都陷入了瘋狂，因此這個請求並不是件容易的事；但是既然他們的英雄開了口，大家都安靜下來，聽著主唱叫出人群中某個人的名字：「泰勒．羅賓森。」當晚，丹才剛剛看過泰勒的故事。「我想要說，這對我有相當大的鼓勵。這對我意義重大……」當他說出**癌症**這個詞的時候，大家都靜默了。

「而且，嗯，他要我們今晚為他演奏一首歌，這首歌是獻給泰勒的——從我們心底深處獻給你，泰勒。」丹指了指自己汗濕白T恤下的心，然後將握緊的拳頭舉向空中。這是個給群眾的信號。隨著樂團開始彈奏他們超級熱門白金單曲的熟悉旋律，大家齊聲歡呼吶喊，並大聲給予肯定的支持。突然間，在一個穿著藍色T恤、面容蒼白的光頭男孩周圍，出現了急促的推擠、擁抱、**我愛你們**的聲音，混亂地將他推向舞台前，在那裡，丹正唱著所有人都熟悉的歌詞。現在，舞台就近在泰勒眼前，他激動地唱和著，用力地斷開每一句歌詞中的失敗與肯定：

丹探身過來，一面抓住泰勒的手，一面繼續唱著歌；泰勒的哥哥鑽到下面，把他抬上了肩膀高高舉起，聚光燈照在他的身上。就在副歌大合唱的時候，群眾恍然大悟地尖叫起來──**就是那個孩子**！泰勒把歌詞大聲地喊出來，內心堅信不移。《時候到了》是首激勵人心的歌曲，是種信仰的拆毀與建造，成為了頌歌。泰勒即將要完成化療，也可能快要脫離癌症病童的身分，變回一般的孩子。雖然他還沒有到達那個階段，但他現在就在這裡，覺得歌詞是專門為他寫的，因為那些話就好像是對著他個人說的，像朋友的話一樣，這就是音樂的魔力，特別是在你十六歲的年紀，特別是在這種心碎的時刻。

這些詞句貼近他的個人生活，而當他唱出「通往天堂的路，必經過層層陰霾的地獄」這句歌詞時，感受是非常貼切與具體的。群眾似乎明白這樣的感受，當聚光燈下的泰勒和丹凝視著對方，頭靠著頭，聲嘶力竭地唱著「時候到了，該啓程了」，這是一次受到千名信眾祝福的靈魂之吻。即使是透過搖晃的手機鏡頭，你也可以感受到，樂團比任何人都更驚訝，這首歌不再屬於他們，歌詞也不再屬於丹，而是屬於這個他們幾分鐘前才剛剛認識，會咧嘴大笑、充滿自信、光著腦袋卻仍然美麗的垂死孩子。

這是傑夫．史瓦茲所談到的難忘時刻之一，這是只有現場音樂才能做到的事──冰雪消融的時刻，一閃即逝的電光。曲終，但人卻不散。群眾不想讓這個時刻消逝。他們被點燃，然後再次爆炸，「泰勒！泰勒！泰勒！」的呼喊聲不絕於耳。這是多麼珍貴的時刻，珍貴到讓人捨不得棄世而去。

表演結束後，泰勒和樂隊仍然保持聯繫，當泰勒在二〇一一年底被宣告不再有癌症時，看起來他們在演唱會上開始的故事似乎有了結局，實現了預言，並賦予力量。因為，最終，時候到了，泰勒終於可以回歸正常青少年的生活。

## 殘酷卻太過常見的事與願違

然而，並不是所有美麗的故事都有美好的結局。二〇一三年三月，泰勒因為大腦布滿癌細胞而陷入昏迷；他在春天離開人間。這是個令人震驚的消息，是個以為戰勝病魔之後、特別殘酷的轉折。而對於成千上萬謎幻樂團的年輕樂迷來說，這或許更難接受，因為他們曾經認為，音樂和青春將會擊敗這種老年人的疾病，也從來不曾經歷過這種殘酷卻太過常見的事與願違。年輕生命的消逝總是令人震驚，對於其他的年輕人而言更是如此。這個層層陰霾的地獄，竟然看不見盡頭。

## 舉辦慈善音樂會，為癌症病人募款

謎幻樂團製作出琅琅上口的副歌與振奮人心的千禧頌歌。他們無法治癒癌症，卻可以利用知名度來幫助正在抗癌的人。他們用泰勒的名字建立了基金會，來幫助這些家庭度過經濟難關，❷而他們抗癌成功的會計師傑夫，能夠幫他們安排基金會的事宜。整個樂隊都很支持這個計畫，根據他們的日程安排，一起或分別進行慈善表演。

在二〇一四年七月，整個樂團在歐洲巡迴演出，因此只有丹．雷諾茲能夠飛回猶他州，舉行一場近距離慈善音樂會，為另一名年輕的癌症病人募款。這次的病人，是他在八年前參加後期聖

徒教會於內布拉斯加州奧馬哈的佈道時，在營火晚會上認識的青少年。❸

## 讓別人也有機會走進幸運之門

金．懷特（Kim White）❹是謎幻樂團大家庭中，相當年輕的成員。她是個媽媽，有個幼兒，還有另一個即將出生。在第二次孕期中，她遇到法解釋的血壓問題，藥物治療後也沒有幫助；因此，她的產科醫生為她安排了超音波檢查，發現了一顆十一公分的腫瘤，像拳擊手套一樣包覆著右腎上方的腎上腺。在一系列的測試之後，她的醫生確信這顆腫瘤是良性的，因此不論是腫瘤或懷孕，都可以安全地處理。

然而，在四週後，金發展出了HELLP❺症候群（HELLP syndrome）。這是一種跟懷孕有關的疾病，人們對它的了解不多，症狀包括了子癲前症（preeclampsia）。醫生趕緊為金準備緊急手術，來切除腫瘤，並立即分娩。她的兒子才十八週大，在子宮外沒有活下來的機會。但如果不做手術，他們倆都會死。

金和她的丈夫崔根（Treagen）跟謎幻樂團一樣，都是耶穌基督後期聖徒教會的活躍成員。如今，他們非常依賴這種信仰。當金的父親與丈夫把手放在她頭上，來傳遞安慰、治療和忠告的祝福時，她感覺到耶穌基督的存在。「祂正用雙臂環抱著我們，向我們保證，一切都會沒事的。」她說。

然而，在手術後，金的診斷結果並不樂觀。腫瘤是癌，是一種叫做腎上腺皮質癌（adrenal cortical carcinoma）的罕見惡性癌症。金的癌症是第四期。她的醫生告訴她，如果活過五年，表示她夠幸運。

金的腫瘤科醫生開始讓她接受化療。她剪去了一頭絲緞般的金色長髮——這曾經是她引以為傲的美麗；她試著照顧十八個月大的女兒，努力不去想她可能很快就要失去母親這件事。她感到傷心害怕，但在她心中縈繞不去的，是白熱化的憤怒。「我花了好多個夜晚，在浴缸裡撕心裂肺地尖叫，叫著我有多麼生氣、生命是多麼不公平，你怎麼能讓這樣的事情發生在我身上，」她寫道。「相信我，所有你想得到的話，我都說過了。」

一位後期聖徒教會的諮商師提醒她，無論她正在經歷什麼，耶穌基督都經歷過了。沒有其他人能了解這有多不公平，但祂知道。因此，金與她的救世主之間的關係倍增，同時也加倍信任更高的力量與她的腫瘤醫生。而且她有意識地決定，開始計算自己獲得的恩典，並在剩餘的每一天裡，尋找一些正面的事情。「所有那些憤怒都對我沒有任何幫助，人們沒有意識到，身體的戰爭有多耗費心力。」金說。

隨著醫療帳單開始累積，她的一位朋友設立了一個 GoFundMe 集資帳戶，幫她籌措了一萬美元❻，來支付另一次手術，也就是十五次手術中的第一次。謎幻樂團的大家庭也開始出一份力。當丹聽到這件事，就決定要在七月十四日舉辦一場慈善演唱會。❼傑夫會幫忙處理錢的部分。這個慈善演唱會給了金希望和鼓勵，就像之前的演唱會給了泰勒．羅賓森希望一樣。而演唱會為她的醫療帳單籌措到大約四萬美元的募款。

然而，當金做完下一次掃描後，她的腫瘤醫生帶來了毀滅性的消息。腫瘤正在擴散，在她的身上轉移，特別是廣布在肺裡。腫瘤醫生用橡皮擦來計算，總共將近有五十個腫瘤。「我的腫瘤醫生當時這樣說：看啊，（化療）不管用，而且讓妳變得這麼嚴重，我已經打過電話給其他醫生，我不知道還能做些什麼。」金說。她把這件事告訴丈夫、父親，還有一小群朋友。她告訴了丹，然後也告訴了傑夫．史瓦茲。

傑夫希望能讓金擁有跟他一樣的機會，走進相同的門——那扇在洛杉磯的門，恰巧能進入全美為數不多的醫療中心，獲得癌症免疫療法新藥物人體試驗的機會。她可以去那裡。那曾經對他有效。至少，這值得一試。

「她在鹽湖城的醫生，起初對這個提議有點嗤之以鼻，」傑夫說。這名醫生從來沒有看過金罹患的這種罕見癌症，不過多年來，他曾經看過很多病患一頭栽進神奇新藥物的承諾之中。一名年輕病患提起她從朋友的會計師那裡聽來的某種神奇實驗性藥物，但這個可憐的女孩並沒有時間去嘗試這樣的蠢事。事實上，這個傢伙提議免疫療法，會讓事情變得更糟。這並不管用——他去過癌症會議，所以他知道。

然而，金經過了祈禱和思考，再一次做了決定；事實上，她也沒有選擇。化療沒有效。很快地，她就會太過虛弱，甚至無法做出這個選擇。因此，她聽從了傑夫的建議，去了洛杉磯，走進那扇門。[8]

## 真正挽救人性命的，是希望和資訊

在天使診所裡，金跟傑夫的醫生見了面，並得以參加一種叫做派姆單抗[9]的檢查點抑制劑研究，也就是所謂的吉米．卡特藥。[10]這跟傑夫用的藥並不是同一種，但卻密切相關，都屬於PD-1／PD-L1檢查點抑制劑，然而是用來阻斷交握的另一側（PD-1）。傑夫的藥阻斷了腫瘤端的配體；金的藥則是阻斷T細胞端的受體。

天使診所是抗 PD-1 藥物最初通過臨床試驗的十五個據點之一，[11]也是把ＦＤＡ認可為「突破性」療法的藥物最先提供給病患的其中一個地方。雖然這種藥物並非對所有癌症和所有病人都有效，但金認為，姑且一試不會有什麼損失，而且她也沒有其他選擇了。「所以我們不得不試試看。」

傑夫再次見到金的時候，是在她接受過第一劑藥物之後。她看起來仍然很瘦弱，但體重似乎恢復了一點點。「我看著她，她的眼睛在發亮。她看起來很害怕，但也比以前好了一點。」傑夫說。

「我告訴她：『嘿，我知道腫瘤正在融化，』」傑夫說。「我怎麼會知道？我也不知道。」有時候他會對客戶表現出這樣的信心，他們會相信他，而這樣的信心能夠改變結果。不過演藝事業不是科學。傑夫的預後純粹是希望與熱心支持。

「我試著讓她振作精神，讓她能恢復原先的狀態。」傑夫說。然而，這是否有效？傑夫當然不知道。

幾週後，金拿到電腦斷層掃描結果。她哭著打電話給傑夫。

「我聽到她在哭，我很擔心。然後她告訴我：『我原本在肺裡有四十二顆腫瘤，現在剩下兩顆了！』『我之前有……』」傑夫說。

傑夫聽著她繼續說下去。「所以，我是拯救她生命的超人，」他笑著說，既是自嘲，也對這個事實的真相感到莞爾。真正挽救她生命的，是希望和資訊。

## 把愛傳出去，分享抗癌的故事

「金不想再做個病人，她希望能把這段癌症的過往遠遠拋在腦後，重拾她的生活。因此，我對她感到有點生氣，」傑夫告訴我。「我說：『不，這還沒完。現在妳需要做的，是把愛傳出去。妳很幸運。現在，妳需要確保其他人也有機會得到這樣的幸運。』」

把愛傳出去，分享資訊，並講述故事——這些都是癌症倖存者和失親者共同擁有的感情。這就是為什麼愛蜜莉會跟我分享布萊德故事的原因。這是表達感恩的一種方式——感謝丹尼爾·陳為她丈夫所做的一切，感謝所有醫生所做的一切，或者嘗試做過的事。她也希望，其他人能從她的故事中學習，或許會得到更好的結果。這就是傑夫給金留下的深刻印象。她獲得的不只是活下去的機會，還有分享她自己故事的機會，就像傑夫分享他的一樣。而她可以分享給更多的人。

「我告訴過你，她是個摩門教徒[12]，摩門教徒可以在臉書上貼句廢話，然後就會獲得成千上萬的讚，他們有著不可思議的人際網絡。我告訴她：『妳必須利用這個管道，確保其他人知道在妳身上發生過的事。告訴他們，妳得了這種罕見的癌症，妳用了這種藥，妳有過這樣的經驗。』」傑夫說。

因此，金除了跟其他幸運兒一樣恢復往日的生活，還設立了一個基金會，傳播她所罹患癌症的具體細節，以及對新一代免疫治療藥物的反應方式，並為其他罹患癌症而驚恐不已的年輕媽媽們提供協助、安慰和資訊。而這就是為什麼她願意在此分享自己故事的原因。她的健康問題還沒有完全解決。從治療之後，她還經歷了很多事。

「這不僅僅是關於那種藥物，或者免疫療法而已，還有更多的部分。我從家人和朋友，還有經歷同樣事情的陌生人那裡，得到了很多的支持。還有想要為女兒活下去的想法，也驅使我繼續前進。你的態度，也就是內心的狀態，一直保持正面積極，或許是最重要的部分。」金說道。藥物並沒有完全治癒她。「但這種藥救了我的命，如果不是這種藥，我就連試著對抗其他東西的機會也沒有了。」金說。[13]這是她出於信仰的服務與作為。現在，她也在幫忙拯救生命。

## 無論這是什麼，讓它繼續傳遞下去

如果你回顧任何一系列的事件，並試著把它分解成所有不可思議的小細節，而這些細節還必須排列成最後發生的結果，一切看起來就像是個奇蹟。變異的細胞，跟錯過九一一事件的航班，或者在電影院坐到唯一剩下的座位，而隔壁的陌生人最後變成了妳的丈夫一樣，都是統計學上不可能的事，但也都可能發生。

然而，事實是，假如金在十幾歲的時候沒有參加教會的營火晚會，然後認識後來變成搖滾巨星的傢伙；假如這個搖滾巨星沒有從大學輟學，然後寫了一首歌，鼓勵了一名叫做泰勒．羅賓森的癌症病童，而他的死啓發了樂團；假如傑夫．史瓦茲拿到的不是大都會的票，而是洋基隊的票，假如他沒有把票送給別人，得到那份工作，並成為瓊．捷特的代理人；假如丹尼爾．陳沒有決定讓傑夫加入研究，假如那不是聖誕假期，或者假如電話沒有打通，他們已經讓傑夫開始另一項研究；假如一名叫做威廉．科利的年輕醫生，沒有因為無法拯救年輕漂亮的癌症病患而感到內疚，假如他沒有翻閱醫院紀錄，去尋找自發痊癒的奇蹟故事——的確，這些假如會沒完沒了。

最終，金很幸運。她的癌症醫生並不知道傑夫曾經參加過的藥物試驗。在這裡，我們並不需要奇蹟。我們有一個搖滾樂的會計師建議一名年輕的摩門教母親，去試試一種突破性的癌症療法。無論這是什麼，沒有預料到的好運也好，看不見的幫手也好，更高的力量也好，或者只是歷史，都無所謂。現在，這是她的故事，然後是你的。讓它繼續傳遞下去。

**【第九章註解】**

❶這個片段如今也被納入謎幻樂團那首歌的官方音樂影片中。參見：Jesse Robinson, "Imagine Dragons— for Tyler Robinson," You-Tube, October 27, 2011, https://youtu.be/mqwx2fAVUM0。

❷泰勒・羅賓森基金會（Tyler Robinson Foundation）。詳情請見 www.TRF.org.

❸金・懷特不在樂團裡，但她是樂團在鹽湖城延伸工作團隊中的成員。這位摩門教徒與主唱第一次相遇，是在他們都還是青少年的時候。傑夫・史瓦茲對她的認識，是個高䠷、美麗、年輕的金髮女郎——「非常美麗，髮色也非常金黃耀眼」。金有時會跟丈夫一起來看演出。傑夫與她再次碰面時，是在她的慈善募款演唱會上。

❹金寫下了她的癌症旅程，最初是發表在 Small Seed 上，現在也刊登在猶他新聞（Deseret News）的網站上：https://www.deseretnews.com/article/865667682/Utah-mother-I-am-now-and-will-forever-be-grateful-I-was-diagnosed-with-cancer.html。

❺譯註：HELLP 是 Hemolysis, Elevated Liver enzymes, and Low Platelet 的縮寫，也就是溶血性、肝臟酵素升高、低血小板之綜合症候群。資料來源：長庚婦產科衛教（https://www1.cgmh.org.tw/intr/intr2/c4710/contents/m/38-6.htm）。

❻這個網頁從二〇一四年七月開放，新的目標是五萬美元，已經募集到一萬六千零七十五美元。

❼金・懷特：「我老公聯絡了馬克（馬克・雷諾茲〔Mac Reynolds〕，主唱丹・雷諾茲的哥哥，也是謎幻樂團的經理），他就說：『當然好啊！』本來的打算是整個樂團一起演出，但大家的行程實在太難喬了，他們剛好在國外巡迴到一半，

所以就只有丹飛到猶他州來進行慈善演出。他們募集到差不多四萬塊，然後隔天早上，他又飛回去繼續巡迴了。」原本的計畫還包括了製作橡膠手環，讓人們可以購買並配戴表明支持，而他們需要一個名字作為品牌。他們選擇了「金能克敵」（KimCanKickIt），指的當然是癌症，以及她對足球的熱愛。

如果你想知道更多金·懷特的故事，她邀請你在 Instagram 上追蹤她的帳號：KimCanKickIt。

❽ 她稱她的醫生博斯伯格醫生為「醫生中的天使」。

❾ 由默克集團製造，商品名為「吉舒達」，最常用於治療黑色素瘤。根據天使診所與其他地方在二〇一三年公布的研究結果，默克集團為這種藥物進行了突破性認定的申請，讓它得以立即上市並獲得快速通關的批准，並且在二〇一四年九月獲得了認定。二〇一六年夏天，檢查點抑制劑對於小細胞肺癌的臨床試驗中止了；這種藥證明非常有效，因此製藥公司和ＦＤＡ都希望把它提供給研究中的每個人，而不是剝奪對照組（接受安慰劑或其他治療的患者）的機會。這種藥在二〇一七年三月獲得ＦＤＡ正式批准用於小細胞肺癌。

同樣是在二〇一七年，這種藥也被ＦＤＡ批准用於對抗顯示出特定變異或遺傳標記（微小衛星體不穩定性〔microsatellite instability〕）的腫瘤，使其成為第一個被批准用於這種適應症的藥物，也是第一個被批准用於腫瘤遺傳標記，而非根據變異細胞起源的人體器官來分類的癌症藥物。人們希望這項批准會成為許多藥物中的第一個，因為腫瘤的生物標記會是更好的分類，而癌細胞是由遺傳區別的。若已知一種具有特定生物標記的腫瘤會對某種藥物有反應，這將會是決定哪些人會受益於這種藥物的更有效方式。這種效率，會反映在患者試著做出要選擇哪種療法的關鍵決定上，也會反映在製藥公司為每種類型的癌症進行冗長與昂貴的臨床試驗上。

❿ 藥物的臨床試驗，會針對這項藥物用於特定癌症的療法上；而這種藥物一旦獲得批准，也可以在「藥品仿單標示外」（off label）使用於未經證實的適應症上。這需要新的臨床試驗，來獲得該療法與其他療法不同的安全性與有效性——這是個重要的區別，因為病患通常可能沒有足夠的時間與健康狀況能再試一次。

⓫ 這些原始的臨床試驗是針對黑色素瘤的；派姆單抗當時被稱為蘭布羅珠單抗（lambrolizumab）。參見：Omid Hamid et al., "Safety and Tumor Responses with Lambrolizumab (Anti–PD-1) in Melanoma," *New England Journal of Medicine*, 2013, 369:134–144。

⓬ 譯註：Mormon，一般人習慣稱呼耶穌基督後期聖徒教會為摩門教會，因為後期聖徒使用《摩門經》。

⓭ 金的罕見癌症經歷，使她成為了其他腎上腺皮質癌患者的鼓勵和模範。金告訴我：「據我所知，目前只有其他四名有

相同病症的患者使用這種藥，大多數患者都沒有反應。」然而她有反應，而且她立刻把這項消息分享到臉書上的病友社團中，讓他們也能來嘗試。這種抗PD-1藥物，的確讓她的免疫系統成功戰勝了幾乎所有的肺部病變，但這並非她癌症旅程的終點。最終，她在鹽湖城的腫瘤醫生告訴她，他可以提供吉舒達，讓她不再需要每三週就飛一趟洛杉磯，不僅不方便，還所費不貲。

「那是個好消息，」她說，而且停車也比較方便。「我們需要飛到洛杉磯，租一輛車，然後停大概一個小時（進行治療）。那是我第一次意識到，停車需要付錢，差不多要十五美元，我就想著：『這是什麼鬼？我真的離開猶他州了！』」在她開始恢復後的前幾個月，是她第一次用不是身懷絕症的樣子跟女兒相處。「那真的很重要。當事情發生時，她只有十八個月大，在她眼中，我一直都是這樣。所以我們把這幾個月都花在背包旅行和露營上，真正花時間在一起。」她說。然而，雖然她繼續治療，「不知道是什麼原因，吉舒達不喜歡我的肝，它不想要殺死肝臟裡面的癌細胞。」她說。幾個月後，她發現剩下的病變繼續增長了。這需要另一次手術（「腫瘤很大，他們差一點就失去我，我差點就死了」），切除了七〇％的肝臟，以及其中一個肺的四分之一。「我花了一年的時間才恢復過來，」她說。

金仍然在奮鬥中。她沒有被治癒，不過她活下來了，享受著生活，除了每天都必須進行注射來稀釋她的血液，仍然要接受常規化療，還有幾乎不間斷的檢驗和維修保養。如今，她是這麼看待癌症的：「我明白，這絕對是種恩典；我已經改頭換面了。」她感激每一天的到來，而她對於更高力量的信仰，在她持續抗癌中只有變得愈來愈堅定。「這救了我的命，我衷心感激，假如免疫療法沒有實現這一切，我就不可能做到這些。」金說。

# 銘謝

本書遺漏了大多數負責癌症免疫療法的人。

故事總喜歡塑造英雄，但科學實際上並不是這樣運作的。出於必要，本書裡的科學故事只聚焦在少數幾個人身上，大部分現實中的主角則安安靜靜地坐在附註與附錄裡；還有一些人則完全遺漏了。他們並不是配角，而是主要角色，只是如果要每一個都介紹到，這本書就會變得難以閱讀。而獲得更少關注的，是為此付出生命的無數病患。如果我們在尋找英雄，首先要從學術論文列出的作者開始，然後是沒有列名其中的病患。另一個要感謝的重要部分，是每個突破都建立在確定性粉碎後的廢墟上。隨著研究繼續進展，本書的內容一定也將隨之改變，而且是瞬息萬變。

這本書能夠出版，一部分要歸功於史隆基金會（Alfred P. Sloan Foundation）的遠見與慷慨。要特別感謝史隆基金會的科技與經濟公共推廣計畫主任多倫・韋伯（Doron Weber），他明白只有偉大作家才能明白的寫作意義，也了解只有父親才能了解的失親感受。他是這個領域中值得尊敬的真正翹楚。

本書中有許多人實際上正在忙著治療癌症，但仍在百忙之中抽出時間，容許我多次的打擾。這本書能夠出版，純粹是因為他們慷慨的耐心與指導。有遠見的出版家尚・戴斯蒙（Sean Desmond）勇敢地接受了這項計畫，也承擔了所需要的時間。蘇珊・葛倫布（Susan Golomb）以某種方式幫助很少人聽過的突破找到了歸宿；而她的父親弗雷德里克・葛倫布醫生（Dr. Frederick M. Golomb），在一九五〇到六〇年代間經歷過免疫療法混亂的失敗，因此成為了我的第一位懷疑論者。

感謝馬修・通托諾茲傾囊相授；感謝布萊恩・布魯爾（Brian Brewer）、瑪麗・賴納（Mary Riner）、瑞秋・坎伯利（Rachel Kambury）、亞當・保奧爾（Adam Piore）、唐榕梅（Dragon Yung Mei Tang）、史塔弗倫斯・波倫塔斯（Stavros Polentas）、麥克・拉弗辰（Michael "The Wheel" Lafortune）、彼特・莫維希爾（Pete Mulvihill）、凱瑞・高德史坦（Cary Goldstein）、考夫曼博士（Dr. Kauffman, J.D.），馬克・雷諾茲、阿倫・迪伐卡魯尼（Arun Divakaruni）。

感謝法明頓（Farmington）的馬特、珍娜與馬斯特・湯瑪斯（Matt, Jana, and Master Thomas）；感謝美國癌症協會（AACR）的瑪格麗特・馮克列夫（Margaret Van Cleve）、io360與茱莉亞・剛瑟（Julia Gunther）；感謝尼克和卡洛琳讓精神繼續發光；感謝鮑伯・卡斯提洛（Bob Castillo）的和善與耐心；感謝終極免疫編輯，傳奇的安・帕蒂（Ann Patty）。

也感謝查爾斯・W・格雷伯醫生（Dr. Charles W. Graeber），將優秀的學生變成偉大的醫生，並且成為人人心目中理想的醫生、朋友和父親。戴安・格雷伯（Diann Graeber），這本書是獻給妳的，因此我知道這會讓妳發笑。

特別要感謝這些病患與他們的家人，不論他們的名字是否有出現在書中，感謝他們願意信任我這個陌生人，深度分享自己的故事，對我意義重大。

我也要感謝維吉尼亞藝術中心（Virginia Center for the Creative Arts）以及伊莉莎白與莎賓・

伍德（Elizabeth and Sabine Wood）在我閉關寫作期間的造訪，給了我很多鼓勵與啓發，還有紐約作家空間、綠點爪哇工作室（Java Studios Greenpoint）與灰霧女士餐廳（Grey Lady）在冬天提供的支援。

感謝一直對我很耐心的嘉貝麗・艾倫（Gabrielle Allen），有她才能讓這一切成為可能。感謝她的家人，也慶祝湯姆・艾倫（Dr. Tom T. Allen）長壽與瘋狂的生活，是我們所愛的拳擊手、水手和整骨醫生。

紀念與感謝卡蜜亞・西沃・伍德（Camilla Sewall Wood）非凡的一生。

獻給包德溫一家，紀念他們失去摯愛的馬柯姆。紀念英年早逝的約翰・考夫曼（John P. Kauffman, 1971-2018）。

## 癌症研究所威廉・科利獎歷年得主

- **二〇一八年：**米瑞安・莫拉德（Miriam Merad, MD, PhD）、帕德曼妮・沙爾瑪（Padmanee Sharma, MD, PhD）
- **二〇一七年：**拉斐・阿赫梅德（Rafi Ahmed, PhD）、湯瑪斯・蓋雅夫斯基（Thomas F. Gajewski, MD, PhD）
- **二〇一六年：**東恩・舒馬赫（Ton N. Schumacher, PhD）、丹・李特曼（Dan R. Littman, MD, PhD）
- **二〇一五年：**格倫・德蘭諾夫、亞歷山大・盧登斯基（Alexander Y. Rudensky, PhD.）
- **二〇一四年：**本庶佑、陳列平、亞琳・夏爾培、高登・費里曼
- **二〇一三年：**麥克・卡林（Michael B. Karin, PhD）
- **二〇一二年：**理查・弗萊沃（Richard A. Flavell, PhD, FRS）、羅莉・葛林徹爾（Laurie H. Glimcher, MD）、肯尼士・墨菲（Kenneth M. Murphy, MD, PhD）、卡爾・朱恩、米契爾・薩德蘭
- **二〇一一年：**菲利普・葛林伯格、史蒂芬・羅森伯格
- **二〇一〇年：**大谷明夫（Haruo Ohtani, MD）、沃夫・弗里德曼（Wolf Hervé Fridman, MD, PhD）、傑霍姆・加隆（Jérôme Galon, PhD）
- **二〇〇九年：**康納利斯・梅利夫（Cornelis J.M. Melief, MD, PhD）、弗雷德里克・阿爾特（Frederick W. Alt, PhD）、克勞斯・拉傑夫斯基（Klaus Rajewsky, MD）

- **二〇〇八年：**麥克・貝凡（Michael J. Bevan, PhD, FRS）
- **二〇〇七年：**傑佛瑞・拉維奇（Jeffrey V. Ravetch, MD, PhD）
- **二〇〇六年：**審良靜男（Shizuo Akida, MD, PhD）、布魯斯・博伊特勒（Bruce A. Beutler, MD）、伊恩・弗雷澤（Ian H. Frazer, MD）、哈瑞德・楚爾豪森（Harald zur Hausen, MD）
- **二〇〇五年：**詹姆斯・艾利森
- **二〇〇四年：**坂口志文（Shimon Sakaguchi, MD, PhD）、伊森・史瓦赫（Ethan M. Shevach, MD）
- **二〇〇三年：**朱爾斯・霍夫曼（Jules A. Hoffmann, PhD）、布魯諾・勒梅特赫（Bruno Lemaitre, PhD）、小查爾斯・珍威（Charles A. Janeway Jr., MD）、盧斯蘭・梅吉托夫（Ruslan Medzhitov, PhD）
- **二〇〇二年：**路易斯・蘭尼爾（Lewis L. Lanier, PhD）、大衛・羅列特（David H. Raulet, PhD）、馬克・約翰史密斯（Mark John Smyth, PhD）
- **二〇〇一年：**羅伯特・薛瑞伯
- **二〇〇〇年：**馬克・戴維斯、麥克・馮舒（Michael G. M. Pfreundschuh, MD）
- **一九九九年：**理查・勒納（Richard A. Lerner, MD）、葛雷格・溫特（Greg Winter, PhD）、詹姆斯・達內爾、伊恩・柯爾、喬治・史塔克
- **一九九八年：**克勞斯・沙若（Klas Kärre, MD, PhD）、羅倫佐・莫瑞塔（Lorenzo Moretta, MD）、瑞夫・史坦曼

- **一九九七年：**羅伯特・考夫曼（Robert L. Coffman, PhD）、提姆・摩斯曼（Tim R. Mosmann, PhD）、史都華・施洛斯曼（Stuart F. Schlossman, MD）
- **一九九六年：**喬吉歐・特林奇埃利（Giorgio Trinchieri, MD）
- **一九九五年：**提摩西・史普林格（Timothy A. Springer, PhD）、馬柯姆・摩爾（Malcolm A. S. Moore, PhD）、費赫迪・勒仁（Ferdy J. Lejeune, MD, PhD）
- **一九九三年：**潘蜜拉・碧約克曼（Pamela Bjorkman, PhD）、傑克・史特羅明格（Jack Strominger, MD）、唐・威利（Don Wiley, PhD）、約翰・卡普勒、菲莉帕・馬拉克、阿爾伐洛・莫拉雷斯（Alvaro Morales, MD, FRCSC, FACS）
- **一九八九年：**霍華德・格雷（Howard Grey, MD）、亞蘭・湯森德（Alain Townsend, PhD）、埃米爾・伍納努（Emil R. Unanue, MD, PhD）
- **一九八七年：**提埃里・布恩（Thierry Boon, PhD）、羅夫・辛克納吉（Rolf M. Zinkernagel, MD, PhD）
- **一九八三年：**理查・葛爾順（Richard K. Gershon, MD）
- **一九七九年：**朱源榮（Yuang-yun Chu, MD）、孫宗棠（Zongtang Sun, MD）、湯釗猷（Zhao-you Tang, MD）
- **一九七九年：**霍華德・安德馮特（Howard B. Andervont, PhD）、雅各・弗斯（Jacob Furth, MD）、瑪格麗特・葛林（Margaret C. Green, PhD）、厄爾・葛林（Earl L. Green, PhD）、華特・赫斯頓（Walter E. Heston, PhD）、克拉倫斯・利特爾（Clarence C. Little, PhD）、喬治・史內爾（George D. Snell, PhD）、里奧內爾・史壯（Leonell C. Strong, PhD）

- **一九七五年：**蓋瑞・阿貝列夫（Garry I. Abelev, MD, PhD）、愛德華・波伊斯（Edward A. Boyse, MD）、艾德嘉・伐利（Edgar J. Foley）、羅伯特・古德（Robert A. Good, MD, PhD）、彼德・高爾（Peter A. Gorer, FRS）、路德維克・葛羅斯（Ludwik Gross, MD）、格楚德・亨利（Gertrude Henle, MD）、維爾納・亨利（Werner Henle, MD）、羅伯特・休伯納（Robert J. Huebner, MD）、艾德蒙・克萊因（Edmund Klein, MD）、伊娃・克萊因（Eva Klein, MD）、喬治・克萊因（Georg Klein, MD, PhD）、唐納德・莫頓、羅伊德・歐德、里奇蒙・普雷恩（Richmond T. Prehn, MD）、漢斯・薛格任（Hans O. Sjogren, PhD）

## 癌症研究所羅伊德・歐德獎歷年得主

- 二〇一**八年：**安東尼・瑞巴斯（Antoni Ribas MD, PhD）
- 二〇一**七年：**奧利維拉・費恩（Olivera J. Finn, PhD）
- 二〇一**六年：**羅納德・李維（Ronald Levy, MD）
- 二〇一**五年：**卡爾・朱恩
- 二〇一**四年：**羅伯特・薛瑞伯
- 二〇一**三年：**詹姆斯・艾利森

## 附錄一
# 目前與未來的免疫療法類型

免疫療法的選擇可能會令人困惑，而且一直不斷在改變。[1]在撰寫本書與研究資料的這幾年裡，免疫療法就產生了相當大的變化，而且還會持續改變下去。不過，大多數（但不是全部）的免疫療法都跟T細胞有關，記住這一點會很有幫助。

IL-2培植了免疫系統並為它注入活力，T細胞輸入療法（adoptive T cell therapy）壯大了它，免疫檢查點抑制劑釋放了它，疫苗通知並啟動了它，而CAR-T就是它的機器戰警版本。免疫反應是很複雜的，包含了許多角色，其中有許多尚未被發現，也只有一些部分被了解。然而，就癌症治療來說，目的很簡單：讓癌症殺手細胞能夠盡快並有選擇地完成工作。

任何能夠達成這個目的的方法，就是免疫療法。

這其中包括了一種免疫療法，只是單純作為分子尺度中的通用轉接頭，用蛋白質手銬把T細胞（或自然殺手細胞）跟癌細胞銬在一起。這種蛋白質稱為雙特異性抗體（bispecific antibodies），簡稱BsAbs，這些生物工程的奇蹟，就像是高中舞會上強硬湊對的紅娘。目前的希望是，這種方法在諸如抗PD-1／PD-L1等檢查點抑制劑幫忙開了燈之後會更有效，讓T細胞看清楚它

的舞伴是癌細胞。❷

目前CD3雙特異性抗體是特別有前景的。這些抗體會與T細胞上的細胞毒性T細胞刺激CD3位點，以及各種腫瘤細胞上特有的抗原目標結合。❸有兩項這類的藥物已經獲得FDA批准（博納吐單抗〔blinatumomab〕，安進〔Amgen〕）並在歐洲使用（卡妥索單抗〔catumaxomab〕，萃昂製藥〔Trion Pharma〕）。根據報導，有超過六十種這類的藥物目前正處於臨床前階段，三十種正在臨床試驗階段，其中大多數都以癌症為目標。

我們正生活在癌症免疫學的檢查點抑制劑階段，或許可能是這個階段的後半段（CTLA-4是先鋒，PD-1／PD-L1是目前療法）。研究人員推測，我們已經完成比較容易達成的目標。這是個合併療法的時代。

## 合併療法

除了將現有的檢查點抑制劑互相組合❹（Ipi加上一種PD-1／PD-L1），一些合併療法還包括了將檢查點抑制劑加上**化療**、**放射線治療**、像是IL-2之類的**T細胞促效劑（agonist）細胞激素**、新的客製化**疫苗**，還有從科利毒素的技術改良過來的，**接種**像是李斯特菌或小分子的**細菌**。以上列出的，只是完整清單的一小部分。

研究人員正在研究更多可能的檢查點，以及許多新的治療方法，來誘導並不是非常具有免疫原性（也就是免疫系統看得見）的腫瘤表達出獨特抗原，或者用其他方法，讓這些癌細胞成為免疫系統能鎖定的目標。

免疫治療藥物的作用，是重啓（釋放）免疫細胞攻擊這些目標，而任何使癌細胞變成更明顯免疫目標的方法，都是這些藥物的潛在夥伴。化療與放射線治療會產生死亡的癌細胞以及它們的抗原，活化T細胞，就像是疫苗一樣。

根據報導，截至二〇一八年九月為止，正在試驗中的合併療法高達了幾千種。

## 細胞療法

「細胞療法」指的是使用整個活細胞作為「藥物」（而不僅僅是摺疊蛋白質或其他分子作為治療媒介）的任何癌症療法。其中包括了**T細胞輸入療法**，基本上是種養殖T細胞的方法，大量增產對於特定癌症有效的T細胞，再將它們轉移回病患體內。

這個方法，早期是由佛瑞德．哈金森癌症研究中心葛林伯格的開創性研究，以及美國國家癌症研究所羅森伯格的同事所做的研究，獲得了顯著的進展。美國國家癌症研究所也是最早推動這項技術進入臨床的中心之一，並在幾十年來繼續研究這個方法，持續努力推動進展。

二〇一八年六月，羅森伯格的團隊發表了一項T細胞輸入轉移療法的成功結果，拯救了一名患有第四期乳癌、全身都有大型腫瘤的四十九歲佛羅里達女性的生命。在接受約九百億個自身T細胞的注射後，截至二〇一八年六月，她都顯示出沒有疾病的證據。[5]

CAR-T是（目前）最廣為人知的細胞療法，也是看起來最令人興奮的療法之一。它很有效，在對付那些CAR可以重新改造來鎖定的癌症上，顯示出非常好的效果。目前CAR-T能夠治療的癌症相當有限，大部分都是血源性的癌症。還有許多新方法正在研發中，試圖讓適用此方法名單上的癌症增多，並且拓展病患能夠安全接受這種治療的環境，同時將這種完全訂制的藥物價格降低。[6]基因編輯與插入的進展，讓世界各地（特別是中國）的許多團隊得以進行自己的 CAR 研究。

現在已經可以將幾種基因同時插入一個T細胞中，讓 CAR 能夠有多個蛋白質目標。正在進行中的研究表明，可以編輯T細胞，讓它具有對抗腫瘤微環境的內建防禦。研究人員也試著把 CAR-T 跟檢查點抑制劑和其他免疫療法一起合併使用。

## 疫苗

即使是我們早在十年前所製造的疫苗，就已經具有正確的想法，只是因為當時在生物學上知之甚少，技術也不夠成熟，來有效執行這些方法。現在，技術已經趕上了概念。[7]現在的流行用語是「個人化的癌症疫苗」。陳博士是這樣解釋的：

「我們可以從病人身上取樣。我們可以非常快速地將整個基因組進行定序，包括了病人的基因組和癌症的基因組。電腦可以把這堆龐大的數據讀進去，然後砰砰砰！好了，這些就是你的頭二十個序列。接著，我們有辦法可以用這些頭號序列快速製作出藥物。這有效嗎？我們不知道。但顯示出來的跡象是非常非常好的。」

隨著免疫檢查點抑制劑的發現，以及我們對於腫瘤如何操控、調降並抑制正常免疫反應的了解，舊的疫苗現在又被拿出來重新檢視。藉著免疫檢查點抑制作用的新了解，研究人員目前正在重新評估之前被擱置的癌症疫苗（例如 GVAX）。

## 腫瘤微環境與其他目標

腫瘤會建立一種局部狀態，稱為腫瘤微環境；在這裡，腫瘤會放出酶的煙霧和免疫抑制劑，來關閉或窒息T細胞。這種環境，圍繞在腫瘤表面呈現的數千種蛋白質周圍。

我們已經熟悉了一些檢查點抑制劑，但這只是冰山的一角。在腫瘤微環境中，或許還有五十種潛在的攻擊目標。研究人員也探索了能夠刺激（而不是抑制）免疫細胞的促效劑。目前正在進行的研究，是針對像是CD-27、CD40、GITR、ICOS等目標，既有趣又令人興奮，不過尚未成熟，需要更多臨床數據才能進行推斷。[8]細胞激素也是很多學術研究活動的主題；除了重新審視IL-2的重要性，研究指出，IL-15也是未來癌症免疫療法的合理候選人。除此之外，其他免疫細胞在T細胞準備與活化中扮演的角色，以及它們如何有助於控制在腫瘤微環境中的免疫抑制因子，也重新引起了人們的興趣。

巨噬細胞、樹突細胞、自然殺手細胞，以及其他先前被認為只是先天性免疫媒介的其他細胞，扮演了快速發展的研究最前線。其他的新發現也扮演了重要的角色，像是腸道微生物在免疫調節中的作用、信號誘導抑制劑（例如BRAF和MEK抑制劑），以及微生物群改變、抗原呈現細胞（antigen-presenting cells, APCs）的活化、鎖定在腫瘤層上的癌症幹細胞，還有包括營養、運動，甚至是陽光等因素。

從以上列表中，我們能學到的其中一項道理，或許就是免疫學很複雜，也包含了很多成員的這個簡單事實。我們需要基礎科學研究，來更加了解這些成員，還有它們與癌症的關係。免疫反應是種複雜的對話，而我們才剛剛開始學習要怎麼聆聽。

## 溶瘤病毒療法（Oncolytic Virus Therapy）

免疫療法中一種令人興奮且在某種程度上獨立的方法，就是在不傷害正常體細胞的情況下，利用病毒選擇性地讓腫瘤細胞生病並消滅它們。基本上，就是一種針對疾病的疾病——只會讓癌細胞生病的疾病。

就在撰寫本書的同時，這種療法唯一獲得FDA批准的版本，稱為 talimogene laherparepvec（商品名為 Imlygic），簡稱 T-Vec，使用基因改造版本的皰疹病毒，來感染黑色素瘤的癌細胞。黑色素瘤會被重新編程，製造出刺激免疫的蛋白質，以及更多感染癌細胞的病毒；到了黑色素瘤細胞迸裂時，就會噴出洩漏消息的腫瘤抗原，通知免疫系統參與攻擊。這種方法（合併療法）在某些腫瘤上顯示出比單獨採用檢查點抑制劑更好的效果，研究人員也正試著將這種方法用於把冷腫瘤（無論出於何種原因，抑制或避免免疫系統的注意）轉變成熱腫瘤上。

## 生物標記

大多數的癌症免疫學家指出，問題在於有太多新的療法選擇，但病患卻沒有時間和資源去承擔錯誤的方法。我們需要測試，將病患的免疫系統與癌症特性進行分類，才能在未來幫助臨床醫生決定最有效的療法。一些臨床醫生和研究人員如今呼籲，評估病患的「免疫評分檢驗」（immunoscore）應該成為治療癌症的一項重要早期步驟。

## 【附錄－註解】

❶ 在總結免疫科學現況時，無可避免會創造出一個在墨跡未乾之前就過時的列表，而且表上的內容不僅很長，還在不斷增長中。這個列表每個月都會因為世界各地的研究，以及目前正在進行的數千個新臨床試驗的數據而增加。推測即將出現的療法是件有趣的事，不過這並非本書的目標。

❷ 在這當中，包含了安進所研發的新雙特異性T細胞銜接系統（bispecifc T cell engagers），簡稱BiTE。BiTE鎖定CD19+（陽性）B細胞惡性腫瘤，在二〇一五年獲得FDA批准，通用名稱為貝利木單抗（belimumab），商品名為奔麗生（Benlysta）。

❸ 包括CD19、CD20、CD33、CD123、人類上皮生長受體第二對（HER2）、上皮細胞黏著分子（epithelial cell adhesion molecule, EpCAM）、B細胞成熟抗原（BCMA）、癌胚胎抗原（CEA）等。

❹ 在二〇一八年四月於美國癌症研究協會年會上發表的CheckMate 227臨床試驗第三階段數據顯示，在新診斷出罹患高度腫瘤變異晚期非小細胞肺癌的病患之中，接受納武單抗（保疾伏）和伊匹單抗（益伏）合併療法的病患，與接受先前標準化療的病患疾病相比，在無惡化存活期上有明顯的改善。

美國癌症研究協會的一項新聞稿中，引用了史隆凱特琳紀念癌症中心副主治醫師馬修．赫爾曼醫生（Dr. Matthew Hellmann）的報告，報告中指出，接受合併免疫療法的病患，疾病進展可能性比接受化療的病患低了四二%，一年內的無疾病惡化存活率也將近三倍（四三%比十三%，最低追蹤時間為十一．五個月）。接受檢查點抑制劑合併療法患者的客觀反應率為四五．三%，而接受標準化療患者則為二六．九%。

❺ Nikolaos Zacharakis et al., “Immune Recognition of Somatic Mutations Leading to Complete Durable Regression in Metastatic Breast Cancer,” *Nature Medicine*, 2018, 24:724–730.

❻ 製作工程改造的T細胞有幾種方法，讓製造出來的T細胞既可以與病患的自身組織相容（不會將其視為外來而進行攻擊），也不會被病患自身的免疫系統當成非自身細胞來攻擊。一些方法是從癌症患者身上取得T細胞，並根據特定癌症進行訂制工程；其他的方法則是用一批捐贈的T細胞，來製造與不同免疫類型相容的各種現成療法（主要組織相容性複合體〔MHCs〕）。

薩德蘭博士等人所採取的第三條有希望的路線，是想要從頭開始創造一個「通用捐贈」的T細胞，可以隨後改裝成能夠辨識出任何你所選擇的腫瘤抗原。將基因插入T細胞的進展，透過CRISPR技術的加持有很大的提升，或許能讓第三代的 CAR-T 細胞成功建構，從幹細胞培養物中製造出來，並且能夠辨識出多個目標，以減少過量細胞激素釋放的毒素，或許甚至能夠改造（或更精確地說，用基因編輯）CAR-T 細胞，讓它不會受到癌症的任何伎倆影響，也不會被腫瘤微環境因素調降或耗盡。

❼ 這個領域的研究，是由匹茲堡大學（University of Pittsburgh）醫學系的麗莎・巴特菲爾德博士與奧勒岡健康與科學大學（OHSU）的伯納德・福克斯博士（Bernard Fox）的實驗室所領導的。

❽ 舉例來說，當我開始撰寫本書時，標靶 OX40 是最常被談論的；如今看起來並不是很有前景。OX40 與其他 TNF 超級家族成員，都需要受體的三聚作用（trimerization）來活化。可能會需要下一代的 OX40 抑制劑，來實現鎖定這條路徑的任何潛在益處。另一種吲哚胺 2,3－雙加氧酶（indoleamine 2,3-dioxygenase, IDO）則會分解T細胞增殖和反應所需要的燃料（色氨酸〔tryptophan〕）。初步的合併研究數據令人摸不著頭緒。

附錄二
# 抗癌大突破摘要

在適當條件下，人類的免疫系統能夠辨認並殺死癌細胞。而最終，或許免疫療法是可能治癒癌症的最佳方式。然而，出於某種原因，免疫療法尚未奏效。多年來，癌症免疫學家一直競相找出原因。

## 尋找原因

免疫系統跟癌症一樣，是個非常靈活、適應性強，並且不斷進化的系統。癌症已經證明它能從最直接的藥物或放射線攻擊中復原，這種難以理解的獨特能力，現在被稱為「逃脫」。即使藥物鎖定了癌細胞，癌細胞也能藉由變異來逃避藥物的攻擊。任何存活下來的癌細胞都會捲土重來，而且不受舊藥物的影響。這種變異能力塑造了癌症。然而適應性與變異性同樣也塑造了免疫反應。

免疫系統在對付大多數進入血液的入侵者時，都表現得很好，能夠找到生病的細胞，攻擊並消滅它們。癌細胞就是生病的細胞，是我們身體裡變異且無法停止生長的細胞。那麼為什麼發生在普通感冒上的事，卻不會發生在癌症上？幾十年來，研究人員認為他們一直沒找到拼圖的一些部分，也就是能夠讓免疫系統用對待其他外來致病入侵者（像是病毒、細菌，甚至是小碎片）一樣的方式，來對待癌症的分子鑰匙。

為什麼癌症似乎獲得跟其他疾病不同的免疫反應，癌症是如何逃脫在我們體表循環及在我們血液中無形漂浮的陷阱與偵查、追蹤與消滅的複雜免疫網絡，一直都引起了激烈的討論。大多數的研究者認為，免疫系統根本無法將癌細胞辨識成外來（或「非自身」）的細胞，因為癌細胞和正常健康的「自身」細胞長得實在太像了。

少數固執的癌症免疫學家不同意這樣的說法。他們認為，癌細胞上一定有什麼東西，讓它可以逃避並騙過免疫系統的追蹤與狩獵。他們是對的。癌症用了這些伎倆，來防止自己被消滅。

就在幾年前，大多數的癌症專家都認為這種觀點很荒謬，甚至無可救藥，只有少數的癌症免疫學家仍然堅持著夢想。然而，在二〇一一年，一些重要的新發現，也就是癌症研究的突破，終於確定一些阻止免疫系統辨別與攻擊癌症的遺失拼圖碎片。其中大部分都是老派的研究，跟癌症沒有特別的關係。

## 解開謎團

免疫系統的一些謎團終於被解開了；T細胞的存在，以及其外來細胞的連環殺手角色也被確立。這種免疫反應的特定點火開關已經被確認，即T細胞上藉由辨識出生病或受感染細胞上特定蛋白質特徵（或「抗原」）而被「打開」或活化的受體，就跟長得像阿米巴的樹突細胞原有的機制一樣，是免疫系統在前線的送水僮，將這些抗原呈現給T細胞來進行學習。

這種溝通給了T細胞前進的命令，就像是通緝海報一樣，告訴T細胞要尋找哪種特定的生病細胞表面蛋白質，隨後就把T細胞派出去，進行尋找與消滅的任務。這就像是透過全面通緝，把對嫌疑犯的描述通知給整個警察系統。

在一九八四年所發現的T細胞受體（TCR），以及隨後的複製技術，終於幫忙敲定了T細胞與其病原體目標相互作用的方式。殺手T細胞的受體，是能夠跟它應該鎖定和消滅的抗原互相匹配的具體結構，就像鎖之於鑰匙一樣。透過這種鎖和鑰匙的關係，受體與抗原相互作用，並活化T細胞，產生對抗生病或非自身細胞的免疫反應。

不過，因為這是人類的免疫系統，當然沒有那麼簡單。研究人員很快就意識到，啓動免疫反應需要的鑰匙不只一把——就像是解鎖核彈按鈕或者打開保險箱時，需要好幾把鑰匙一樣。在此也是基於同樣的原因。

免疫系統很強大，因此也很危險。適當觸發免疫反應來對抗病原體，可以使你保持健康。但太過容易觸發的不當免疫反應會攻擊自身細胞，造成自體免疫疾病。這是種在細胞層級決定生死的多重保險方法。如果不夠安全，你一定會後悔莫及。

在發現啓動T細胞鎖需要的第二個信號時，這個密碼才真正被破解。但這項發現有個令人意外的地方。

## 發現免疫煞車

研究人員一直在尋找第二個信號，也就是另一個「出動」按鈕，扮演了像是T細胞的油門，會啓動一整個我們稱之為免疫反應的連鎖反應，來殺死壞傢伙。然而，研究人員發現，第二個信號並不是油門，而是煞車。

這個煞車稱為CTLA-4，是自身細胞用於防止T細胞進行自體免疫攻擊的安全機制。艾利森發現，癌細胞挾持了這種煞車信號。這種煞車不是鑰匙，而是安全開關。CTLA-4是個免疫檢查點。癌症利用這種免疫反應內建的煞車，讓自己得以存活並壯大。藉由研發出結合並阻斷煞車的藥物（一種抗體），研究人員成功避免T細胞熄火，也避免腫瘤細胞利用免疫的抑制功能。用比喻來說，他們至少讓癌症的腳離開了免疫系統的煞車踏板。

這項突破性的發現，激發研究人員重新思考，並努力尋找其他的檢查點，或許是其他的煞車。阻斷CTLA-4產生了效果，就像阻斷汽車的煞車踏板後就無法踩動煞車一樣。然而，這有個問題：如果繼續用汽車來比喻，開著沒有煞車的車子並不是很安全。雖然這個方法有效，但別忘了，煞車是防止自體免疫問題的安全機制。

對那些免疫系統不是特別有反應，而且腫瘤具有明顯變異，因此很容易喚醒免疫系統來鎖定目標的病患來說，這種療法有一些顯著的成果——腫瘤消融了，末期癌症消失並且不再復發。然而，對於其他病患而言，這種療法就像是開著沒有煞車的汽車出門一樣；特別是對於免疫系統很容易被觸發的病患，阻斷CTLA-4可能是地獄般的經驗。而假如這些病患具有T細胞很難注意到的癌症，這種地獄般的經驗可能會讓身體無法承受，但對癌症又不夠強力。就像發燒發得太高，對身體的傷害速度就會快於幫助。

不過，這個概念的證明，激發了研究人員考慮起另外的方法，也就是最近所發現的，T細胞上的受體。他們希望這些受體能夠更有針對性，在T細胞接近腫瘤細胞時，以更親近的方式來喚醒免疫反應，而且只局限於這個近距離的環境之中。

假如這種免疫檢查點抑制劑真的存在，可能就會有較輕微的副作用，以及更佳的標靶抗癌效果。而潛在的第二種檢查點抑制劑已經被確定，是T細胞表面另一種稱為「PD-1」的受體。研究人員發現，在某些癌症中，腫瘤表面具有匹配 PD-1 的互補蛋白質，就如同交握的另一邊。匹配受體的東西稱為「配體」，因此在腫瘤方面，他們稱之為 PD- 配體 1，或者通常簡稱為 PD-L1。透過在培養皿與老鼠模型上的試驗，研究人員懷疑，PD-1／PD-L1 實際上是細胞之間更準確與更局部的祕密交握，讓癌細胞能夠說服T細胞不要殺死它們。正常情況下，這是殺手T細胞與正常體細胞之間的交握；但癌細胞成功採用了這個技巧而活了下來。

我們的希望是，如果研究人員能找到一種方法，來阻斷這種交握，或者說是檢查點，他們就能夠阻斷這個伎倆，而免疫細胞就能夠消滅癌症。這些「檢查點抑制劑」藥物，阻斷T細胞那方的交握就是抗 PD-1，而阻斷腫瘤那方的則是抗 PD-L1。

CLTA-4 撬開了門；而 PD-1 則在門上轟開了一個大洞。突然間，多年來癌症免疫療法的失敗實驗可以用簡單的事實來解釋了，也就是他們試圖在手煞車拉起來的狀況下駕駛免疫系統。而且第一次，研究人員懷疑，他們可能知道要怎麼關閉煞車。

## 未來展望

他們不認為這會對所有病患及所有癌症都有效。他們甚至不知道這是否足以產生影響。然而，他們有種強烈的懷疑，對於一些病患來說，只要單純移除免疫系統的手煞車，讓它能夠辨認出癌細胞實際上是非自身的病原體，就可能幫助其他正在使用的療法變得更有效。而且，他們也懷疑，對一些病患來說，只要重啓免疫系統執行分內的工作，就足以摧毀癌症。

這是進行證明的時刻，也是免疫學家在耗費職業生涯尋找免疫拼圖缺失的部分後，激動人心的時光。第一代檢查點抑制劑藥物，也就是抗 CTLA-4 藥物，已經進入了第二階段的試驗。這些藥物在人體上進行測試——不只是在第一階段測試安全性而已，現在也要看看它們是否有效。儘管早期有些希望，這些試驗現在卻面臨了一些重大的問題。

兩家主要的製藥公司分別測試了各自的檢查點抑制劑版本，結果令人沮喪，其中一家甚至放棄了這些試驗，數百萬美元與多年的研究就這樣付諸東流。另一家公司的命運仍未確定，不過迄今為止的結果，尚未通過 FDA 的審議。評審們還不能確定，免疫檢查點抑制劑是否最終會成為免疫療法史上另一個過分渲染的篇章，成為另一個在老鼠身上有效但在人體試驗失敗的方法，就像癌症疫苗。

無論如何，CTLA-4 的新發現，已經讓免疫拼圖的其他部分開始動作，包括了對其他更新的檢查點抑制劑更積極的研究與臨床試驗。其中的明日之星，是阻斷程序性死亡祕密交握的藥物：在阻斷T細胞方面是抗 PD-1 藥物，而阻斷腫瘤方面則是抗 PD-L1 藥物。

這些藥物，將會徹底改變好幾種類型癌症的結局。

附錄三
# 人類、疾病與免疫探索的軼事簡史

雖然我們最近才發展出可靠的抗癌免疫療法，但幾世紀以來，我們一直都有以免疫系統為基礎的方法來治療疾病。這些基於免疫系統的藥物中，最為人熟知的形式，就是疫苗。疫苗是種刻意引入活體的媒介，以刺激針對特定疾病直接且特化的保護功能。在它最基本的形式中，這可能是種粗略的介紹，或者說，是用一個死亡病原體的屍體所拼湊出來的表面證據。在細菌屍體上會有很多的資訊。你可以將它們視為與有朝一日可能遇到的敵人有關的線索和洞見，而免疫系統學得很快。

## 疫苗

疫苗這個字，是我們從乳牛那裡借來的（來自拉丁文 vacca，意思是「乳牛」），而疫苗本身，則是從觀察擠奶女工的工作所啓發的。

愛德華．金納（Edward Jenner）觀察到，擠牛奶的人通常會罹患一種名為牛痘的牛源性疾病，而得了這種病的人，就不太會染上它的致命人類疾病近親——天花。

一七九六年，金納重新製造出這種偶然的接種。他從擠奶女工莎拉・奈爾姆斯（Sarah Nelmes）的身上，取得水泡裡的膿液；奈爾姆斯的牛痘是從小母牛「繁花」身上感染的。金納隨後將膿液轉移到他園丁八歲的兒子身上。他的實驗幫這個男孩接種了疫苗，並逐漸讓人為改造免疫力的概念獲得科學界的認可與接受。

金納發明了現代疫苗，基本上就跟你在區公所施打過，以獲得今年流感免疫力的疫苗是一樣的。他的突破拯救了成千上萬的生命。他是第一個使用科學原理，將一個人對較弱的類似疾病所產生的免疫反應（膿），轉嫁到另一個人身上，成為對抗疾病本身的武器，使後者對該疾病免疫。

然而，即使在十七世紀，免疫的概念也不是什麼新鮮事。這種概念存在已久，久到被我們認為是種民間智慧，甚至是常識了。在患病後倖存下來的人，通常在下次流行時就不容易再感染。這類的事情，幾乎不可能不被注意到。

## 對毒藥的免疫力

免疫（immunity）這個字來自於拉丁文中 immunitas 與 immunis，兩者都有法律概念上的免除意義。在古羅馬時期，immunity 是對於公民一般責任或義務的豁免權，能夠合法地免除兵役或稅賦。在西元一世紀時，羅馬詩人盧肯（Lucan）在詩中破格使用這個字，來描述北非的賽利（Psylli）部落，這個部落的人據說對蛇咬具有「免疫力」而聞名。（參見：亞瑟・席維斯坦，《免疫學史》。）

事實上，避免可怕毒害的免疫力是個贊助特別豐富的研究領域，在那些需要從暗殺中存活下來且有錢支付這種保護的人之中大受歡迎。

黛博拉・揚・比貝爾在《免疫學的里程碑：一段歷史探索》中，引用相對近期的國王願望：因為害怕繼承問題而被毒害身亡，因此尋求對毒藥的免疫力。在西元前一世紀時，有個關於彭圖斯（Pontus）國王米特里達特斯六世（King Mithridates VI）的紀錄，也或許是個寓言故事。米特里達特斯統治著毗鄰黑海的彭圖斯，因為害怕被毒害，便透過每天服用他認為會拿來暗殺他的適量毒藥，試圖讓自己獲得這種毒藥的免疫力。這被認為是個寓言故事，因為據說他成功了，一直活到很老，然後想要用毒藥結束自己的生命——結果發現他真的對毒免疫了，所以沒辦法自盡。

## 瘟疫

到了十四世紀，免疫已經成為免受疾病殘害的特殊版圖，代表了上帝的恩賜。（本文及以下內容均來自於席維斯坦的《免疫學史》書中所引用，瑞士醫學與科學史期刊《格斯納》〔*Gesnerus*〕中安東妮特・史黛特勒〔Antoinette Stettler〕的文章〈感染與防禦的概念史〉〔History of Concepts of Infection and Defense〕。）十四世紀的醫生作家柯爾寫道：「由於上帝的恩典，我逃過了一劫。」（Equibus Dei gratia ego immunis evasi）指的就是他在瘟疫流行的時候存活下來。

瘟疫和傳染病是古代世界的共同特徵。西元前四百三十年，在雅典肆虐的瘟疫，估計造成了整個城市四分之一的人口死亡。古希臘歷史學家修昔底德（Thucydides）記錄了這個事件，並觀察到那些病後康復的雅典人，最能夠照顧那些將死之人：「他們從經驗裡了解到疾病的樣貌，現在已經不會恐懼了；因為同一個人絕不會被疾病攻擊兩次——至少不會致命，」他寫道。修昔底德無意中所描述的，正是後天性免疫（acquired immunity）。

這是一次早期的觀察，不過在疾病流行期間，卻是反覆被觀察到的現象；舉例而言，一千年後，拜占庭帝國的歷史學家普羅科匹厄斯（Procopius）描述了另一次瘟疫，這次的瘟疫以拜占庭帝國的皇帝命名，稱為查士丁尼大瘟疫（Plague of Justinian）：「它不放過任何一個有人居住的島嶼、洞穴與山脊；在它經過任何一片土地時，要麼不影響那裡的人，要麼就以冷漠無情的方式蹂躪他們，而且晚些時候還會再回來。不過遇到曾經遭受最痛苦折磨的居民，它將完全不再觸碰。」（普羅科匹厄斯，《波斯戰爭》〔*The Persian War*〕第一卷，亨利・杜因〔Henry B. Dewing〕譯，一九一四年由倫敦海尼曼〔Heinemann〕出版）

## 接種

作為民俗療法，接種的歷史悠久，卻一直沒有科學解釋。住在西非的塞內加爾（Senegal）與甘比亞（Gambia）之間大部分穆斯林地區的摩爾人（Moors）與普爾人（Pouls），會用刀子刺進死於胸膜肺炎（pleuropneumonia）的牛肺裡，然後用同一把刀在健康的牛身上的表皮做出切口。這是種實際上的接種，將牛的肺炎引進健康牛隻的免疫系統中。成功的關鍵，究竟是取決於特定的刀具、特定的執刀人、儀式中吟頌的咒語或者切口的設計，至今仍然未知；然而，這種做法的起源，在一八八五年的西方科學期刊（例如《法國國家科學院院刊》〔*Comptes Rendus de l'Académie des Sciences*〕）的報導中，據說已經「在隱晦的歷史中遺失了」。

正如席維斯坦所描述，敏銳的觀察者「無法不去注意到，那些曾經幸運地從疾病倖存下來的人，常常可能會在疾病回歸時『免於』再次的感染。」這就是金納後來用更科學的方法所描述的同一種現象，他因為帶來天花疫苗並「蓄意」獲得免疫力的偉大實驗而得到讚譽。

## 天花

一七一四年，兩位希臘裔的義大利醫生在倫敦皇家學會（Royal Society of London，類似西方醫學中的官方資訊交換所）報告了他們在人類身上接種時的一些儀式。他們所討論的疾病，就是天花。

這種疾病的流行在歷史上的首次記載，是發生在六世紀的阿拉伯：

西元五百七十年，阿比西尼亞（Abyssinian，今衣索比亞）軍隊帶著戰象，在基督教狂熱的國王亞伯拉哈．阿什蘭（Abraha Ashram）指揮下，從葉門（當時被阿比西尼亞占領）出發，去攻擊伊斯蘭教聖城麥加（現為於沙烏地阿拉伯），想要摧毀城裡的天房（Kaaba）。阿拉伯人當時被認為是異教徒，而天房是他們的聖地，裡面保存了他們的偶像。根據穆斯林的傳統，這座神殿是由以撒（Isaac）和以實瑪利（Ishmael）的父親亞伯拉罕（Abraham）所建造的，他們的後裔分別是猶太人和阿拉伯人。根據穆斯林聖書《可蘭經》中的所說，上帝派出一群鳥兒啣來石頭，落石如雨地攻擊敵方軍隊，所造成的爛瘡和膿皰像瘟疫一樣，在軍隊中蔓延開來。結果，阿比西尼亞的軍

> 隊被摧毀，而亞伯拉哈則死於這種疾病，因此天房避免了被摧毀的命運。為紀念這件事，於是麥加人將西元五百七十年稱為象年，這也正是伊斯蘭教的先知穆罕默德誕生的年分。醫學歷史學家將上述的傳染病解釋為天花的爆發，而此一事件，將這種疾病從非洲引進了阿拉伯。（A. M. Behbehani, "The Smallpox Story: Life and Death of an Old Disease," *Microbiological Reviews*, 1983, 47:455–509）

天花的描述，出現在最古老的印度、埃及與中國醫學著作之中。在西元前一一五七年，埃及的法老王拉姆西斯五世（Pharoah Ramses V）似乎就是死於這種疾病。貝貝哈尼（Behbehani）引用了「來自非洲的康士坦丁諾斯」（Constantinus Africanus, 1020-1087）撰寫的阿拉伯醫書翻譯過來的拉丁版本，作為西元九一〇年伊斯蘭名醫拉澤斯（Rhazes）所描述疾病「圓疙瘩」[1]的名稱起源。幾個世紀以來，天花被認為是無害的疾病，但在十世紀的某個地方卻轉變成一種更具毒性的病毒株，並在接下來幾個世紀隨著十字軍從聖地返回。

到了十六世紀，這種病隨著運送奴隸的船傳播到了西印度群島（West Indes），從那裡蔓延到中美洲與墨西哥，奪走了許多人命；埃爾南・科爾特斯（Hernán Cortés）之所以只用五百人與二十三座大砲，就能征服強大的阿茲特克帝國（Aztec），天花至少占了部分原因。在科爾特斯走後，這種疾病仍繼續肆虐，造成了三百多萬人死亡，而他本人則前往了古巴，並帶著疾病一起旅行。五年後，天花將會穿過巴拿馬地峽到達秘魯，在那裡摧毀印加人（Inca），並消滅整個南美洲所有的亞馬遜部落。

就在此時，這種病也越過海峽到了英國；到了一五六二年，英國女王伊麗莎白一世（Queen

Elizabeth I）也受到感染。這位女王從疾病中倖存下來，但卻變得禿頭，也在臉上留下醜陋的疤痕。到了十七世紀，致命的天花流行經常會爆發。據估計，這種疾病當時在歐洲每年造成四十萬人死亡，並導致三分之一的失明案例。市中心受到傳染病的打擊尤其嚴重，在人口迅速成長的倫敦，擁擠的街道遭受特別大的災難。

在君士坦丁堡皇家大使館（Royal Embassy in Constantinople）專屬醫生伊曼紐爾・提莫尼（Emanuele Timoni）的一系列信件中，他與同事雅各・派拉瑞尼（Jacob Pylarini）向受人敬重的科學機構通報了一種叫做「買天花」的民間療法，也就是收集沒有死的病患（也就是作者所謂「有利」的天花病例）膿皰上所形成像蟹殼一樣堅硬的痂後，接種來對抗天花。這些痂會被直接放入還沒有罹患天花的人皮膚上的切口中。很顯然，倫敦社會對於這種做法並不熟悉，但正如提莫尼和派拉瑞尼所見，這在遠東首都君士坦丁堡是很普遍的做法。

一位土耳其的英國外科醫生，描述了這種做法在一名老婦人身上進行的情況：「在病人的手腕、腿部和前額都做了切口，每個切口都放進新鮮的痘疤，固定好後放置八到十天，時間到了就會通知病人。病人會出現輕微的症狀，痊癒之後就會獲得免疫力。」

事實上，西歐、中東、北非、西非和亞洲的農村社會早就知道這種做法，作者推測，或許已經行之有年。在中國，一五四九年萬全所撰寫的醫書《痘疹心法》中就描述了這個方法。在書中，這種粗糙的習俗已經被精緻化；天花患者的痂被磨成粉末，然後以特殊的銀質細管吹入接種者的鼻腔裡（男孩通過左鼻孔接種，女孩則通過右邊）。這種接種的方式缺點不少，有時候會變成蓄意感染。根據紀錄，用活天花接種殺死了多達二%的參與者，還讓其他接種者變成暫時性的天花帶原者。儘管如此，跟天花二〇%至三〇%的死亡率相比，這種方法仍然是較有利的。

在倫敦，最初對於使用這種外國技術的抗拒，被瑪麗・沃特利・孟塔古夫人（Lady Mary Wortley Montagu）個人的宮廷魅力與身分漸漸消融了。瑪麗夫人是位美麗的詩人及旅行作家，具有一雙美到令人窒息的眼睛。她的丈夫愛德華・沃特利・孟塔古伯爵（Lord Edward Wortley Montagu）於一七一六年被任命為君士坦丁堡的大使。瑪麗夫人與丈夫同行前往上任，並觀察到土耳其的天花接種習俗。

瑪麗夫人自己是天花的倖存者，不但因此在臉上留下疤痕，也失去眼睫毛，她的弟弟則因此不幸喪生。她對於當地的習俗印象深刻，深刻到堅持要大使館的外科醫生幫他們五歲的兒子小愛德華（Edward Jr.）接種。

當時，她的丈夫正因公務出差到大維齊爾[2]位於索菲亞（Sophia）的營地，大使館的牧師抗議這個程序是「非基督徒」的，只會在「異教徒」身上有效；然而，瑪麗夫人堅持要大使館的查爾斯・麥特蘭醫生（Dr. Charles Maitland）用手術刀在男孩的一隻手臂上接種，而一位「希臘老婦人」則「用一根生鏽的舊針頭」在男孩的另一隻手臂上接種，應該都採用了她在信上所描述的方法：十一歲病患的膿液被提取到一個小玻璃瓶中，並被放在醫生的腋下，以保持適當的溫度。男孩明顯產生了免疫力，使得瑪麗夫人成為「土耳其方法」的熱心倡導者，她稱之為「嫁接法」（ingrafting）。

當她於一七二一年回到倫敦時，她讓同一位大使館的外科醫生麥特蘭，再次幫她當時四歲的女兒重複同樣的接種程序。這項技術在鄉下已經是常見的習俗，沒人知道究竟已經存在多久，然而這是第一次由專業的醫療人士進行，而且絕對是第一次在皇家宮廷醫生的觀看下完成。小女孩蒼白瘦弱的手臂露出來後，在上面造出淺淺的切口；然後當血流出來時，勇敢的女孩願意讓陌生人的痂塞進傷口裡——皇家學會的祕書漢斯．史隆爵士（Sir Hans Sloane）一面觀看一面想著。

史隆爵士是位傑出的醫生，同時擔任皇家學會會長與國王的私人醫生。自從瑪麗夫人從君士坦丁堡寄回第一封信開始，她就一直是這個方法的倡議者。她是個具有社會地位的伯爵夫人，世故且能言善道，深受倫敦社會的喜愛；然而她既不是醫生，也不是男人。而史隆爵士很明顯符合這兩種當代資格。他的觀點，也就是整個醫學界的觀點，認為天花接種是個危險的程序。不過，很快就傳來小女孩成功康復並產生免疫力的消息，這個消息，跟史隆的真實見證，加上瑪麗夫人的例子，構成了堅實的鐵三角。

一七二一年夏天，倫敦正處於天花疫情之中。在那些希望能夠免於劫難的人中，也包括了皇室成員。五位執政的歐洲君主（德國的約瑟夫一世〔Joseph I of Germany〕、俄羅斯的彼得二世〔Peter II of Russia〕、法國的路易十五〔Louis XV of France〕、奧蘭治的威廉二世〔William II of Orange〕，以及巴伐利亞的最後一位選侯）都將在十八世紀死於這種疾病。

威爾斯（Wales）公主安斯巴赫的凱洛琳（Caroline of Ansbach）很希望自己的孩子能逃過一劫。這位被認為聰明並且有科學頭腦的貴族，透過社交圈跟瑪麗夫人熟識，並對當時的先進方法感到興趣。（善於討好王室的伏爾泰稱這位公主為「王位上的哲學家」。）就在進一步被皇家宮廷醫生說服後，她與丈夫（未來的喬治二世〔George II〕）同意贊助一項臨床試驗——這項臨床試驗在二十世紀是完全無法通過道德委員會審核的。

就在一七二一年的七月底，倫敦惡名昭彰的新門監獄（Newgate Prison）官員做出了安排。在皇家醫生與藥劑師的幫助下，從那些因罪而被判處死刑的名單中，選出了六名囚犯。這些囚犯將會成為人體實驗的白老鼠。而作為交換，他們將會獲得自由——用免疫力換取豁免權❸。然而，不知道他們是否能活著享受到這項交換條件。

八月九日，麥特蘭醫生在囚犯身上重複了接種程序，其中有三男三女，年齡界於十九到三十六歲之間。他們都在手臂和右腿上接種了天花，而一群由二十五名醫生、外科醫生和藥劑師所組成的小組則在一旁觀看。到了八月十三日，六人之中有五人產生了天花的症狀；第六個人原來已經得過這種病，也已經免疫了。所有的人都完全康復，並依照承諾，獲得了自由。

然而，為了測試他們的免疫力，皇家醫生雇用了十九歲的女囚犯當臨時護士，然後將她送往天花爆發情況特別嚴重的赫爾弗德鎮（Herford）。

這個女孩在白天擔任天花病人的護士，而晚上則與另一名罹患天花的十歲男孩同床共寢。在工作六週後，這名年輕女子仍然沒有表現出罹患天花的跡象。

報紙報導了這對皇家伉儷所贊助實驗的故事。這些故事普遍來說，是有利的。（當時一位醫生也幫另一名女囚犯接種了天花，這次是透過將膿疤粉末吹入鼻腔的中國方法。當時報紙對這項實驗進行了大肆批評，因為在完成時，這位女士顯然已經睡著了。）

不久，就有志願者開始要求接受同樣的治療。因此，十一歲的愛蜜莉亞公主和九歲的凱洛琳公主在一七二二年四月十七日都接種了天花。

接種程序獲得了關注，就像皇室兒童所有大小事務所獲得的關注一樣，然而這並不能治癒天花，只能增加存活率。麥特蘭雖然在赫爾弗德完成了實驗，卻在私下為私人家庭的一些孩子做天花接種；其中一個發病了，把天花傳染給六名家僕，導致一名僕人死亡。

這種模式在其他家庭裡也重複出現，僕人在接觸接種的孩子後，被感染而死亡。其他排隊接受所謂「皇家實驗」成果的人也出現類似的狀況，例如桑德蘭伯爵（Earl of Sunderland）的孩子就沒有克服病魔，幾天之後就死亡了。

牧師們在講壇上反對非自然的養生方法，告訴他們的信徒「接種這種危險且有罪的做法」是被蓄意推廣的惡魔行徑，並且「篡奪了在自然法則或宗教法律中都無法建立的權威」。倫敦外科醫生雷格德·史帕漢（Legard Sparham）印行了一本反對接種的小冊子，並且闡述了他反對將疾病塞入癒合傷口的原因，將之稱為「用疾病交換健康」。（正如我們在前文中所見，這種「交易」在十九世紀末的紐約市又重新回歸，也在癌症免疫療法的基礎觀察中捲土重來。）

然而，天花接種療法受到了倫敦皇家學會更廣泛的背書，尤其是在學會的祕書與數學家史隆爵士用統計檢驗接種結果之後更是如此。他發現，在一七二三年到一七二七年間的天花死亡率介於四十八分之一到六十分之一，而自然天花死亡率則是六分之一。皇家的意見由此得到了證明。

接種將成為英國的法律。然而，殖民地的鄉野村民不一定能感受到這種好處——這個事實幾乎決定了美國獨立戰爭，並結束了美國的革命。

## 馬瑟與奧尼西慕

我們不知道奧尼西慕（Onesimus）是否為他的真名，紀錄已不可考。人們相信他來自於利比亞西南部的費贊（Fezzan）地區，是圍繞綠洲首都穆爾祖格（Murzuq）充滿岩石與高丘的土地，不過這些資訊也無法被確認。（當時穆爾祖格是朝聖者與奴隸交易的繁榮中心，奴隸來源是查德與中非共和國的俘虜。）

可以確定的是，奧尼西慕在年輕時接種了天花，並在他身上留下了明顯的傷疤。一七一八年左右，奴隸販子綁架了奧尼西慕，並將他以鍊條拴住，用船運到了美國殖民地，打算在拍賣會上出售。

從十七世紀以來，美國奴隸的交易中心就是波士頓的港口。就在這裡，奧尼西慕被牧師兼科學家科頓・馬瑟（Cotton Mather）買走了。馬瑟似乎是個特別好奇的人——他博學多聞，最為人所知的，就是他參與了麻州塞勒姆（Salem）審巫案，是個擁有奴隸的虔誠信徒。以上這些，都不是讓他在十八世紀的波士頓出類拔萃的原因。讓馬瑟與眾不同的，是他有文化，擅於閱讀，對周圍的世界有著敏銳的洞察力與好奇心。這次，他對於奧尼西慕手臂上天花接種的痕跡感到了好奇。

奧尼西慕把這種北非穆斯林的接種技術帶到原始的美國殖民地，並非出於自願。馬瑟有著足夠敏銳的觀察力，對這種做法感到好奇，也不明白為什麼在殖民地沒有這種做法。

一七二一年六月，前一年夏天在倫敦肆虐的天花，透過巡防艦「HMS 海馬號」（HMS *Seahorse*）抵達了美國殖民地，最近還停留過西印度群島。很快地，這種疾病就表現出傳染病所有的特徵。這對小城市來說是毀滅性的——名義上是個城市，實際上只坐落在沿途都是牛羊的小路上。在傳染病方面，馬瑟是麻州少數有資格提供建議的人之一。

這是個原始的小世界，馬瑟所學到的宗教信仰被一種同樣巨大的智慧所影響，而這種智慧矗立在殖民地絕大多數不識字的同胞之上。少數識字的人都互相認識，也會相互借閱彼此的書籍。（馬瑟會跟班傑明・富蘭克林互相借書，當時富蘭克林還是個早熟的年輕學徒，在馬瑟家附近的印刷店工作；馬瑟也在富蘭克林工作的店裡印製自己的小冊子。馬瑟的生意幫助了富蘭克林建立自己的印刷店；這種在小型讀者社區間的書籍借還做法，讓富蘭克林開始建立了殖民地的第一座借閱圖書館。）

馬瑟不是醫生，不過有空的時候就會閱讀醫學期刊，而且時時掌握醫學的最新進展。（比大多數醫生知道的要多，不過這並不令人驚訝；當時在所有殖民地裡，只有一位執業醫生具有醫學學位——借給他書的熟人，愛丁堡大學〔Edinburgh University〕畢業的威廉·道格拉斯醫生〔Dr. William Douglass〕。）

道格拉斯從國外訂閱了最新的醫學期刊。馬瑟借了這些來看，發現提莫尼寫給倫敦皇家學會關於他在君士坦丁堡見證天花接種的公開信。奧尼西慕所敘述的方法如今反映在一本醫學期刊上，並且由祖國的皇家學會證實，這對馬瑟這樣的人而言，就像神聖的三位一體一樣讓人深信不疑。

從理智的角度看來，馬瑟的觀點很激進，不只是對於一七二四年的波士頓而言，從更大的科學界看來也是如此。當馬瑟試圖實踐的時候，更是讓激進的程度更上層樓。殖民地唯一具有適當學位的醫生強烈反對馬瑟的接種嘗試。

就在一七二一年，馬瑟花了一小部分的精力，試著把接種技術推銷給波士頓的醫療人士。他只說服了一個人，是一名有醫學背景的石匠，名叫札布迪爾·波伊爾史頓（Zabdeil Boylston）。波伊爾史頓把接種程序用在他的兒子、奴隸和奴隸的兒子身上，三個人都活下來了，也都安全地接種了，但也引起了知識分子的強烈反彈。

波伊爾史頓在報紙上遭到言論攻擊，也在街上遭到暴徒的肢體攻擊。即使如此，馬瑟沒有退縮，仍然用同樣的方式幫自己的兒子接種。這個療程讓男孩染上了病，幾乎要了他的命，因此只是讓他的殖民同胞更加害怕與憤怒。馬瑟被視為是在散播疾病，讓大家陷入天花大流行的風險。

每個天花的受害者都是小型農村社區的潛在病原手榴彈，而作為反擊，在當晚凌晨三點，一名憤怒的反疫苗人士把一枚真正的手榴彈從窗戶丟進馬瑟家裡。當時馬瑟的兒子與另一名接種天花的牧師，正在裡面休養。幸運的是，手榴彈沒有引爆——引信顯然在打破窗戶時就脫落了，被發現時，上面還附著一張反對接種的紙條。

波伊爾史頓的報告指出，截至一七二二年為止，他在波士頓地區已經為兩百四十二人接種，其中有六人死亡，死亡率為二．五％。這個數字可以拿來跟波士頓地區自然天花病例報告中的十五％死亡率相比較，也就是在五千八百八十九個自然發生的病例中，共有八百四十九人死亡。天花接種涉及了用致命疾病來治療健康的人；這有時候會有效沒錯，但卻是透過當時最好的科學頭腦都無法理解的機制所實現的。在人類干擾自然秩序的方面，不論結果有多神奇，都可能是魔鬼的設計。真相是超越了當代鐘錶匠或藥劑師想像的奇蹟。

天花接種最終將在美國獲得更多的賞識，但仍然落後於英國。好幾個美國的州通過了反接種的法律；一些殖民城市宣告成為反天花接種區，成為了反疫苗人士的避難所。

然而，喬治．華盛頓相信這項技術是有效的，並且在圍攻波士頓之前，讓他的部隊接受接種。但這種接種是有風險的——在傳染階段，這種治療可能會觸發大流行；因此雖然不情願，華盛頓還是中止了這項計畫。歷史學家現在認為，這導致了天花摧毀殖民軍團，卻沒有影響到英國軍隊，因為他們是皇室接種實驗的白老鼠，所以因此受益。

一些歷史學家也認為，天花及反疫苗的北方城市，為英國保留了加拿大的領土。

## 【附錄三註解】

❶ 譯註：variola，源自拉丁文裡意指「圓點」的「varius」，或「疙瘩」的「varus」，中文名亦為「天花」，為了有別於smallpox，故從此翻譯。

❷ 譯註：Grand Vizier，即奧圖曼土耳其帝國的宰相。

❸ 譯註：免疫力與豁免權的英文都是immunity。

# 進階閱讀

Abbas, Abul K., Andrew H. Lichtman, and Shiv Pillai. *Cellular and Molecular Immunology* (eighth edition). Philadelphia: Elsevier Inc., 2015.（繁體中文版為《細胞與分子免疫學》第五版，謝文欽譯，二〇〇四年由合記圖書出版。）

Bibel, Debra Jan. *Milestones in Immunology: A Historical Exploration*. Madison, WI: Science Tech Publishers, 1988.

Butterfield, Lisa, ed. *Cancer Immunotherapy Principles and Practice*. New York: Demos Medical Publishing, 2017.

Canavan, Neil (The Trout Group LLC). *A Cure Within*. Cold Spring Harbor, NY: Cold Spring Harbor Laboratory Press, 2018.

Clark, William. *A War Within: The Double-Edged Sword of Immunity*. New York: Oxford University Press, 1995.

Hall, Stephen S. *A Commotion in the Blood*. New York: Henry Holt and Company, Inc., 1997.（繁體中文版為《血液中的騷動》，周業仁譯，二〇〇〇年由天下文化出版。）

Mukherjee, Siddhartha. *The Emperor of All Maladies*. New York: Scribner, 2010.（繁體中文版為《萬病之王》，莊安祺譯，二〇一八年由時報出版公司出版。）

Rosenberg, Steven A., and John M. Barry. *The Transformed Cell*. New York: G. P. Putnam's Sons, 1992.（繁體中文版為《細胞轉型》，藍蕾譯，一九九三年由時報出版公司出版。）

Silverstein, Arthur M. *A History of Immunology* (second edition). London: Academic Press, 2009.

Thomas, Lewis. *Lives of a Cell: Notes from a Biology Watcher*. New York: Viking Press, 1974.

Wilson, Edward O. *Consilience: The Unity of Knowledge*. New York: Knopf, 1998.

# 抗癌大突破
## 革命性免疫療法
### 拆穿癌細胞騙過免疫系統的伎倆，重新啟動人體內建的抗癌機制
The Breakthrough: Immunotherapy and the Race to Cure Cancer

作　　者　查爾斯・格雷伯（Charles Graeber）
譯　　者　謝宜暉
封面設計　兒　日
封面插畫　郭晉昂
編輯協力　許景理
內頁排版　高巧怡
行銷企劃　林芳如
行銷統籌　駱漢琦
業務發行　邱紹溢
業務統籌　郭其彬
責任編輯　溫芳蘭
副總編輯　何維民
總 編 輯　李亞南

發 行 人　蘇拾平
出　　版　漫遊者文化事業股份有限公司
地　　址　台北市松山區復興北路三三一號四樓
電　　話　(02) 2715-2022
傳　　真　(02) 2715-2021
讀者服務信箱　service@azothbooks.com
漫遊者臉書　www.facebook.com/azothbooks.read
劃撥帳號　50022001
戶　　名　漫遊者文化事業股份有限公司
發　　行　大雁文化事業股份有限公司
地　　址　台北市松山區復興北路三三三號十一樓之四
初版一刷　2019 年 10 月
定　　價　台幣 480 元
I S B N　978-986-489-362-1

國家圖書館出版品預行編目 (CIP) 資料

抗癌大突破：革命性免疫療法，拆穿癌細胞騙過免疫系統的伎倆，重新啟動人體內建的抗癌機制 / 查爾斯．格雷伯 (Charles Graeber) 著；謝宜暉譯．-- 初版．-- 臺北市：漫遊者文化出版：大雁文化發行, 2019.10, 面； 公分
譯 自：The breakthrough : immunotherapy and the race to cure cancer
ISBN 978-986-489-362-1(平裝)
1. 癌症 2. 免疫療法
417.8　　108014442